中等职业教育国家规划教材

全国中等职业教育教材审定委员会审定

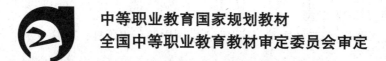

药事法规与经济法规

（中药专业）

主　　编　彭建福（江西省中医药学校）

编　　者　（以姓氏笔画为序）

王　英（江西省中医药学校）

沈　力（重庆市万县中医学校）

张　丽（山西省中药材学校）

张琳琳（山东省中医药学校）

彭建福（江西省中医药学校）

责任主审　钟　淼（中国药科大学）

审　　稿　邵　蓉（中国药科大学）

丁锦希（中国药科大学）

U0307249

中国中医药出版社

·北　京·

图书在版编目（CIP）数据

药事法规与经济法规/彭建福主编．—北京：中国中医药出版社，2003.4
（2020.9重印）

中等职业教育国家规划教材
ISBN 978-7-80156-396-5

Ⅰ．药… Ⅱ．彭… Ⅲ．①药事法规-中国-专业学校-教材 ②经济法-中国-
专业学校-教材 Ⅳ．①R951 ②D922.29

中国版本图书馆 CIP 数据核字（2002）第 099871 号

中国中医药出版社出版

北京经济技术开发区科创十三街 31 号院二区 8 号楼
邮政编码 100176
传真 010-64405750
山东百润本色印刷有限公司印刷
各地新华书店经销

开本 787×1092 1/16 印张 16 字数 380 千字
2003 年 4 月第 1 版 2020 年 9 月第 14 次印刷
书号 ISBN 978-7-80156-396-5

定价 40.00 元
网址 www.cptcm.com

社 长 热 线 010-64405720
购 书 热 线 010-89535836
维 权 打 假 010-64405753

微信服务号 zgzyycbs
微商城网址 https://kdt.im/LIdUGr
官 方 微 博 http://e.weibo.com/cptcm
天猫旗舰店网址 https://zgzyycbs.tmall.com

如有印装质量问题请与本社出版部联系（010-64405510）

中等职业教育国家规划教材

出版说明

为了贯彻《中共中央国务院关于深化教育改革全面推进素质教育的决定》精神，落实《面向 21 世纪教育振兴行动计划》中提出的职业教育课程改革和教材建设规划，根据教育部关于《中等职业教育国家规划教材申报、立项及管理意见》（教职成［2001］1 号）的精神，我们组织力量对实现中等职业教育培养目标和保证基本教学规格起保障作用的德育课程、文化基础课程、专业技术基础课程和 80 个重点建设专业主干课程的教材进行了规划和编写，从 2001 年秋季开学起，国家规划教材将陆续提供给各类中等职业学校选用。

国家规划教材是根据教育部最新颁布的德育课程、文化基础课程、专业技术基础课程和 80 个重点建设专业主干课程的教学大纲（课程教学基本要求）编写，并经全国中等职业教育教材审定委员会审定。新教材全面贯彻素质教育思想，从社会发展对高素质劳动者和中初级专门人才需要的实际出发，注重对学生的创新精神和实践能力的培养。新教材在理论体系、组织结构和阐述方法等方面均作了一些新的尝试。新教材实行一纲多本，努力为教材选用提供比较和选择，满足不同学制、不同专业和不同办学条件的教学需要。

希望各地、各部门积极推广和选用国家规划教材，并在使用过程中，注意总结经验，及时提出修改和建议，使之不断完善和提高。

教育部职业教育与成人教育司

二〇〇二年十月

前　言

　　药事法规、经济法规是我国社会主义法律体系的重要组成部分。根据中药专业培养目标和从业岗位的需要，《药事法规与经济法规》被确定为中药专业的主干课程之一。本教材不仅对职业中专中药专业学生具有较强的针对性和实用性，而且对从事药学工作者依法管理、规范操作、晋级等提供药事法规及有关经济法规的帮助，并可作为药学人员就业培训和职工自学读物。

　　《药事法规与经济法规》教材在教育部、国家中医药管理局和中药专业教材编写指导委员会的指导下，由教学一线富有经验的教师对教材的内容和体系进行认真研讨后编写。在编写过程中，以教育部《关于全面推进素质教育，深化中等职业教学改革的意见》和中药专业方向教学计划及新开发的《药事法规与经济法规》教学大纲为编写依据，突出中等中医药职业教育特色，注重思想性、科学性、通俗性、实用性原则。

　　本教材分为药事法规、经济法规、附录三个部分。本教材按照基础模块、选用模块、实践模块的结构设置教学内容；具有结构严谨，重点突出，理论与实例相结合等特点。我们在有关篇章后，安排了围绕本章内容的案例进行分析，通过对案例分析、讨论，培养学生的思维能力、交流能力和自学能力，激发学生学习法律知识的兴趣。

　　本教材按照《药事法规与经济法规》教学大纲要求学生"掌握"的内容，我们在有关内容题目下划了重点线，以便学生易懂易记。有些在教学大纲中安排为选用模块的法规，或要求学生仅为了解、理解的内容，我们在编写时则未划重点线。各学校可根据本校的实际情况，在选用模块中选取所需的法规进行重点教学。另外，为了章节安排方便，我们将处方药与非处方药分类管理制度、药品整顿与淘汰制度等几项内容安排在医院药品管理篇章内。

　　由于在编写此教材时新修订的《药品管理法》刚施行不久，许多配套法规尚未重新修订，故仍按现行法规编写，请授课教师时刻关注新配套法规的出台，以免教学有误！本教材由江西省中医药学校、重庆市万县中医药学校、山西省中药

材学校、山东省中医药学校等学校共同编写。限于水平，难免有不妥之处，殷切
希望各兄弟院校同仁及读者提出宝贵意见，以便修改完善。

编　者

2002 年 10 月

目　　录

上篇　药事法规

第一章　药事法规概况 ……………………………………………………（1）

　第一节　绪论 ……………………………………………………………（1）

　第二节　我国药事法规的发展 …………………………………………（2）

　第三节　我国药事管理体制和机构演变及发展 ………………………（3）

第二章　药品管理法 ………………………………………………………（7）

　第一节　概述 ……………………………………………………………（7）

　第二节　《药品管理法》的基本内容 …………………………………（8）

　第三节　法律责任 ………………………………………………………（14）

第三章　药品注册管理法规 ………………………………………………（20）

　第一节　药品注册申请 …………………………………………………（20）

　第二节　药物研究 ………………………………………………………（21）

　第三节　新药的申报与审批 ……………………………………………（22）

　第四节　非处方药的申报与审批 ………………………………………（25）

　第五节　药品补充申请及再注册 ………………………………………（26）

　第六节　新药的技术转让 ………………………………………………（27）

　第七节　药品注册检验与注册标准的管理 ……………………………（27）

　第八节　罚则 ……………………………………………………………（28）

第四章　特殊管理药品法规 ………………………………………………（31）

　第一节　麻醉药品管理办法 ……………………………………………（31）

　第二节　精神药品管理办法 ……………………………………………（35）

　第三节　《麻醉药品管理办法》及《精神药品管理办法》规定的法律责任 ……（36）

　第四节　医用毒性药品的管理 …………………………………………（38）

　第五节　放射性药品的管理 ……………………………………………（39）

第五章　药品生产管理法规 ………………………………………………（43）

　第一节　药品生产企业的条件与审批 …………………………………（43）

　第二节　药品生产质量管理规范 ………………………………………（44）

第三节 药品生产企业 GMP 认证制度 ……………………………… （49）
第四节 中药饮片生产企业质量管理 ………………………………… （52）
第五节 中药材生产质量管理 ………………………………………… （56）
第六节 法律责任 …………………………………………………… （59）

第六章 药品经营管理法规 ………………………………………… （62）

第一节 药品经营企业的必备条件与审批 ………………………… （62）
第二节 药品经营质量管理规范 …………………………………… （63）
第三节 中药材专业市场的管理 …………………………………… （69）
第四节 药品流通的监督管理 ……………………………………… （70）
第五节 法律责任 …………………………………………………… （72）

第七章 中药品种保护与野生药材资源保护法规 ………………… （77）

第一节 中药品种保护条例 ………………………………………… （77）
第二节 野生药材资源保护管理条例 ……………………………… （78）
第三节 法律责任 …………………………………………………… （80）

第八章 医疗器械管理法规 ………………………………………… （84）

第一节 概述 ………………………………………………………… （84）
第二节 医疗器械产品管理 ………………………………………… （84）
第三节 医疗器械生产、经营、使用管理 ………………………… （86）
第四节 医疗器械的监督与违法处理 ……………………………… （88）

第九章 医院药品管理法规 ………………………………………… （90）

第一节 概述 ………………………………………………………… （90）
第二节 医疗机构药品管理 ………………………………………… （92）
第三节 国家基本药物制度 ………………………………………… （94）
第四节 处方药与非处方药分类管理制度 ………………………… （95）
第五节 药品不良反应监测管理办法 ……………………………… （98）
第六节 药品整顿与淘汰 …………………………………………… （100）

第十章 执业药师资格制度 ………………………………………… （104）

第一节 概述 ………………………………………………………… （104）
第二节 执业药师资格制度暂行规定 ……………………………… （105）
第三节 执业药师考试、注册、继续教育管理 …………………… （106）
第四节 执业药师与从业药师资格认定 …………………………… （108）

下篇　经济法规

第一章　经济法概述 ···································· (111)

　　第一节　经济法的概念和调整对象 ················· (111)

　　第二节　经济法律关系 ···························· (112)

　　第三节　经济法的产生和发展 ····················· (114)

第二章　公司法 ······································ (117)

　　第一节　概述 ···································· (117)

　　第二节　有限责任公司 ···························· (118)

　　第三节　股份有限公司 ···························· (119)

　　第四节　公司的财务会计 ·························· (122)

　　第五节　公司的合并、分立、解散和清算 ············ (123)

第三章　企业破产法 ·································· (124)

　　第一节　概述 ···································· (124)

　　第二节　企业破产的程序 ·························· (125)

　　第三节　法律责任 ································ (128)

第四章　合同法 ······································ (129)

　　第一节　概述 ···································· (129)

　　第二节　合同的订立 ······························ (129)

　　第三节　合同的效力 ······························ (131)

　　第四节　合同的履行和担保 ························ (133)

　　第五节　合同的变更、转让及终止 ·················· (135)

　　第六节　违约责任 ································ (136)

第五章　商标法 ······································ (143)

　　第一节　概述 ···································· (143)

　　第二节　商标注册 ································ (144)

　　第三节　注册商标 ································ (145)

　　第四节　商标使用的管理和商标专用权的保护 ········ (146)

第六章　广告法 ······································ (153)

　　第一节　广告法概念 ······························ (153)

　　第二节　广告准则 ································ (154)

第三节　广告活动 ……………………………………………………（156）

第四节　广告的审查 …………………………………………………（157）

第五节　法律责任 ……………………………………………………（157）

第七章　产品质量法、消费者权益保护法、反不正当竞争法 ………（160）

第一节　产品质量法 …………………………………………………（160）

第二节　消费者权益保护法 …………………………………………（165）

第三节　反不正当竞争法 ……………………………………………（170）

第八章　税收法 …………………………………………………………（182）

第一节　概述 …………………………………………………………（182）

第二节　我国的主要税种 ……………………………………………（183）

第三节　税收征收管理法 ……………………………………………（185）

第九章　价格法 …………………………………………………………（187）

第一节　概述 …………………………………………………………（187）

第二节　经营者的价格行为 …………………………………………（189）

第三节　政府的定价行为 ……………………………………………（190）

第四节　价格总水平调控 ……………………………………………（191）

第五节　价格监督检查 ………………………………………………（192）

第六节　法律责任 ……………………………………………………（193）

第十章　计量法 …………………………………………………………（196）

第一节　概述 …………………………………………………………（196）

第二节　计量单位 ……………………………………………………（196）

第三节　计量器具建立和计量检定 …………………………………（198）

第四节　计量器具管理和计量监督 …………………………………（199）

第五节　法律责任 ……………………………………………………（201）

附录一　中华人民共和国药品管理法 …………………………………（203）

附录二　中华人民共和国药品管理法实施条例 ………………………（215）

附录三　中华人民共和国产品质量法 …………………………………（226）

附录四　中华人民共和国广告法 ………………………………………（234）

附录五　中华人民共和国刑法（节录） ………………………………（240）

上篇 药事法规

第一章 药事法规概况

第一节 绪 论

药事法规主要是由国务院、国家药品监督管理局及有关部门制定、颁布的药品监督管理方面的法律法规、行政规章及规范性文件。药品管理的成文法包括国家制定和认可的法律、行政法规、决定、命令、指示和规章等。药品管理立法的目的是加强药品监督管理，维护人体健康和用药的合法权益，因此，药事法规在医药卫生事业中占有非常重要的地位。作为医药专业的学生，在学好各门专业的同时，认真学好药事法规，以便在今后的工作中，更好地贯彻实施党和政府的药学路线、方针、政策，做一个合格的药学专业技术人员。

一、药事法规的特点

药事泛指一切与药学有关的事业。药事管理指对药学事业的综合管理。药事管理立法的宗旨是：加强药品监督管理，保证药品质量，保障人体用药安全，维护人民身体健康和用药的合法权益。我国药事法规主要具备下列三个特点：专业性、政策性、实践性。

专业性：要搞好药事管理工作，首先必须熟悉药品，掌握药学的基础理论、专业知识和技术方法，并能运用；同时，还要具备有关的知识理论和方法，如社会学、经济学、法学、管理学、行为科学、心理学的专业知识。因此，药学法规的专业特点首先是药学专业性，其次为管理学、社会学、法学、心理学、经济学的专业性。

政策性：药事管理是按照一定的国家法律、法规和行政规章，行使国家权力，对药学事业进行管理。主管部门代表国家、政府对药品进行管理，需与不同的国家、单位、个人打交道，处事依据法律，科学严谨，政策性强。

实践性：管理离不开实践活动，药事管理的法规、管理办法、行政规章的制定来源于药品生产、经营、使用的实践；反过来又指导实践，并接受实践检验，使药事立法工作不断完善、发展。

二、药事法规与经济法规的关系

药品是广大人民群众防治疾病、保护健康必不可少的特殊商品，因此，与其他商品一样，必然受经济规律的制约。工业经济、商业经济、市场营销、经营管理等法律法规，必然同药事管理法规有着紧密的联系。

第二节　我国药事法规的发展

一、古代的中药管理制度

据《周礼》记载，早在周朝我国就已建立了医政组织和有关制度，设置医师，掌握医药行政诸事。秦汉三国时期设置了太医令承、尚药监及药丞、药藏丞等机构和人员。后汉出现了我国第一部药学专著《神农本草经》。隋唐时期以太医署作为国家最高医药行政机构，并设有专职人员负责药品批发、储存工作。公元659年，唐显庆四年颁布的《新修本草》是世界上最早的一部国家级药典，比欧洲最早的《佛洛伦斯药典》早问世八百多年。宋、金、元时期专设有掌药局和御药院。明代，从中央到地方都有各级药政管理人员，明清时期的名著《本草纲目》及《本草纲目拾遗》为现在中药材标准提供了重要科学依据。此外，我国古代和许多国家历代政府都制定有贩卖假药、禁止市集售药等行为的法律规定。

二、近代药品管理法规（1840～1949年）

自1840年鸦片战争到1949年中华人民共和国成立的百余年间，由于帝国主义的入侵，随之输入了西医西药及其管理制度。在此期间，先后颁布了一些药事法规，主要有：《药师暂行条例》（1929年1月）、《修正麻醉药品管理条例》（1929年4月）、《管理药商规则》（1929年8月）、《细菌学免疫学制品管理规则》（1937年5月）、《药师法》（1944年9月）、《中华人民共和国药典》等。

三、中华人民共和国成立起至颁布《药品管理法》前的主要药事法规

我国的药学事业是中华民族经过长期的生产和社会实践，在中华人民共和国成立后才真正发展起来的。党和政府非常关心药学事业，制定了一系列有关药品管理的政策、法规。1950年，政务院发布《关于严禁鸦片烟毒的通令》、《管理麻醉药品暂行条例的颁布令》、《关于麻醉药品临时登记处理办法通令》，配合强戒监管等措施，使泛滥百余年的烟毒危害基本上得到控制。

1954年，外贸部与卫生部联合发布了《关于由资本主义国家进口西药检验管理的问题的指示》，避免了伪劣药品的混进，保证了人民用药安全。

1963年，卫生部、化工部、商业部联合发布了《关于药政管理的若干规定（草案）》，对药品的生产、检验、供应、使用等作了明确规定，是药事管理立法的一个重要步骤，是建国后有关药政管理的一个综合性法规文件。1964年，卫生部等公布了《管理毒药限制性剧药暂

行规定》等。

1978 年，国务院批转《药政管理条例》（试行），较之《药政管理的若干规定（草案）》更全面、科学，它是此时期的药政管理工作纲领性文件。1981 年 5 月 23 日，国务院下发《关于加强医药管理的决定》，对医药产品质量、整顿医药企业、严格药政管理、健全药事法制等作了一系列的规定。

四、颁布《药品管理法》以来的主要药事法规

1984 年 9 月 20 日，第六届全国人民代表大会常务委员会第七次会议通过了《药品管理法》，自 1985 年 7 月 1 日起施行。这是第一部由我国立法机关制定的药事管理方面的法律，它的颁布和实施具有重要意义。1985 年 7 月 1 日，卫生部公布《新药审批办法》。同年 12 月 27 日，国务院发布《麻醉药品管理办法》及《精神药品管理办法》。1988 年 3 月 17 日，卫生部颁布《药品生产质量管理规范》。1989 年 2 月 27 日，卫生部颁布《药品管理法实施办法》。在此期间，国务院、卫生部、国家医药管理局还颁布了一系列有关药事管理的法规。

20 世纪 90 年代，我国先后发布《中药品种保护条例》、修订后的《药品生产质量管理规范》、《医药商品质量管理规范》等，依法加强了药品研制、生产、流通、使用、价格、广告等管理，严格质量监督，切实保证人体用药安全。

五、新修订的《药品管理法》、《药品管理法实施条例》的正式颁布施行

第九届全国人民代表大会常务委员会第二十次会议通过了新修订的《药品管理法》，并于 2001 年 12 月 1 日正式施行。新修订的《药品管理法》作为时任中华人民共和国主席的江泽民同志在新世纪签署的第一部法律，对我国的药品监督管理工作和卫生医药事业的发展，具有重要意义。2002 年 8 月 4 日由时任国务院总理的朱镕基同志签发《药品管理法实施条例》，同年 9 月 15 日正式施行，这是我国法制建设中的一件大事，也是加强和规范药品监督管理工作的一个重大步骤。

从我国药事法规建设发展的轨迹不难看出，药事管理已经从政策指导发展到法律越来越健全的阶段。我国的药品研究、生产、经营、使用及监督管理等部门，都应该严格遵守《药品管理法》，以保障人体用药安全，维护人体健康。

第三节　我国药事管理体制和机构演变及发展

药事管理体制，是指在一定社会制度下药事工作的组织方式、管理制度和管理方法，是国家权力机关关于医药行政管理机构设置及职能的确定，是医药企业、事业组织的建立及职责权限的规定，是药事组织运行机制等方面的制度。不同的历史时期、不同的国家有不同的药事管理体制。目前，我国的药事管理体制一般可分为药品生产经营管理体制、药品质量监督管理体制、药品使用管理体制、药学教育和科技管理体制。药事管理体制随着社会政治、经济等体制的发展而变化，不断地朝现代化和科学化的方向发展、完善。

一、中华人民共和国成立后我国药事管理体制的演变

（一）1949～1966 年我国药事管理体制的形成与发展

1. 制定发展药学事业的方针、政策、药政法规 1950 年我国召开了第一届全国卫生工作会议，1952 年召开了第二届全国卫生工作会议，制定了卫生工作四项基本方针，即面向工农兵，预防为主，团结中西医，卫生工作与群众运动相结合。1950 年召开全国制药工业会议，要求发展本国制药工业，并以制造原料药为主。1953 年颁发了第一版《中华人民共和国药典》及其增补本，1963 年颁布了第二版《中华人民共和国药典》。

2. 药事管理机构的建立

（1）建立了药政管理机构。1949 年中央人民政府成立时，便设立了卫生部和地方政府卫生行政部门，1950 年卫生部设立了药政处，1953 年改为药政司，各省相应设立了药政处，地市设置了药政科或在医政机构中配置药政管理干部，各级药政机构负责药品质量管理。1950 年建立了卫生部药典管理委员会。

（2）建立了药检管理机构。1950 年，建立卫生部药品检验所和生物制品检定所。1954 年，各省、自治区、直辖市卫生厅局均已设立省级药品检验所。1956 年，部分地市、少数县卫生局建立了药品检验所，全国药品检验系统基本形成。1961 年，卫生部药品检验所与生物制品检定所合并，成立卫生部药品生物制品检定所。

（3）建立药品生产管理体制。1952 年，医药工业由轻工业部主管，同年，轻工业部成立医药工业管理局，负责管理化学制药工业（包括中成药工业）。1956 年，医药工业管理局由轻工业部划归化工部。1958 年医药工业管理局改为医药司，后又改为医药处，直属企业全部下放。1959 年化工部重建医药司，并于 1962 年收回下放企业。20 世纪 60 年代初，化工部成立中国医药工业公司，对全国化学制药工业产、供、销及人、财、物实行集中统一管理。

（4）建立中药材管理体制。从 1950 年到 1954 年，私营商业起主要作用，在国营商业中，只有土产公司和供销社经营部分大宗药材的收购和批发业务。1955 年，商业部及各级地方成立了中药材公司，对中药材实行统一管理、统一经营、统一核算。1957 年，中药管理由商业部划归化工卫生部，实行政企合一，中国药材公司与药政局合并为药政管理局。1963 年，中国药材公司恢复，隶属商业部领导。

（5）建立药品经营体制。1950 年，卫生部成立中国药材公司，随之在北京、上海、沈阳等地建立了 5 个中央级医药采购供应站和省、市、县三级医药站，统一管理全国医药商业。1958 年，归属商业部的中国医药公司改为医药贸易局，负责管理所属医药采购供应站。1962 年又恢复了中国医药公司。

3. 药学教育管理体制的建立和发展 药学教育由教育部、卫生部共同管理。1949 年至 1953 年，医政局下设医学教育处。1954 年成立医学教育司，全国形成教育管理体系。

（二）1966～1976 年药事管理体制遭受严重破坏时期

十年动乱，医药事业遭受严重破坏，药政管理机构几乎瘫痪，药政法规和管理制度被废止，药品产、供、销管理体制受到破坏，药学教育被严重忽视。

（三）1976 年至今医药管理体制走向法制化、科学化变革时期

1. 国家医药管理总局的建立 十年动乱结束，一切工作走上正轨，1978 年，国家医药管理总局成立，直属国务院领导，1979 年，总局正式成立了中国药材公司、中国医药工业公司和中国医药公司，各省、自治区、直辖市也相继建立了医药管理机构。医药事业从中央到地方实现了统一管理的体制。1982 年，国家医药管理总局改为国家医药管理局，1998 年，根据《国务院关于机构设置的通知》，党中央、国务院决定组建国家药品监督管理局，直属国务院领导。国家药品监督管理局于 1998 年 4 月 6 日挂牌成立，1998 年 8 月 19 日正式运行，结束了长期多头分散管理的局面。

2. 《药品管理法》的颁布 《药品管理法》的颁布从法律上确立了我国药品监督管理体制，我国药事管理体制改革取得突破性进展。2001 年 2 月 28 日，修订后的《药品管理法》正式颁布，这是我国药事管理体制改革进展的又一重要标志。

3. 药品标准逐步完善 新中国成立后，先后颁布《中华人民共和国药典》第一版（1953 年）、第二版（1963 年）、第三版（1977 年）、第四版（1985 年）、第五版（1990 年）、第六版（1995 年）、第七版（2000 年）等 7 部，检测检验方法基本与世界先进国家接近。

4. 科技教育体制的变革 1953 年根据全国第一届高等医学教育会议精神，对药学专业设置进行调整，为药学科技人才的培养奠定了基础。1976 年后，高等教育得到健康发展，培养出大量药学专业人才，极大地推动了我国药学事业的发展。

二、我国现行药品监督管理体制与机构

1998 年新组建的国家药品监督管理局，是国务院药品监督管理的主管部门，将原国家医药管理局行使的药品生产、流通监管职能，卫生部的药政、药检职能，国家中医药管理局中药生产、流通监管职能，统一交由国家药品监督管理局行使，以加强对药品的监督管理，提高行政效率，减轻企业负担，保证药品质量。国家药品监督管理局机关编制为 120 人。

我国药品监督管理机制分为行政监督管理机构和技术监督管理机构。

（一）药品行政监督管理机构

我国药品行政监督管理机构分为四级：国家级、省级、市级和县级。实行省以下垂直管理。主要职责包括：对开办药品生产、经营企业进行审批，发放许可证；拟订、修订并监督实施《药品非临床研究质量管理规范》（简称 GLP）、《药品临床试验管理规范》（简称 GCP）、《中药材生产质量管理规范》（简称 GAP）等；制定并监督实施《药品生产质量管理规范》（简称 GMP）和《药品经营质量管理规范》（简称 GSP）；审批新药、仿制药、进口药，并发放新药证书、生产批准文号、进口药品注册证；审批医疗机构制剂室并发放许可证；审批医疗机构制剂品种，对直接接触药品的包装材料实施监督管理；负责药品广告的审批并发放批准文号；负责对药品质量的监督检查，发布药品质量公告，对可能危害人体健康的药品可依法采取行政强制性控制措施；对违犯药品管理法有关规定的行为依法实施行政处罚等。国务院和地方各级人民政府有关部门在各自职能范围内负责与药品有关的职能工作。这样有利于加强宏观调控，控制低水平的重复生产，促进我国医药事业的健康发展。

(二) 药品技术监督管理机构

药品技术监督管理机构，是在国家药品监督管理局领导下，执行对药品质量实施监督、检验的法定专业技术机构。我国的药品检验机构原分为四级：中国药品生物制品检定所，省、自治区、直辖市药品检验所，地、市药品检验所，县级药品检验所。根据新修订的《药品管理法》第六条规定，药品监督管理部门设置或者确定的药品检验机构承担依法实施审批和药品质量监督检查所需的药品检验工作。

第二章　药品管理法

第一节　概　　述

《中华人民共和国药品管理法》（简称《药品管理法》）于 1984 年 9 月 20 日由第六届全国人民代表大会常务委员会第七次会议通过，自 1985 年 7 月 1 日正式施行以来，对于保证药品质量，保障人体用药安全有效，打击制售假、劣药品，发挥了重要的作用。但随着我国改革不断深化，对外开放逐步扩大，药品监督管理中出现了一些新情况、新问题：一是原《药品管理法》的执法主体及管理体制发生变化。二是实践中行之有效的一些药品监督管理制度在原法中未作规定。三是原法对违法行为的处罚过轻，不足以打击制售假、劣药品等违法行为。四是药品广告、药品价格等一些社会热点问题在原法中不够完善或没有规定。五是对药品执法的公正及对执法人员的行为原法中没有明确规定等等。这些促使了《药品管理法》必须进行修正和完善。2001 年 2 月 28 日，第九届全国人民代表大会常务委员会第二十次会议审议通过了新修正的《药品管理法》，并于同年 12 月 1 日正式施行。

一、《药品管理法》的立法目的及意义

《药品管理法》的立法目的及意义是：加强药品监督管理，保证药品质量，保障人体用药安全，维护人民身体健康和用药的合法权益。其中维护人民身体健康和用药的合法权益是本法最根本的目的。新修正的《药品管理法》的施行，为药品监督管理部门行政执法提供法律依据，为维护人民群众用药安全有效地提供了强有力的法律保证，为医药事业的健康发展提供了支持。

二、《药品管理法》的基本原则

《药品管理法》遵循以下基本原则：

1. 遵循药品监督合法性原则。
2. 遵循合理性原则。
3. 与社会主义市场经济相结合的原则。
4. 符合我国国情，适应 WTO 与国际接轨的原则。

三、《药品管理法》的作用

1. 保障药品监督管理部门有效依法行政的作用。
2. 保护公民、法人和其他组织研究、开发新药的合法权益。

3. 满足人民对健康水平日益增长的需要，并有保护资源、保护环境和促进经济发展的作用。

4. 维护医药市场秩序和社会公共利益。

5. 维护公民用药的合法权益。

6. 发挥药品在预防、医疗和保健中的作用。

四、《药品管理法》的特点

修订后的《药品管理法》是一部包含药品管理各个方面的重要法律，具有如下特点：

1. 明确了执法主体，体现了政府机构改革的成果。

2. 增强了行政执法权威性，明确了相关责权关系。

3. 取消药品地方标准，统一上升为国家药品标准。

4. 进一步规范了对药品生产、经营、研制的监督管理，明确必须分别执行《药品生产质量管理规范》（简称 GMP）、《药品经营质量管理规范》（简称 GSP）、《药品非临床研究质量管理规范》（简称 GLP）、《药品临床试验管理规范》（简称 GCP）等。

5. 增加了药品分类管理制度。

6. 扩大了假劣药品的外延，并加大了对违法行为的处罚打击力度。

7. 可操作性更强，从法律上体现了我国药品监督的成果。

8. 反映了社会关心的诸如药价、药品广告等热点问题，体现法律的人民意志。

第二节　《药品管理法》的基本内容

修正后的《药品管理法》分为 10 章，共 106 条。第一章总则；第二章药品生产企业管理；第三章药品经营企业管理；第四章医疗机构的制剂管理；第五章药品管理；第六章药品包装管理；第七章药品价格和广告管理；第八章药品监督；第九章法律责任；第十章附则。

一、对药品生产企业、经营企业、医疗机构制剂室实行许可证管理

1. **开办药品生产企业的程序**　开办药品生产企业，须经企业所在地省、自治区、直辖市人民政府药品监督管理部门批准并发给《药品生产许可证》，凭《药品生产许可证》到工商管理部门办理登记注册。无《药品生产许可证》的，不得生产药品。《药品生产许可证》必须标明有效期和生产范围，到期重新审查发证。

2. **开办药品经营企业的程序**

（1）开办药品批发企业的程序：开办药品批发企业，须经企业所在地省、自治区、直辖市人民政府药品监督管理部门批准并发给《药品经营许可证》；凭《药品经营许可证》到工商管理部门办理登记注册。无《药品经营许可证》的，不得经营药品。《药品经营许可证》应当标明有效期和经营范围，到期重新审查发证。

药品批发企业，主要是指以转售的方式，面向药品零售企业和医疗机构销售药品的经营企业，药品批发企业不得直接面向患者销售药品。

（2）开办药品零售企业的程序：开办药品零售企业，须经企业所在地县级以上地方药品

监督管理部门批准并发给《药品经营许可证》，凭《药品经营许可证》到工商管理部门办理登记注册。无《药品经营许可证》的，不得经营药品。《药品经营许可证》应当标明有效期和经营范围，到期重新审查发证。

药品零售企业是指直接向顾客销售药品的经营企业，包括药品的零售商店、药品零售连锁药店和仅能销售非处方药的超市、宾馆的药品专柜。

3. **开办医疗机构制剂室的程序** 医疗机构配制制剂，须经所在地省、自治区、直辖市人民政府卫生行政部门审核同意，由省、自治区、直辖市人民政府药品监督管理部门批准，发给《医疗机构制剂许可证》。无《医疗机构制剂许可证》的，不得配制制剂。《医疗机构制剂许可证》应当标明有效期，到期重新审查发证。

二、规定了药品生产企业、药品经营企业、医疗机构制剂室的开办条件

1. **人员条件** 药品生产企业必须具有依法经过资格认定的药学技术人员、工程技术人员及相应的技术工人；药品经营企业必须具有依法经过资格认定的药学技术人员；医疗机构必须配备依法经过资格认定的药学技术人员，非药学技术人员不得直接从事药剂技术工作。

依法经过资格认定是指国家正式大专院校毕业及经过国家有关部门考试考核合格后发给"执业药师"或专业技术职务证书的药学技术人员、工程技术人员和技术工人。

2. **硬件条件** 药品生产企业必须具有与其药品生产相适应的厂房、设施和卫生环境；药品经营企业必须具有与所经营药品相适应的营业场所、设备、仓储设施、卫生环境；医院制剂室必须具有保证制剂质量的设施和卫生条件。

药品生产企业硬件条件必须符合 GMP 的要求，厂址选择、厂区及厂房的设计应符合工艺、空气净化级别，要求合理布局，厂区功能设施应配套，并有辅助建筑设施、动力输送及水处理设施，卫生条件应空气清新，远离污染排放源，场地、水质符合要求等；药品经营企业硬件条件必须符合 GSP 的要求；医院制剂室硬件条件必须符合《医疗机构制剂配制质量管理规范》（简称 GPP）的要求。

3. **质量保证体系的要求** 药品生产企业必须具有能对所生产药品进行质量管理和质量检验的机构、人员以及必要的仪器设备；药品经营企业必须具有与所经营药品相适应的质量管理机构或者人员；医疗机构配制制剂必须具有保证质量的检验仪器。

4. **软件条件** 药品生产企业、药品经营企业、药品医疗机构都必须具有保证药品质量的规章制度、管理制度。药品生产企业规章制度包括工艺规程、验证规程、管理标准、各项卫生要求等管理制度，并且做到实施标准时都要有相应的原始记录和凭证。药品经营企业规章制度包括业务经营质量管理制度，首营药品质量审核制度，药品质量验收、保管养护及出库复核制度，特殊管理药品和贵重药品管理制度，有效期药品管理制度，不合格药品管理制度等。医院制剂经营管理制度应符合 GPP 要求。

三、对药品生产企业、药品经营企业、药品非临床安全性评价研究机构和临床试验机构分别实行不同的质量管理规范

1. **药品生产质量管理规范** 药品生产企业必须按照国务院药品监督管理部门制定的 GMP 组织生产。药品生产监督管理部门按照规定对企业是否符合 GMP 进行认证，对认证合格的，

发给认证证书。

GMP 内容包括：总则、机构与人员、厂房与设施、设备、物料、卫生、验证、文件、生产管理、质量管理、产品销售与收回、投诉与不良反应报告、自检、附则，共计 14 章。我国 1988 年由卫生部颁布了第一个 GMP，1992 年组织了第一次修订，1998 年国家药品监督管理局进行了第二次修订。为了促进药品生产企业实施 GMP，保证药品生产质量，确保人民用药安全有效，我国自 1995 年 10 月 1 日起对药品实行认证制度。

2. **药品经营质量管理规范** 药品经营企业必须按照国务院药品监督管理部门依据本法制定的 GSP 经营药品。药品监督管理部门按照规定对药品经营企业是否符合 GSP 的要求进行认证，对认证合格的，发给认证证书。

GSP 内容包括：人员、设施、经营场所、仓储条件、质量监督、检测手段、销售者的产品质量责任及产品的许可证管理制度、计量管理、医疗器械管理等。

3. **药物非临床研究质量管理规范和临床试验质量管理规范** 药物的非临床安全性研究机构和临床试验机构必须分别执行药物非临床研究质量管理规范、药物临床试验质量管理规范。

GLP 是关于药品非临床研究中实验设计、操作、记录、报告、监督等一系列行为和实验室条件的规范。主要内容有：组织机构和工作人员、实验设施、仪器设备和实验材料、标准操作规程、研究工作的实施、资料档案、监督检查和资格认证等。GLP 由国家药品监督管理局第 14 号局令发布，共 9 章 37 条，自 1999 年 11 月 1 日起施行。

GCP 是临床试验全过程的标准规定，包括方案设计、组织、实施、监督、稽查、记录、分析总结和报告。制定 GCP 的目的在于保证临床试验过程的规范，结果科学可靠，保护受试者的权益并保障安全。GCP 由国家药品监督管理局第 13 号局令发布，共 13 章 66 条，自 1999 年 9 月 1 日起施行。

四、取消药品地方审批权和地方标准，统一上升为国家药品标准和由国家审批，并根据实际情况对中药材、中药饮片分步实行批准文号管理

1. **取消地方药品标准** 药品必须符合国家药品标准。国务院药品监督管理部门颁布的《中华人民共和国药典》和药品标准为国家药品标准。国务院药品监督管理部门组织药典委员会，负责国家药品标准的制定和修订。国务院药品监督管理部门的药品检验机构负责标定国家药品标准品、对照品。

药品标准是国家对药品质量规格和检验方法所作的技术规定，是药品生产、销售、使用和检验单位共同遵守的法定依据。

2. **取消药品地方审批权** 生产新药或者已有国家标准的药品，经国务院药品监督管理部门批准，并发给批准文号；但是，生产没有实施批准文号管理的中药材和中药饮片除外。实施批准文号管理的中药材和中药饮片品种目录由国务院药品监督管理部门会同国务院中医药管理部门制定。药品生产企业在取得药品批准文号后方可生产该药品。

应该注意的是，过去中药材和中药饮片没有实施批准文号管理，现在明确规定，中药饮片要分期分批实施批准文号管理。

五、对进口药品实行审查注册、登记备案制度

1. **进口药品的审查**　进口药品，须经国务院药品监督管理部门组织审查，经审查确认符合质量标准、安全有效的，方可批准进口，并发给进口药品注册证书。

进口药品审查、注册制度是指对国外已上市的药品进入我国市场前由政府主管部门进行审查、注册的制度，通常做法是对申报的技术资料和有关的证明文件进行查验和审核评价，必要时要求进口国进行临床试验，药品质量标准要进行实验室复核审查，并确认其可控制产品质量。

2. **药品进口的程序**　药品必须从允许药品进口的口岸进口，并由进口药品的企业向口岸所在地药品监督管理部门登记备案。海关凭药品监督管理部门出具的《进口药品通关单》放行。无《进口药品通关单》的，海关不得放行。

口岸药品监督管理部门必须审查的内容：申请备案的进口药品是否具有《进口药品注册证书》；进口药品的标签、说明书等是否符合我国的有关规定；有数量限制的进口药品是否在规定的数量限制内；国家药品监督管理部门规定的其他项目等资料。

六、明确了药品生产企业可以接受委托生产药品

经国务院药品监督管理部门或者国务院药品监督管理部门授权的省、自治区、直辖市人民政府药品监督管理部门批准，药品生产企业可以接受委托生产药品。

委托生产药品，是指持有药品证明文件的委托方委托其他药品生产企业进行药品生产的行为。委托生产的药品必须经国家药品监督管理局审批，原料药、血液制品、菌疫苗制品不允许委托生产，委托生产的药品不得低于原质量标准，产品处方等主要项目应与原药品保持一致。规定了委托生产药品其包装及标签上应标明委托双方单位名称、生产地点，规定了接受委托生产药品的药品生产企业的主体资格，规定了委托生产的审批管理程序、要求、审批时限、药品检验、委托关系解除等基本事项。

七、规定了药品抽验、强制性检验、限制检验和复验

1. **药品检验机构**　药品监督管理部门设置或者确定的药品检验机构，承担依法实施药品审批和药品质量监督检查所需的药品检验工作。

2. **强制性检验**　国务院药品监督管理部门对规定的生物制品、首次在中国销售的药品、国务院规定的其他药品实行强制检验。药品在销售前或者进口时，指定药品检验机构进行检验；检验不合格的，不得销售或者进口。

3. **药品抽验**　药品监督部门根据监督检查的需要，可以对药品质量进行抽查检验。

4. **复验**　当事人对药品检验机构的检验结果有异议的，可以自收到药品检验结果之日起7日内向原药品检验机构或者上一级药品监督管理部门设置或者确定的药品检验机构申请复验，也可以直接向国务院药品监督管理部门设置或者确定的药品检验机构申请复验。受理复验的药品检验机构必须在国务院药品监督管理部门规定的时间内做出复验结论。

5. **限制检验**　地方人民政府和药品监督管理部门不得以要求实施药品检验、审批等手段限制或者排斥非本地区药品生产企业依照本法规定生产的药品进入本地区。

八、对药品检验、监督机构及人员的要求

1. **对药品监督、检验机构及人员的要求**　药品监督管理部门及其设置的药品检验机构和确定的专业从事药品检验的机构不得参与药品生产经营活动，不得以其名义推荐或者监制、监销药品。药品监督管理部门及其设置的药品检验机构和确定的专业从事药品检验的机构的工作人员不得参与药品生产经营活动。

2. **药品生产、经营企业和医疗机构的药检人员的要求**　药品生产企业、药品经营企业和医疗机构的药品检验机构或者人员，应当接受当地药品监督管理部门设置的药品检验机构的业务指导。

药品是否符合法定的质量标准，需要通过药品检验来判定，药品检验是药品执法监督的重要基础，是药品监督的必要技术依托。

药品检验按照检验的性质和检验结果的效力，可分为两类。一类是药品生产者、药品经营者、医疗机构等因自身的需要对药品进行的检验。对于这类检验，法律没有必要强制规定检验机构。另一类是依法履行药品监督管理职能所需要进行的检验，是法定的强制检验，是国家控制药品质量的一种行为。

九、增加了药品分类管理及中药品种保护制度

1. **药品分类管理制度**　国家对药品实行处方药与非处方药（简称OTC）分类管理制度。药品分类管理是根据药品安全有效、使用方便的原则，依据品种、规格、适应症、剂量及给药途径不同，分别按处方药与非处方药分类管理。

2. **中药品种保护制度**　国家实行中药品种保护制度。1992年10月14日国务院颁布了《中药品种保护条例》，该条例规定："国家鼓励研制开发临床有效的中药品种，对质量稳定、疗效确切的中药品种实行分级保护制度。"分级保护制度是指在我国境内经国家批准注册的中药品种，并且符合中药品种保护管理要求的中药品种，经国务院主管部门批准给予保护后，在其保护范围内，只能由获得《中药品种保护证书》的企业生产其中药保护品种，未获得《中药品种保护证书》的企业，一律不得生产该品种。

十、有关特殊管理药品的规定

1. **特殊管理药品的范畴**　国家对麻醉药品、精神药品、医疗用毒性药品、放射性药品实行特殊管理。

2. **对进口、出口特殊管理药品的规定**　进口、出口麻醉药品和国家规定范围内的精神药品，必须持有国务院药品监督管理部门发给的《进口准许证》和《出口准许证》。

十一、加强了药品包装材料的管理

1. **加强了直接接触药品的包装材料和容器的管理**　直接接触药品的包装材料和容器，必须符合药用要求，符合保障人体健康、安全的标准，并由药品监督管理部门在审批药品时一并审批。药品生产企业不得使用未经批准的直接接触药品的包装材料和容器。

对不合格的直接接触药品的包装材料和容器，由药品监督管理部门责令停止使用。

2. 加强了药品包装的管理　标签或者说明书上必须注明药品的通用名称、成份、规格、生产企业、批准文号、产品批号、生产日期、有效期、适应症或者功能主治、用法、用量、禁忌、不良反应和注意事项。麻醉药品、精神药品、医疗用毒性药品、放射性药品、外用药品和非处方药的标签，必须印有规定的标志。

十二、进一步明确了药品、假劣药品的概念

1. 药品的概念　药品，是指用于预防、治疗、诊断人的疾病，有目的地调节人的生理机能并规定有适应症或者功能主治、用法和用量的物质，包括中药材、中药饮片、中成药、化学原料药及其制剂、抗生素、生化药品、放射性药品、血清、疫苗、血液制品和诊断药品等。

2. 假药的概念　假药，是指药品所含成份与国家药品标准规定的成份不符的，以及以非药品冒充药品或者以他种药品冒充此种药品的。有下列情形之一的药品以假药论处：

（1）国务院药品监督管理部门规定禁止使用的；

（2）依照本法必须经批准而未经批准生产、进口，或者依照本法必须检验而未检验即销售的；

（3）变质的；

（4）被污染的；

（5）使用依照本法必须取得批准文号而未取得批准文号的原料药生产的；

（6）所标明的适应症或者功能主治超出规定范围的。

3. 劣药的概念　劣药，是指药品成份含量不符合国家药品标准规定的药品。有下列情形之一的药品以劣药论处：

（1）未标明有效期或者更改有效期的；

（2）不注明或者更改生产批号的；

（3）超过有效期的；

（4）直接接触药品的包装材料和容器未经批准的；

（5）擅自添加着色剂、防腐剂、香料、矫味剂及辅料的；

（6）其他不符合药品标准规定的。

十三、药品价格和广告的管理

1. 药品价格的规定

（1）政府定价、指导价的规定：依法实行政府定价、政府指导价的药品，政府价格主管部门应当依照《价格法》规定的定价原则，依据社会平均成本、市场供求状况和社会承受能力合理制定和调整价格，做到质价相符，消除虚高价格，保护用药者的正当利益。药品的生产企业、经营企业和医疗机构必须执行政府定价，不得以任何形式擅自提高价格。药品的生产企业、经营企业和医疗机构应当遵守国务院价格主管部门关于药价管理的规定，制定和标明药品零售价格，禁止暴利和损害用药者利益的价格欺诈行为。

（2）市场调节价的规定：依法实行市场调节价格的药品，药品的生产企业、经营企业和医疗机构应当按照公平、合理和诚实信用、质价相符的原则制定价格，为用药者提供价格合理的药品。

2. 药品广告的规定 药品广告须经企业所在地省、自治区、直辖市人民政府药品监督管理部门批准，并发给药品广告批准文号；未取得药品广告批准文号的，不得发布。处方药可以在国务院卫生行政部门和国务院药品监督管理部门共同指定的医学、药学专业刊物上介绍，但不得在大众传播媒介发布广告或者以其他方式进行以公众为对象的广告宣传。药品广告的内容必须真实、合法，以国务院药品监督管理部门批准的说明书为准，不得含有虚假的内容。

十四、药品不良反应报告制度

国家实行药品不良反应报告制度。药品生产企业、药品经营企业和医疗机构必须经常考察本单位所生产、经营、使用的药品质量、疗效和反应。发现可能与用药有关的严重不良反应，必须及时向当地省、自治区、直辖市人民政府药品监督管理部门和卫生行政部门报告。对已确认发生严重不良反应的药品，国务院或者省、自治区、直辖市人民政府的药品监督管理部门可以采取停止生产、销售、使用的紧急控制措施，并应当在 5 日内组织鉴定，自鉴定结论作出之日起 15 日内依法作出行政处理决定。

第三节 法律责任

一、法律责任的概念

法律责任是国家对责任人违反法定义务、超越权利或者滥用权利的行为所作的否定性评价，是国家强制责任人做出一定行为或者不做出一定行为，恢复被破坏的法律关系和法律秩序的手段。《药品管理法》规定的法律责任，主要包括行政责任、刑事责任、民事责任三种。

（一）行政责任

行政责任包括行政处分和行政处罚。行政处分是指国家机关或企事业单位对所属工作人员或职工违反规章制度时进行的处分；行政处罚系指国家特定机关对单位或个人违反国家法规进行的处罚。本法规定的行政责任主要是行政处罚，主要行政执法机关是国家药品监督管理部门，涉及药品商标、广告管理的，主要由工商行政部门处罚，涉及药品价格的主要由政府价格主管部门处罚。

行政处罚应具备两个条件：第一必须有法律依据；第二违法者须有过错。本法行政处罚的种类有：警告、罚款、没收药品和违法所得、停产停业整顿、吊销许可证等。警告方式有三种：一是给违法单位或个人发警告通知书；二是抄送主管部门，协助教育；三是可通报有关单位（包括登报）。被行政处罚的对象一般包括企业、事业单位、个人等。

（二）刑事责任

所谓刑事责任就是刑事法律规定的禁止行为，触犯了这种禁止行为，应该负刑事法律所规定的责任。《中华人民共和国刑法》（简称《刑法》）规定的刑事责任有主刑和附加刑，主刑包括：管制、拘役、有期徒刑、无期徒刑和死刑；附加形包括：罚金、剥夺政治权利、没收财产。《刑法》规定的与药品有关的刑事责任有拘役、有期徒刑、无期徒刑、死刑和罚金、没收财产。

（三）民事责任

民事责任是指在行使民事行为时给他人造成了损害即应承担责任。民事责任主要包含两方面的内容：一是债务清查；二是损害赔偿。《药品管理法》中主要是指违反本法造成药物中毒，危害人体健康，由此造成的人身损害应负的赔偿责任。

二、《药品管理法》规定的法律责任

（一）未取得《药品生产许可证》、《药品经营许可证》、《医疗机构制剂许可证》而生产、经营药品和配制制剂应当承担的法律责任

第七十三条规定，未取得《药品生产许可证》、《药品经营许可证》或者《医疗机构制剂许可证》生产药品、经营药品的，依法予以取缔，没收违法生产、销售的药品和违法所得，并处违法生产、销售的药品（包括已售出的和未售出的药品）货值金额 2 倍以上 5 倍以下的罚款；构成犯罪的，依法追究刑事责任。

（二）伪造、买卖、出租许可证或者批准文件的法律责任

伪造、变造、买卖、出租、出借许可证或者药品批准证明文件的，没收违法所得，并处违法所得 1 倍以上 3 倍以下的罚款；没有违法所得的，处 2 万元以上 10 万元以下的罚款；情节严重的，吊销卖方、出租方、出借方的《药品生产许可证》、《药品经营许可证》、《医疗机构制剂许可证》，或者撤销药品批准证明文件；构成犯罪的，依法追究刑事责任。

（三）生产、销售或者配制假劣药行为的法律责任

1. **生产、销售假药的法律责任** 生产、销售假药的，没收违法生产、销售的药品和违法所得，并处违法生产、销售药品货值金额 2 倍以上 5 倍以下的罚款；有药品批准证明文件的予以撤销，并责令停产、停业整顿；情节严重的，吊销《药品生产许可证》、《药品经营许可证》或者《医疗机构制剂许可证》；构成犯罪的，依法追究刑事责任。

2. **生产、销售劣药的法律责任** 生产、销售劣药的，没收违法生产、销售的药品和违法所得，并处违法生产、销售药品货值金额 1 倍以上 3 倍以下的罚款；情节严重的，责令停产、停业整顿，或者撤销药品批准证明文件，吊销《药品生产许可证》、《药品经营许可证》或者《医疗机构制剂许可证》；构成犯罪的，依法追究刑事责任。

3. **制售假劣药及提供便利条件的法律责任** 从事生产、销售假药及生产、销售劣药情节严重的企业或者其他单位，其直接负责的主管人员和其他直接责任人员 10 年内不得从事药品生产、经营活动。

对生产者专门用于生产假药、劣药的原辅材料、包装材料、生产设备予以没收。

知道或者应当知道属于假劣药品而为其提供运输、保管、仓储等便利条件的，没收全部运输、保管、仓储的收入，并处违法收入 50% 以上 3 倍以下的罚款；构成犯罪的，依法追究

刑事责任。

（四）非法渠道采购药品的法律责任

药品的生产企业、经营企业或者医疗机构违反本法第三十四条的规定，从无《药品生产许可证》、《药品经营许可证》的企业购进药品的，责令改正，没收违法购进的药品，并处违法购进药品货值金额 2 倍以上 5 倍以下的罚款；有违法所得的，没收违法所得；情节严重的，由原发证、批准的部门决定吊销《药品生产许可证》、《药品经营许可证》或者医疗机构执业许可证书。

（五）药品生产企业、药品经营企业、非临床安全评价研究机构、临床试验机构未实施国务院药品监督管理部门制定的相应技术规范所承担的法律责任

药品生产企业、药品经营企业、药物非临床安全性评价研究机构、药物临床试验机构未按照规定实施《药品生产质量管理规范》、《药品经营质量管理规范》、《药物非临床研究质量管理规范》、《药物临床试验质量管理规范》的，给予整顿，并处 5 千元以上 2 万元以下的罚款；情节严重的，吊销《药品生产许可证》、《药品经营许可证》，取消其药物临床试验机构的资格。

（六）药品检验机构出具虚假检验报告的法律责任

药品检验机构出具虚假检验报告，构成犯罪的，依法追究刑事责任；不构成犯罪的，责令改正，给予警告，对单位并处 3 万元以下的罚款；对直接负责的主管人员和其他直接责任人员依法给予降级、撤职、开除的处分，并处 3 万元以下的罚款；有违法所得的，没收违法所得；情节严重的，撤销其检验资格。药品检验机构出具的检验结果不实，造成损失的，应当承担相应的赔偿责任。

思考与练习

1. 《药品管理法》的立法目的及意义是什么？
2. 《药品管理法》的作用、特点是什么？
3. 《药品管理法》规定的行政处罚种类及主要法律责任有哪些？
4. 药品生产企业的开办条件是什么？
5. 什么是药品、假药、劣药？

【案例一】
案由：制假售假案。
案情介绍：2001 年 2 月，无锡药监部门联合公安局、质量技术监督局检查一非法性保健品窝点，现场查封了已加工成成品的"威哥三鞭王 VG50"等性保健品 4 种，价值人民币 10.09 万元；陈某等 3 人销售"中华痿哥王" 22 万板（66 万粒），所得人民币 80 万元。查扣的"威哥三鞭王"，经无锡市药检所检验，含有枸橼酸西地那非成份，被认定为假药。根据《药品管理法》，药监部门将此案移送公安部门作进一步的调查处理。

处理结果：江苏省无锡市滨湖区人民法院根据《药品管理法》、《刑法》对此案作出一审判决：①判处被告人陈某有期徒刑4年，并处罚金人民币22.5万元；②判处另一被告人陈某有期徒刑3年，缓刑4年，并处罚金人民币22.5万元；③判处被告人周某有期徒刑2年6个月，缓刑3年，并处罚金人民币19万元。

【案例二】

案由：假冒商标制售假药案。

案情介绍：某制药厂自2001年12月开始假冒某企业生产乙酰螺旋霉素，2002年3月被药品监督管理部门查获。药品监管部门当场查获假冒某企业生产的乙酰螺旋霉素小包装盒3万个，大包装箱60个，制假原料10桶，计200公斤，另有已用完的原料药空桶6个。经核实，该制药厂生产销售涉案假冒药品货值20万元，其中违法所得6万元；其假冒商标及外包装系某印刷厂承制；经检验，该假冒的乙酰螺旋霉素与国家药品标准规定的成份不符。

案情分析：对此案的处理，应把握如下几点：①案件的定性问题。无疑，这是一起制售假药案件。在新修订的《药品管理法》施行后，某制药厂非但不加强自律，而且仍肆意造假，侵害了被假冒企业的合法利益，同时也给患者用药安全构成了威胁，性质比较严重。②事实认定。某制药厂的行为违反了《药品管理法》第四十八条的规定，即"禁止生产（包括配制，下同）、销售假药。有下列情形之一的，为假药：（一）药品所含成份与国家药品标准规定的成份不符的；（二）以非药品冒充药品或者以他种药品冒充此种药品的。"该案中某制药厂所生产的乙酰螺旋霉素所含成份与国家标准规定的成份不符，应认定为假药。③处罚依据。《药品管理法》第七十四条规定："生产、销售假药的，没收违法生产、销售的药品和违法所得，并处违法生产、销售药品货值金额2倍以上5倍以下的罚款；有药品批准证明文件的予以撤销，并责令停产、停业整顿；情节严重的，吊销《药品生产许可证》、《药品经营许可证》或者《医疗机构制剂许可证》；构成犯罪的，依法追究刑事责任。"④具体处罚。一是没收违法生产销售的假药（包括制假的原料）和违法所得6万元，并处生产、销售药品货值金额3倍的罚款60万元。之所以处以3倍罚款，主要考虑该制药厂虽假冒他人商标制售假药，性质比较严重，但其是初犯，有从轻处理的情节。二是责令停止生产、销售，限期整顿，若再继续造假，则依法吊销《药品生产许可证》。三是提请工商部门依据《商标法》对其假冒商标的行为进行处罚，并追究为其伪造商标标识的印刷厂的法律责任。四是移交司法机关追究该制药厂负责人及直接责任人员的刑事责任。本案违法销售金额已超过5万元，且主观上有故意，客观上"足以严重威胁人体健康"（依据两高的司法解释，即《关于办理生产、销售伪劣商品刑事案件具体应用法律若干问题的解释》认定），符合《刑法》第一百四十一条的规定，应以生产、销售假药罪论处。

应当注意的是，在对某制药厂做出行政处罚时，药品监督管理部门应严格依法办事，注重程序合法，在告知诉权、听取申辩、举行听证等主要环节上要谨慎行事，决不可因程序违法而导致执法的失败。

【案例三】

案情介绍：某医药公司因经营需要，决定到A地开拓市场，并委派了企业经营负责人，可当该公司负责人在 A 地办理有关手续时，却被告知要事先办理准销证和准入证，否则一律按劣药论处。该企业负责人在办理准销证和准入证过程中，却遭到百般刁难，尽管该企业产品通过了质量认证，但该地仍以种种借口拖延办证时间，并收受巨额办证费用。该负责人在进一步调查后得知事情真相：原来该地也有一家制药企业生产同类产品，一直严禁外地产品进入。该公司觉得这是典型的地方保护主义行为，遂向其上级药监部门举报，上级药监部门对此极为重视，经过深入调查，决定取消准入证和准销证，允许该公司产品进入，并对有关人员进行了处罚。

案情分析：根据新修订的《药品管理法》第六十九条规定，地方人民政府和药品监督管理部门不得以要求实施药品检验、审批等手段限制或排斥非本地区药品生产企业依照本法规定生产的药品进入本地区。市场经济是法制经济，以保护药品质量为名，设置"准入证"、"准销证"等手段，对本地区以外的药品进入本地区市场设置障碍，这种做法应严肃制止。

【案例四】
案由：梅州生产、销售假药案。
案情介绍：2002 年 1 月，梅州市某县药监分局会同工商、公安部门组成 20 人执法队伍，在一家粮食加工厂厂房内，查获一批成品药和大量的半成品药品。经该县法院查明：2001 年 10 月至 2002 年 1 月间，谭某、李某、赖某等生产、销售假冒药品标值达 620 万元，谭某负责假药的生产管理工作。
处理结果：依据《药品管理法》第七十四条，没收违法生产、销售的药品和违法所得，并处违法生产、销售药品货值金额 2 倍以上 5 倍以下罚款，法院根据犯罪事实，依法追究谭某的刑事责任，判处造假者谭某 7 年有期徒刑，并处罚金 45 万元。

【案例五】
案由：变质健脾丸案。
案情介绍：某市药品监督管理部门在例行检查时，发现某医院药房出售的健脾丸有的脱皮，有的发霉，经药检所检验后，认为不可供药用。查找出厂日期，发现离生产时间只有半年之久。药品监督管理部门依据《药品管理法》对之进行处罚。
不同论点：
①药丸发霉说明长了霉菌，已不可供药用，但脱皮、发硬在药典上并无明文规定，因此处理这种药品无法律依据。
②中药丸发硬、发沙、脱皮虽然无明文规定，但药检所已出具了证明，就是说有了法定性依据，因此，可以按假药处理。但是究竟处理谁，责任者是谁，不好说。
③责任者是药品生产企业，因为出厂半年就发硬发霉，说明此药的生产工艺特别是炼蜜工艺上问题较多（后来发现是因为使用了底蜜的缘故）。
④责任者是药品经营企业，因为厂里的留样观察样品并未发霉、发沙、发硬，因此，可能是经营企业的仓储条件有问题。
⑤厂方的留样观察室条件太好，恒温恒湿带空调，这种观察留样无任何代表性，因此说厂方无责任是错误的。

⑥厂方应有负责期，一般至少负责1年，要是丸药连夏天也过不去，谁也不敢经营丸药，谁也不敢吃丸药了。

⑦厂方、经营、医疗单位都有责任，应按他们生产、经营、使用的多少罚款或没收。

⑧按⑦的意见处罚，则总处罚金远远超过了法律条文的规定。再说，枪打一片，对《药品管理法》的贯彻与实施也不利。

⑨药丸发硬、发霉只是抽样的样品如此，实际上并非盒盒如此，因此，只要挑拣使用即可，根本不必诉诸法律；法律也不可能把这件事分清楚。类似这样的事，私下了结也就完了。

请问，应如何甄别以上论点？本案是否违反《药品管理法》，违法依据是什么？

【案例六】

案由：甘草虫蛀鼠咬案

案情介绍：某门市部在药品质量大检查时，发现甘草等多味中药饮片有虫蛀现象，在药斗中发现有鼠粪，在一个药斗中还发现了一窝未睁眼的新产小鼠。

不同论点：

①虫蛀、鼠咬都可能传染其他疾病，因此，药品被虫蛀鼠咬后，就是被污染不能用的药品，应按假药处理。

②《药品管理法》上并未规定虫蛀鼠咬就是污染，我们日常食品、粮食不也常被虫蛀鼠咬吗？哪能当作假食品、假粮食烧掉呢？事实上，几乎没有一个药房没有老鼠，有老鼠的库房药品，特别是饮片，就可能被污染，照此办理，被处罚的饮片不再是甘草一味，而是上百味。

③被污染只是指染上毒品，特别是剧毒品，如砒霜污染，氰化钠污染等等，其目的是防止患者中毒。

④污染这个概念不清，甘草中混进点儿山楂也叫污染吗？甘草中混入砒霜当然叫污染。我们大气中不是有好多有毒的物质吗？这叫不叫污染？药材养护中使用的磷化合物作为保养剂，不是更大的污染吗？药材中残留有农药，不也是污染吗？照此推理，恐怕大部分药材不可供药用。

请问，应如何甄别以上论点？本案是否违反《药品管理法》，违法依据是什么？

第三章　药品注册管理法规

我国是发展中国家，医药产业发展很快，但与发达国家相比还有很大差距，特别是在新药研制开发的能力和水平上还比较落后，新药研究开发还是以仿制为主。为了从管理上突出创新，鼓励创新，同时在药品注册管理方面与国际接轨，我国按照符合 WHO 的基本原则以及药品审评公开、公正、公平、效率的原则，制定了《药品注册管理办法》，建立起了适合我国国情的药品注册新体系，这对加快我国医药事业的健康发展，确保人民群众用药安全有效，有着深远的影响。

《药品注册管理办法》（以下简称《办法》）自 2002 年 12 月 1 日起施行。该《办法》根据我国医药产业发展的需要，将原来的新药审批、仿制药品审批、新生物制品审批、进口药品审批、补充申请、进口药品分包装等方面的规定进行整合，形成了一套科学合理、明确规范、公开透明、操作性强的药品注册管理规章。该《办法》对药品注册申请、药物的临床前研究、药物的临床研究、新药的申报与审批等作了具体规定。

第一节　药品注册申请

一、药品注册申请的概念

药品注册，是指依照法定程序，对拟上市销售的药品的安全性、有效性、质量可控性等进行系统评价，并作出是否同意进行药物临床研究、生产药品或进口药品决定的审批过程，包括对申请变更药品批准证明文件及附件中载明内容的审批。

国家药品监督管理局主管全国药品注册管理工作，负责对药物临床研究及药品生产和进口的审批。省、自治区、直辖市药品监督管理局受国家药品监督管理局的委托，对药品注册申报资料的完整性、规范性和真实性进行审核。

药品注册申请包括新药申请、已有国家标准药品的申请和进口药品申请及补充申请。境内申请人按照新药申请、已有国家标准药品的申请办理，境外申请人按照进口药品申请办理。

新药申请，是指未曾在中国境内上市销售药品的注册申请，已上市药品改变剂型、改变给药途径的，按照新药管理。

已有国家标准药品的申请，是指生产已经由国家药品监督管理局颁布的正式标准的药品注册申请。

进口药品申请，是指在境外生产的药品在中国上市销售的注册申请。

补充申请，是指新药申请、已有国家标准药品的申请或者进口药品申请经批准后，改变、增加或取消原批准事项或内容的注册申请。审批过程中的药品注册申请、已批准的临床研究申请需进行相应变更的，以及新药技术转让、进口药品分包装、药品试行标准转正，按补充申请办理。

二、药品注册申请的提出

1. 药品注册申请人（以下简称申请人）应当向所在地省、自治区、直辖市药品监督管理局提出，并报送有关资料和药物实样；如果是进口药品注册，则应向国家药品监督管理局提出申请。

2. 已获中国专利的药品，其他申请人在该药品专利期满前 2 年内可以提出注册申请。

3. 接受境外制药厂商委托，在我国加工药品，但不在境内销售使用的，由进行加工的境内药品生产企业向所在地省、自治区、直辖市药品监督管理局提出申请。符合规定的，省、自治区、直辖市药品监督管理局可以批准，但不发给药品批准文号。

第二节　药　物　研　究

药物研究主要包括药物的临床前研究和药物的临床研究。

一、药物的临床前研究

为申请药品注册而进行的药物临床前研究，包括药物的合成工艺、提取方法、理化性质及纯度、剂型选择、处方筛选、制备工艺、检验方法、质量指标、稳定性、药理、毒理、动物药代动力学等。中药制剂还包括原药材的来源、加工及炮制等；生物制品还包括菌毒种、细胞株、生物组织等起始材料的质量标准、保存条件、遗传稳定性及免疫学的研究等。

药物临床前研究应当执行有关管理规定，其中安全性评价研究必须执行《药物非临床研究质量管理规范》。

二、药物的临床研究

（一）基本要求

1. 药物的临床研究包括临床试验和生物等效性试验。申请新药注册，必须进行临床试验或生物等效性试验，药物临床研究必须经国家药品监督管理局批准后实施，必须执行《药物临床试验质量管理规范》。

2. 申请已有国家标准的药品注册，一般不需要进行临床研究。需要进行临床研究的，化学药品可仅进行生物等效性试验；需要用工艺和标准控制药品质量的中成药和生物制品，应当进行临床试验。在补充申请中，已上市药品增加新适应症或者生产工艺等有重大变化的，需要进行临床研究。

3. 临床试验分为 Ⅰ、Ⅱ、Ⅲ、Ⅳ 期。申请新药注册应当进行 Ⅰ、Ⅱ、Ⅲ 期临床试验，有些情况下可仅进行 Ⅱ 期和 Ⅲ 期，或者 Ⅲ 期临床试验。

Ⅰ 期临床试验：初步的临床药理学及人体安全性评价试验。观察人体对于新药的耐受程度和药物代谢动力学，为制定给药方案提供依据。

Ⅱ期临床试验：治疗作用初步评价阶段。其目的是初步评价药物对目标适应症患者的治疗作用和安全性，也包括为Ⅲ期临床试验研究设计和给药剂量方案的确定提供依据。此阶段的研究设计可以根据具体的研究目的，采用多种形式，包括随机盲法对照临床试验。

Ⅲ期临床试验：治疗作用确证阶段。其目的是进一步验证药物对目标适应症患者的治疗作用和安全性，评价利益与风险关系，最终为药物注册申请获得批准提供充分的依据。

Ⅳ期临床试验：新药上市后由申请人自主进行的应用研究阶段。

（二）实施前的要求

药品注册申请人应与选定的临床研究负责和参加单位签定临床研究合同，免费提供临床研究用药物和对照用药品（Ⅳ期临床试验除外），并附样品检验报告书，承担临床研究所需要的费用。

（三）临床研究的管理

药物临床研究过程中，申请人应当指定具有一定专业知识的人员监督执行《药物临床试验质量管理规范》。药物临床研究被批准后应当在 2 年内实施。逾期未实施的，原批准文件自行废止；仍需进行临床研究的，应重新申请。

第三节　新药的申报与审批

一、新药的申报与审批程序

新药的申报与审批分为临床研究和生产上市两个阶段。初审由省级药品监督管理部门负责，复审由国家药品监督管理部门负责。

新药的申报程序是：药品非临床安全性试验研究——国务院药品监督管理部门审核批准——新药临床研究——药品审评中心审核及药学专家审评（专家库制），技术复核（中国药品生物制品检定所）——国务院药品监督管理部门审核批准，核发新药证书。

二、新药申报与审批具体操作步骤

新药申报与审批具体操作步骤如下：

1. 申报单位填写新药临床研究（或生产）申请表，连同申报的技术资料和样品报省、自治区、直辖市药品监督管理部门进行初审，即对新药的各项原始资料是否齐全进行审查；同时，派员对试制条件进行实地考察，填写考察报告表。

2. 省、自治区、直辖市药品检验所按新药审批各项技术要求完成对申报资料的审查和样品的检验。

3. 省级药品监督管理部门对初审通过、同意上报的，在新药临床研究（或生产）申请表签署意见，连同申报的技术资料一式 5 份直接报国家药品监督管理局注册司。样品检验和质量标准复核由中国药品生物制品检定所负责。

4. 国家药品监督管理局注册司经形式审查合格的，向申报单位发出收取审评费的通知，同时交药品审评中心安排技术审查、审评委员会审评及必要的复核等工作，形式审查不合格的，予以退审。

5. 技术审评通过后，将建议批准的或退审的审评报告及意见报国家药品监督管理局注册司。

6. 办理新药临床研究申请批件，报国家药品监督管理局注册司司长审批。申报单位在取得临床研究批件后，在选择的临床研究负责和承担单位中进行新药的临床试验。

7. 办理新药生产申请批件，报注册司司长审核，再转报国家药品监督管理局局长审批。新药质量标准与转正技术审查工作由国家药典委员会负责。

8. 将批件发送申报单位等。

三、进口药品的申报与审批

（一）申请注册的进口药品的要求

1. 获得境外制药厂商所在生产国家或者地区的上市许可。

2. 未在生产国家或者地区获得上市许可，经国家药品监督管理局确认该药品安全、有效而且临床需要的。

3. 符合所在国或地区和中国的药品生产质量管理规范（GMP）。

4. 根据国家药品监督管理局规定报送有关材料。

5. 按照国家药品监督管理局的要求和程序进行质量复核与临床研究。

（二）保证进口药品安全有效的措施

为保证进口有效安全的药品，国家药品监督管理局采取了以下措施加强对进口药品的监督：

1. 对进口药品采取严格的审批制度，设置了药品监督和检验机构履行对药品审评和检验的职责。

2. 制定相应的技术要求和评价标准，科学合理地对药品进行评价，以便得出可靠的结论。

3. 实行上市后药品不良反应报告制度，如发现问题，立即采取针对性措施。

4. 要求国外药品生产厂商必须按规定履行注册报批手续，完成在我国应进行的相关研究和考核。上市后加强不良反应监测，经注册审批的药品凡涉及到处方、质量标准、标签及说明书内容、有效期、产地及其他与批准注册时申报内容有改变的，必须报告我国药品监督管理部门并获得批准。

5. 要求进口商必须按照我国药品监督管理部门批准的项目从事进口业务，不得以任何欺瞒手段从事禁止进口药品的进口。

（三）进口药品申报与审批程序

1. 申请进口药品注册的机构或其代理填写《进口注册证申请表》，连同规定的资料，直接向国家药品监督管理局注册司申报。

2. 药品注册司进行形式审查，审查通过的转送药品审评中心，由专家和药品审评中心工作人员进行技术审查。

3. 药品审评中心完成技术审评之后，将综合审评意见报送国家药品监督管理局注册司。

4. 药品注册司签发《进口药品审评通知件》，可能有如下三种情况：

（1）不予进口注册，申报单位可以申请复审。

（2）提交补充资料，即需进一步说明有关资料。

（3）初步结论同意进口。

5. 在初步同意进口的情况下，需开展质量标准复核和临床研究工作，质量标准的复核由中国药品生物制品检定所安排口岸药检所进行，临床研究在国家药品监督管理局确定的临床研究基地进行，临床研究的要求同国内新药是一致的。

6. 质量标准复核和临床研究结束后，将有关资料交药品审评中心进行综合审评。

7. 药品审评中心办理有关审批材料报药品注册司。

8. 经国家药品监督管理局局长签发，由药品注册司核发《进口药品注册证》。

进口药品注册，须由国外制药厂商驻中国的办事机构或其在中国的注册代理提出申请，填写《进口药品注册证申请表》，并将以下资料报送国家药品监督管理局。

（1）药品生产国国家药品主管当局批准药品注册、生产、销售、出口及其生产厂符合药品生产质量管理规范（GMP）的证明文件和公证文件。

（2）国外制药厂商授权中国代理商代理申报的证明文件，中国代理商的工商执照复印件，国外制药厂商常驻中国代表机构登记证复印件。

（3）药品专利证明文件。

（4）药品生产国国家药品主管当局批准的药品说明书。

（5）药品质量标准和检验方法。

（6）药品各项研究结果的综述。

（7）药品处方、生产工艺、药理、毒理及临床研究等详细技术资料。

（8）药品及包装材料和其他资料。

首次进口药品，必须按照国家药品监督管理局规定的程序和要求在中国进行临床研究（包括生物等效性试验）。其中申请注册的原料药若中国尚未生产，则应用该原料药制成的制剂在中国进行临床研究。特殊病种或其他情况需减免临床研究的，需经国家药品监督管理局审查批准。

申报品种的质量复核和临床研究结束后，国家药品监督管理局对有关资料进行审查，符合要求的，核发《进口药品注册证》。该品种的质量标准即成为进口药品注册标准，中文说明书为指导进口药品在中国临床使用的法定说明书。

对特殊病种的治疗药物或在中国尚没有其他替代药物的情况下，国家药品监督管理局可采取加快审批措施。

中国重大灾情、疫情所需药品，临床特需、急需药品，捐赠药品和研究用样品等，在尚未取得《进口药品注册证》的情况下，可经国家药品监督管理局特别批准进口。此类药品仅限在特定范围内用于特定目的。

《药品管理法》规定，有下列情况的品种不予进口：①生产国未批准注册、生产和上市的品种；②生产厂不符合 GMP 规范的品种；③申报资料不符合注册审批要求的品种；④存在严重不良反应的品种；⑤疗效不确切或无法证实的品种；⑥质量标准无法控制药品质量的品种；⑦处方中含有禁止使用的成份等等。

（四）《进口药品注册证》样式

1. **注册证书**　《进口药品注册证》按格式编号为注册证号。注册证号由字母 X（Z 或 S）后接 8 位阿拉伯数字组成，前 4 位为公元年号，后 4 位为年内顺序编号；其中 Z 代表中药，S 代表生物制品，X 代表化学药品。

2. **内容**　《进口药品注册证》规定以下内容：药品通用名称、商品名、主要成份、剂型、规格、包装规格、药品有效期；公司、生产厂名称及地址；注册证有效期、检验标准、注册证号、批准时间、发证机关及印鉴等。

批准注册品种的每个不同规格分别核发《进口药品注册证》，每个《进口药品注册证》最多登载 2 个包装规格。

《进口药品注册证》只对载明的内容有效，其任何内容的改变必须报国家药品监督管理局审核批准。

对部分批准进口注册的原料药、辅料、制剂半成品，国家药品监督管理局将在《进口药品注册证》备注中限定其使用范围。

第四节　非处方药的申报与审批

一、申请非处方药的条件

申请注册的药品有以下情形的，可以同时申请为非处方药：

1. 已有国家药品标准的非处方药的生产或者进口。

2. 经国家药品监督管理局确定的非处方药改变剂型，但不改变适应症、给药剂量及给药途径的药品。

3. 使用国家药品监督管理局确定的非处方药活性成份组成新的复方制剂。

二、非处方药的申报及审批

1. 非处方药改变剂型，但不改变给药途径的，且其制剂符合非处方药要求的，一般不需进行临床试验，但口服固体制剂应进行生物等效性试验。

2. 使用国家药品监督管理局确定的非处方药活性成份组成新的复方制剂，应当说明其处方依据，必要时应进行临床试验。

3. 经国家药品监督管理局批准的非处方药，在使用中发现不适合继续作为非处方药的，国家药品监督管理局可将其换为处方药。

第五节　药品补充申请及再注册

一、药品补充申请的申报与审批

变更药品批准证明文件及其所附药品标准、药品说明书、标签内载明事项的，以及改变生产工艺影响药品质量的，申请人应当提出补充申请。补充申请的申请人，可以是药品注册申请人，也可以是药品批准证明文件的持有人。

增加药品适应症或功能主治、修改药品标准、变更辅料等的补充申请，由省级药品监督管理局提出审核意见，报送国家药品监督管理局审批；改变药品包装规格、变更企业名称、根据国家药品监督管理局的要求修改药品标准及说明书等的补充申请，可直接由省级药品监督管理局审批，报国家药品监督管理局备案；进口药品的补充申请，直接报国家药品监督管理局审批。

二、药品的再注册

药品的再注册，是指对药品批准证明文件有效期满后继续生产、进口的药品实施的审批过程。国家药品监督管理局核发的批准文号、《进口药品注册证》或者《医药产品注册证》的有效期为 5 年。有效期届满，需要继续生产或者进口的，申请人应当在有效期届满前 6 个月申请再注册。

药品再注册申请由取得药品批准文号的生产企业向省级药品监督管理局提出；进口药品的再注册申请由申请人向国家药品监督管理局提出。

有下列情形之一的药品，不予再注册：

1. 未在规定时间内提出再注册申请的。
2. 未完成国家药品监督管理局批准上市时提出的有关要求的。
3. 未按照要求完成Ⅳ期临床试验的。
4. 未按照规定进行药品不良反应监测的。
5. 经国家药品监督管理局再评价属于淘汰品种的。
6. 按《药品管理法》的规定属于撤销药品批准证明文件的。
7. 不具备《药品管理法》规定的生产条件的。
8. 未按规定履行监测期责任的。
9. 其他不符合有关规定的。

不符合药品再注册规定的，由国家药品监督管理局发出不予再注册的通知，同时注销其药品批准文号、《进口药品注册证》或者《医药产品注册证》。

第六节　新药的技术转让

新药技术转让，是指新药证书的持有者将新药生产技术转给药品生产企业，并由该药品生产企业申请生产该新药的行为。

新药技术的转让方是指持有新药证书且尚未取得药品批准文号的机构；已取得药品批准文号的，申请新药技术转让时，应当提出注销原药品批准文号的申请。

新药技术转让应当一次性转让给一个药品生产企业。接受新药技术转让的企业不得对该技术进行再次转让。

接受新药技术转让的药品生产企业必须取得《药品生产许可证》和《药品生产质量管理规范认证证书》。受转让的新药应当与受让方《药品生产许可证》和《药品生产质量管理规范认证证书》中载明的生产范围一致。

新药证书持有者转让新药生产技术时，应当与受让方签定转让合同，并将技术及资料全部转让给受让方，指导受让方试制出质量合格的连续 3 批产品。多个单位联合研制的新药进行新药技术转让时，应当经新药证书联合署名单位共同提出，并签定转让合同。监测期内的药品，不得进行新药技术转让。

第七节　药品注册检验与注册标准的管理

一、药品注册检验管理

（一）药品注册检验概念

申请药品注册必须进行药品注册检验。药品注册检验，包括对申请注册的药品进行样品检验和药品标准复核。样品检验，是指药品检验所按照申请人申报的药品标准对样品进行的检验。药品标准复核，是指药品检验所对申报的药品标准中检验方法的可行性、科学性、设定的指标能否控制药品质量等进行的实验室检验和审核工作。

（二）药品注册检验机构

药品注册检验由省级药品检验所承担。进口药品的注册检验由中国药品生物制品检定所组织实施。下列药品的注册检验由中国药品生物制品检定所或者国家药品监督管理局指定的药品检验所承担：

1. 新的中药材及其制剂，中药或者天然药物中提取的有效成份及其制剂。
2. 未在国内外获准上市的化学原料药及其制剂、生物制品。
3. 生物制品。
4. 国家药品监督管理局规定的其他药品。

二、药品注册标准的管理

（一）基本要求

国家药品标准，是指国家为保证药品质量所制定的质量指标、检验方法以及生产工艺等的技术要求，包括国家药品监督管理局颁布的《中华人民共和国药典》、药品注册标准和其他药品标准。

药品注册标准，是指国家药品监督管理局批准给申请人特定药品的标准，生产该药品的药品生产企业必须执行该注册标准。药品注册标准的项目及其检验方法的设定，应当符合国家药品监督管理局发布的技术指导原则及国家药品标准编写原则与细则的有关要求。

（二）药品试行标准的转正

新药经批准生产后，其药品标准为试行标准，试行期为 2 年。其他药品批准后，需要进一步考察生产工艺及产品质量稳定性的，其药品标准也可批准为试行标准。生产试行标准的药品，药品生产企业应当在试行期届满前 3 个月，按照补充申请的要求向所在地省级药品监督管理局提出转正申请，并报送有关资料。

多个药品生产企业生产的同一品种的试行标准转正的检验与复核，由中国药品生物制品检定所或者国家药品监督管理局指定的药检所进行。不同申请人申报的同一品种的试行标准转正，不得低于已批准的药品标准，并应结合自身工艺特点增订必要的有关物质等检查项目。

试行标准期满未按照规定提出转正申请或者该试行标准不符合转正要求的，由国家药品监督管理局撤销该试行标准和依据该试行标准生产的药品批准文号。

（三）药品标准物质的管理

药品标准物质，是提供药品标准中物理和化学测试及生物方法试验用，具有确定特性量值，用于校准设备、评价测量方法或者给供试药品赋值的物质，包括标准品、对照品、对照药材、参考品。中国药品生物制品检定所负责标定和管理国家药品标准物质。

第八节　罚　则

1. 申请人在申报临床研究时，报送虚假药品注册申报资料和样品的，国家药品监督管理局对该申报药品的临床研究不予批准，对申请人给予警告；已批准进行临床研究的，撤销批准该药品临床研究的批件，并处 1 万元以上 3 万元以下罚款；情节严重的，3 年内不受理该申请人提出的该药物临床试验申请。

国家药品监督管理局对报送虚假资料和样品的申请人建立不良行为记录，并予以公布。

2. 申请药品生产或者进口时，申请人报送虚假药品注册申报资料和样品的，国家药品监督管理局对该申请不予批准，对申请人给予警告；已批准生产或者进口的，撤销药品批准证明文件，5 年内不受理其申请，并处 1 万元以上 3 万元以下罚款。

国家药品监督管理局对报送虚假资料和样品的申请人建立不良行为记录，并予以公布。

3. 药品生产企业被吊销《药品生产许可证》的，该企业所持有的药品批准文号自行废止，国家药品监督管理局予以注销。

4. 在药品注册中未按照规定实施《药物非临床研究质量管理规范》或者《药物临床试验质量管理规范》的，按照《药品管理法》第七十九条的规定予以处罚。

5. 药品检验所在承担药品审批所需要的药品检验时，出具虚假检验报告书的，按照《药品管理法》第八十七条的规定处罚。

6. 需要进行药物重复试验，申请人拒绝的，国家药品监督管理局对其予以警告并责令改正，不予改正的取消该品种的申报资格。

思考与练习

1. 请解释药品注册申请的概念。

2. 如何进行新药注册？

3. 国家对药品注册标准是如何管理的？

【案例一】

案由："ED 快雄胶囊"假药案。

案情介绍：2001 年，武汉市查处了一起擅自更改药品名称，擅自添加主药成份的"ED 快雄胶囊"假药案。

"ED 快雄胶囊"标称的生产厂家是"吉林省白山市鸭绿江制药厂"，批准文号为"吉卫药准字第 830412 号"。药品的功能主治内容有"补肾强身、益阳生精，用于男子性神经衰弱、阳痿诸症及妇女功能性出血"；主要成份是"哈士蟆油、鹿茸、鹿肾、维生素 B_1、维生素 B_2、维生素 B_6、维生素 C、甲基睾丸素等"。

武汉市药品监督管理局执法人员核实产品过程中，发现该药品的正式名称是"花茸雄维胶囊"，所谓"ED 快雄胶囊"并不是国家药品监管部门批准的药品名称。

案情分析：正品的"花茸雄维胶囊"的药品粉末是"淡黄色粉末，味微酸而涩"，而该产品都为灰褐色粉末，中间可见橘黄色及白色颗粒。药检所对其主要成份进行检验。检验报告得出的结论是："该药品中含有处方中没有的枸橼酸西地那非成份。"枸橼酸西地那非是"万艾可"即伟哥的原料药，据国家有关规定，"万艾可"是处方用药，只有凭医院男性泌尿外科主治以上医师的处方方可取药使用，它的原料药不允许添加到其他产品中。

《药品管理法》第四十八条规定："药品所含成份的名称与国家药品标准不相符的为假药。"依法认定为假药。

【案例二】

案情介绍：2002 年 7 月 20 日晚，江苏省淮安市药监局在警方的密切配合下，在市开发区捣毁了一非法销售生物制品窝点。现场检查发现，该非法销售生物制品点条件简陋，应该在 2℃~10℃下保存的疫苗随便放在房间里，用于存放生物制品的冰柜形同虚设，没有使用。据现场检查和当事人交代，该点共销售了约 9000 余份疫苗，包括人用狂犬病纯化疫苗 1805

份、乙型肝炎苗 5620 份，主要销往外地及本市的乡村卫生院（室）、个体诊所、卫生防疫站等基层医疗机构。药品稽查人员当场查封扣押疫苗 24 件共 7425 份。初步统计，该窝点非法经营生物制品案值总额约 65 万元。

请对本案进行案情分析。

【案例三】

案由：深圳某生物工程有限公司骗取防伪标签案。

案情介绍：为加强药品监管，自 1994 年，国家开始实施对用于血样检验的体外诊断试剂实行批批国家检定，明确规定没有经过批批检验的 HbsAg、HCV、HIV 和梅毒诊断试剂不得使用。

深圳某生物工程有限公司生产的乙型肝炎表面抗原诊断试剂盒（酶联免疫法）为须批批报中国药品生物制品检定所（以下简称中检所）检定的品种。深圳市药检所受中检所委托，负责抽样和监督贴防伪标签。现经广东省药品监督管理局调查查实，该企业在 2001 年 10 月 18 日向中检所和深圳市药检所申报批号为 20011013，规格为 48 人份 ×1 盒的乙型肝炎表面抗原诊断试剂盒批批送检的过程中存在下列严重违法行为：

①虚报检定数量，骗取防伪标签。批号为 20011013，规格为 48 人份 ×1 盒的乙型肝炎表面抗原诊断试剂盒（酶联免疫法），该公司向中检所申报检定数量为 4208 盒，扣除检验 11 盒后，应为 4197 盒。经检查，该公司实际生产数量只有 2574 盒，虚报 1634 盒。该公司申领防伪标签 8415 枚，实际只使用防伪标签 5138 枚，交回破损及未使用的防伪标签 21 枚，擅自截留剩余防伪标签 3256 枚（现追回 3000 枚，另 256 枚尚未追回）。

②货号为 B－012 的试剂未申请检定。经检查，该公司实际生产的 2574 盒 20011013 批乙型肝炎表面抗原诊断试剂有两种货号，其中货号为 B－015 的试剂 1941 盒，货号为 B－012 的试剂 633 盒，两个货号各有生产记录和自检合格记录。但该公司申请检验并经中检所检定合格的是货号为 B－015 的试剂，B－012 的试剂 633 盒未经抽验。

案情分析：深圳某生物工程有限公司虚报检定数量、骗取防伪标签及未申请检定的行为，违反了《药品管理法》以及国家关于执行血源用体外免疫诊断试剂批批国家检定的规定。该公司上述问题被发现后，深圳市及广东省药品监督管理部门立即采取了相应的措施，并依照《药品管理法》的规定做出了责令企业整改及罚款等行政处罚。

深圳某生物工程有限公司虚报检定数量，骗取防伪标签，其违法违规问题的性质是严重的。为严肃法纪，国家药品监督管理局决定对深圳某生物工程有限公司违法违规问题予以全国通报，并重申：药品是直接关系人民健康的特殊产品，各药品生产企业必须树立质量意识，严格按照国家法律、法规实施生产，杜绝类似事件发生。各级药品监督管理部门要切实履行职责，进一步加强依法监督管理，加大监管力度，采取有效措施，保障人民用药安全有效。

第四章　特殊管理药品法规

根据我国有关法律法规的规定，麻醉药品、精神药品、医疗用毒性药品及放射性药品均列入特殊管理药品。此外，对戒毒药品（其中有的也属于麻醉药品和精神药品）、属于药品的易制毒化学前体（如麻黄素）以及治疗性功能障碍的药物，也实行一定的特殊管理。

国家药品监督管理局主管特殊管理药品监督管理的职能部门是安全监督管理司，该司下设特殊药品处，专门负责承办具体业务工作，省及省以下药品监督管理部门也都设有相应的业务部门。

国家药品监督管理局直接负责的特殊管理药品行政审批包括：特殊管理药品研制立项的审批；特殊管理药品有关计划的审批。

省级药品监督管理局负责的特殊管理药品行政审批包括：麻醉药品、第一类精神药品购用印鉴卡及癌症病人麻醉药品专用卡的审批；第二类精神药品制剂、麻黄素等单方制剂生产计划的审批；第三类精神药品制剂批发和零售单位审批；麻黄素购用证明、麻黄素单方制剂购销凭证审批，咖啡因、氯胺酮购用证明审批；省级以下药用罂粟壳批发、零售单位审批；放射性药品使用许可证审批；医疗用毒性药品生产、收购、供应和配制计划审批；医疗用毒性药品的收购、经营单位审批。

第一节　麻醉药品管理办法

一、麻醉药品的定义及品种范围

麻醉药品是指具有依赖性潜力的药品，滥用或不合理使用易产生身体依赖性和精神依赖性。身体依赖性，是指机体对该药产生适应性，当突然断药就产生种种异常反应，称为戒断症状，如哈欠连天、瞳孔散大、周身酸痛、冲动、自伤、涕泪俱下等；精神依赖性，是指药物使人产生一种心满意足的愉快感觉，因而需要定期地或连续地使用它以保持那种舒适感或者避免不舒服。麻醉药品与药理上具有麻醉作用的麻醉剂不同，麻醉剂是指医疗上用于全身麻醉和局部麻醉的药品。全身麻醉剂如乙醚、硫喷妥钠等，能暂时地引起不同程度的意识和感觉消失，常用于外科手术。局部麻醉剂是指在低浓度时能阻断神经传导，使机体特定部位暂时性可逆性痛觉丧失，以便于医疗处理或进行手术，而不会遗留神经损伤的药物。这些药物虽具有麻醉作用，但一般不会产生身体及精神依赖性。

麻醉药品包括阿片类、可卡因类、大麻类、合成麻醉药品类及其他易产生依赖性的药品、药用原植物及其制剂。

1. **阿片类**　阿片是罂粟植物蒴果的干燥物，含 20 余种生物碱，药用阿片是干燥粉末，含吗啡 10%。阿片类包括阿片、阿片粉、阿片酊、复方桔梗散等。罂粟壳含阿片 2% ~ 4%，相当于含吗啡 2% ~ 4%，属于麻醉药品管理范围。

2. **可卡因** 可卡因是从古柯树叶中提取的生物碱，和阿片一样有成瘾性。可卡因是世界上滥用最广的麻醉药品之一。

3. **大麻类** 大麻是桑科一年生草本植物，将其顶端部分收集晾干，粉碎过筛，积聚成土块状物质，称为大麻烟。

国家严格管制麻醉药品原植物种植和麻醉药品的研制、生产、经营、使用及进口，除医疗、教学和科研需要外一律不得使用麻醉药品。

二、麻醉药品的生产

麻醉药物原植物种植单位，须经国务院药品监督管理部门会同国务院农业行政部门审查批准，并抄送国务院公安部门备案。

（一）麻醉药品生产单位的条件

麻醉药品的生产单位必须具备以下条件，并经国务院药品监督管理部门审查批准，由发证单位在《药品生产许可证》生产范围中注明后，方能生产麻醉药品。

1. 具有《药品生产许可证》。
2. 具有麻醉药品相应品种的药品批准文号。
3. 具有麻醉药品生产管理人员和管理制度。
4. 麻醉药品生产设施和仓储条件达到规定的安全管理要求。

（二）麻醉药品生产管理

普通药品可以委托生产，而麻醉药品不得委托生产。未经批准的任何单位和个人，一律不得从事麻醉药品原植物的种植和麻醉药品生产活动。麻醉药品生产单位应按国家计划组织生产，并定期向所在地省级药品监督管理部门报送麻醉药品生产数据；麻醉药品生产单位将麻醉药品销售给经药品监督管理部门认定的符合条件的单位。

三、麻醉药品的经营

（一）麻醉药品经营单位必须具备的条件

麻醉药品经营单位必须符合以下条件，并经国务院药品监督管理部门审查批准，由发证单位在《药品经营许可证》经营范围中注明后，方能经营麻醉药品。

1. 具有《药品经营许可证》。
2. 具有麻醉药品经营专职管理人员和管理制度。
3. 麻醉药品经营设施和储存条件达到规定的安全管理要求。

（二）麻醉药品的供应

麻醉药品的供应必须根据医疗、教学、科研的需要，按照国务院药品监督管理部门下达的计划进行，保证麻醉药品供应，没有正当理由不得拒绝供应。

（三）药用罂粟壳的经营

药用罂粟壳的批发业务由省、自治区、直辖市药品监督管理部门认定的单位经营，零售业务由设区的市级药品监督管理部门认定的单位经营，并报省、自治区、直辖市药品监督管理部门备案。药用罂粟壳年度购进调拨计划由省、自治区、直辖市药监部门下达，国家对药用罂粟壳购销实行购用证明管理。罂粟壳可供医疗配方使用，零售药店应凭盖有医疗机构公章的医生处方配方使用，严禁单味零售。严禁城乡集市贸易市场销售罂粟壳。

四、麻醉药品的使用

（一）教学、科研、医疗机构使用麻醉药品有关规定

1. 医疗机构采购麻醉药品的程序　麻醉药品只限医疗、教学和科研使用。具有一定医疗技术条件的医疗机构和计划生育服务机构使用麻醉药品，须填报《麻醉药品购用印鉴卡申请表》，由所在县级以上卫生行政部门审查同意后，经同级药品监督管理部门审核批准，发给《麻醉药品购用印鉴卡》。医疗机构凭《麻醉药品购用印鉴卡》向麻醉药品经营单位采购麻醉药品。《麻醉药品购用印鉴卡》有效期3年，并留存2年备查。

2. 教学、科研单位采购麻醉药品的程序　教学、科研所需的麻醉药品制剂，由需用单位向所在地省、自治区、直辖市药品监督管理部门提出申请，经批准后从麻醉药品经营单位购买；所需的麻醉药品原料、标准品和对照品由国务院药品监督管理部门批准，向指定单位购买。

3. 医疗机构麻醉药品的使用

①医疗机构在采购麻醉药品时，须向麻醉药品经营单位填送《麻醉药品申购单》，《麻醉药品申购单》留存2年备查。医疗机构购买的麻醉药品只准在本单位使用，不得转让或借用。医疗机构不得自行配制麻醉药品制剂，因特殊需要而市场无供应的麻醉药品制剂，经国务院药品监督管理部门批准，可由持《医疗机构制剂许可证》并有麻醉药品使用权的医疗机构配制。

②开具麻醉药品处方的医务人员必须具有执业医师资格，经省、自治区、直辖市卫生行政部门考核合格并能正确使用麻醉药品，授予麻醉药品处方权；进行计划生育手术的具有执业医师资格的医务人员，经省、自治区、直辖市卫生行政部门考核合格并能正确使用麻醉药品的，进行手术期间具有麻醉药品处方权。

③开具麻醉药品应使用专用处方，配方和核对人员均应签名，并建立麻醉药品处方登记册。医务人员不得为自己开处方使用麻醉药品。麻醉药品处方应保存3年备查。

（二）癌症患者申办麻醉药品专用卡规定

癌症疼痛的治疗是目前世界范围内普遍存在的问题，有效的止痛治疗，可使90%以上的癌症病人的疼痛得以缓解，解除了病人的痛苦。为更好地满足癌症疼痛患者对麻醉药品的需要，同时防止麻醉药品流入非法渠道，根据《麻醉药品管理办法》，国家药品监督管理局、中华人民共和国卫生部发布了修订后的《癌症患者申办麻醉药品专用卡的规定》，自2002年

9月1日起实施。本规定共5章27条。

规定明确指出，癌症患者及其他危重患者（如艾滋病、截瘫患者等）因镇痛需长期使用麻醉药品、一类精神药品（以下简称麻醉药品）时，实行核发《麻醉药品专用卡》（以下简称"专用卡"）制度。"专用卡"由县以上药品监督管理部门会同同级卫生行政部门认定的二级以上（含二级）医疗机构核发，亦可由县以上药品监督管理部门直接核发，患者应在具有麻醉药品使用资格的医疗机构，凭"专用卡"和具有麻醉药品处方权的执业医师开具的处方取药，但凭"专用卡"一般不能使用注射剂。发药部门应详细记录发药时间及数量。

执业医师应遵循癌症三阶梯止痛指导原则，根据疼痛的轻、中、重度不同，按照镇痛作用由弱到强选择药物，既充分满足患者镇痛需求，同时又严格掌握药品适应症。执业医师开具麻醉药品处方时，应建立完整的存档病历，详细记录患者病情、疼痛控制情况、药品的名称和数量。麻醉药品注射剂处方一次不超过3日用量，麻醉药品控（缓）释制剂处方一次不超过15日用量，其他剂型的麻醉药品处方一次不超过7日用量，使用麻醉药品注射剂或贴剂的患者，再次领药时须将空安瓿或用过的贴剂交回。

五、麻醉药品、精神药品的进出口管理

为进一步加强对麻醉药品、精神药品进出口的管理，充分满足医疗、教学和科研的需求，防止流入非法渠道，维护和促进正常贸易，根据《麻醉药品管理办法》、《精神药品管理办法》，国家药品监督管理局、海关总署于2001年12月30日发布了《关于加强麻醉药品、精神药品进出口管理有关问题的通知》（国药监安［2001］585号），于2002年1月1日正式施行。该通知主要内容如下：

1. 国家对麻醉药品、精神药品进出口实行进出口准许证管理制度。任何单位以任何贸易方式进出口麻醉药品、精神药品，包括麻醉药品、精神药品标准品及对照品，不论用于何用途，均需取得国家药品监督管理局核发的《麻醉药品进（出）口准许证》、《精神药品进（出）口准许证》，方可向海关办理进（出）口手续，麻醉药品、精神药品进（出）口准许证仅限在该证明口岸海关使用，并实行一批一证制度，证面内容不得自行更改。

2. 医疗机构或个人携带自用的少量麻醉药品、精神药品出境的，需到国家药品监督管理局办理《携带麻醉药品、精神药品证明》。

3. 海关验放麻醉药品、精神药品时，应在相应进（出）口准许证的指定位置签注盖章。

进（出）口单位应于药品进（出）口完成后1个月内，将海关签发的进（出）口准许证第一联交国家药品监督管理局备案，因故未能在准许证有效期内完成进（出）口的，须在有效期满后1个月内将原证退回国家药品监督管理局。

六、麻醉药品的运输与安全管理

运输药用阿片时，须凭国务院药品监督管理部门签发的国内运输凭照办理运输手续，原植物的种植单位调给国家专用储备单位，由调货单位派人押运；调往药品生产单位的由收货单位派人押运。运单货物名栏内明确注明"麻醉药品"，并在发货人记事栏加盖"麻醉药品专用章"，铁路运输用集装箱，水路运输不得配装仓面，公路运输应当使用封闭货车。

麻醉药品及其原植物的种植、生产、经营和使用单位应建立严格的麻醉药品安全管理制

度，麻醉药品生产单位应建立药品出入库帐目，及时盘点，做到帐物相符。帐目至少保存 2 年备查。麻醉药品经营和使用单位应设专人负责管理，专库（柜）使用双锁，专用帐册登记，做到帐物相符，对过期、失效或破损麻醉药品须登记造册，如发生麻醉药品丢失或被盗案件，应 24 小时内按规定报告当地县级以上公安部门和药品监督管理部门。

第二节 精神药品管理办法

一、精神药品的定义及品种范围

精神药品是指作用于中枢神经系统，使之兴奋或抑制，具有依赖性潜力，滥用或不合理使用能产生药物依赖性的药品。精神药品在临床上用于治疗或改善异常的精神活动，使紊乱的思维、情绪和行为转归常态。

依据依赖性潜力和危害人体健康的程度，精神药品分为第一类和第二类管理，各类精神药品品种目录由国务院药品监督管理部门制订。

二、精神药品的生产

精神药品由国务院药品监督管理部门认定符合相应条件的单位生产，未经批准的任何单位和个人不得从事精神药品的生产活动。精神药品原料药和第一类精神药品制剂不得委托生产。

精神药品生产单位应将精神药品销售给经药品监督管理部门认定的符合条件的单位。

三、精神药品的经营

第一类精神药品原料药及其制剂，由国务院药品监督部门认定的单位经营。第二类精神药品原料药及其制剂的批发业务，由省级药品监督管理部门认定的单位经营；制剂的零售业务由设区的市级药品监督管理部门认定的单位经营，并报省级药品监督管理部门备案，其他任何单位和个人均不得经营。

精神药品经营资格须在《药品经营许可证》经营范围中注明。

全国一类精神药品制剂的经营计划由国务院药品监督管理部门下达。经营单位不能自行调剂精神药品。

国家对部分精神药品原料药实行购用证明管理。第一类精神药品制剂不得在药店零售。第二类精神药品制剂可在药店凭盖有医疗单位公章的医师处方零售，处方应留存 2 年备查。

四、精神药品的使用

精神药品限用于医疗、教学和科研需要。

第一类精神药品应在一级（含一级）以上的医疗机构使用。

第二类精神药品可供各级医疗机构使用。

医疗机构购买第一类精神药品，需持县级以上药品监督管理部门核发的《麻醉药品、精神药品购用印鉴卡》到相应的经营单位购买。《麻醉药品、精神药品购用印鉴卡》有效期为 3 年，并留存 2 年备查。第一类精神药品的处方每次不超过 3 日常用量，第二类精神药品的处方每次不超过 7 日常用量，处方应保留 2 年备查。精神药品处方应内容完整，载明患者的姓名、年龄、性别及药品名称、剂量、用法等。医疗机构购买的精神药品只准在本单位使用，不得转让或借用。

教学、科研所用的精神药品及其标准品和对照品由省、自治区、直辖市药品监督管理部门批准，向指定单位购买。

五、精神药品的进（出）口及运输管理

精神药品进出口管理已在第一节麻醉药品进出口管理中一并论述。精神药品的运输管理也与麻醉药品相似。

生产、经营单位托运或邮寄精神药品时，应当在运单货物名栏内或包裹详情单上注明"精神药品"，并在发货人记事栏内或包裹详情单上加盖"精神药品专用章"，凭此办理运输和邮寄手续。运输单位承运精神药品，必须加强管理，及时运输，缩短在车站、码头、机场存放时间。铁路运输应使用集装箱，水路运输不得配装仓面，公路运输应使用封闭货车。

六、精神药品安全管理

精神药品生产、经营、使用单位必须建立严格的精神药品安全管理制度。

第一类精神药品原料药及其制剂生产经营单位必须建立具有相应条件的专用储存场所，指定专人负责管理；对第二类精神药品原料及其制剂，生产经营单位应在药品库房中设置相对独立的场所储存。

精神药品经营和使用单位应建立精神药品收支帐目，及时盘点，做到帐物相符。

如有精神药品丢失或被盗案件发生，案发单位应在 24 小时内按规定报告所在地县级以上公安部门和药品监督管理部门。

精神药品生产、经营和使用单位对过期、失效或破损的第一类精神药品须登记造册，经所在地县级以上药品监督管理部门批准并监督销毁；对过期、失效或破损的第二类精神药品须登记造册，经单位法定代表人批准后销毁。

第三节　《麻醉药品管理办法》及《精神药品管理办法》规定的法律责任

《麻醉药品管理办法》与《精神药品管理办法》所规定的法律责任基本相似，只是在罚款的金额上略有不同，具体如下：

1. 有下列行为之一者，由药品监督管理部门提出警告。违反麻醉药品管理有关规定的，视情节轻重，可处 2 千元以上 1 万元以下罚款；违反精神药品管理有关规定的，视情节轻重，可处 1 千元以上 5 千元以下罚款。

①不按规定报送麻醉药品或精神药品生产经营数据的。

②没有建立麻醉药品或精神药品帐目，或者帐目不完整、帐物不符的。

③发现麻醉药品或精神药品丢失或被盗后，不及时上报或隐瞒不报的。

④管理制度不健全，安全管理措施不符合要求的。

⑤进口麻醉药品或精神药品未按规定向口岸所在地药品监督管理部门备案的。

2. 有下列行为之一者，由药品监督管理部门没收违法生产或销售所得，并处以违法所得金额 2 倍以上 5 倍以下罚款。没有违法所得的，如果是生产、销售麻醉药品，可处 5 千元以上 2 万元以下罚款，如果生产、销售精神药品，可处 2 千元以上 1 万元以下罚款。视情节轻重，可并处停产停业整顿，直至撤销麻醉药品或精神药品生产、经营资格和有关药品的批准证明文件。流入非法渠道的，依法追究刑事责任。

①擅自改变麻醉药品、精神药品生产计划的。

②擅自经营罂粟壳或从非认定渠道购进罂粟壳的。

③向未经批准的单位供应麻醉药品及精神药品的。

④麻醉药品、精神药品经营单位擅自调剂麻醉药品、精神药品的。

⑤医疗机构擅自转让或借用麻醉药品、精神药品的。

⑥零售药店不凭处方，超剂量销售第二类精神药品制剂的。

3. 有下列行为之一者，由药品监督管理部门没收违法生产销售的麻醉药品、精神药品和违法所得，处以违法所得 5 倍以上 10 倍以下的罚款，没有违法所得的，处 1 万元以上 4 万元以下的罚款。视情节轻重可并处撤销麻醉药品或精神药品研制、生产、经营、进出口资格和有关药品的批准证明文件，直至吊销《药品生产许可证》、《药品经营许可证》和《医疗机构制剂许可证》。流入非法渠道的，依法追究刑事责任。

①擅自进行麻醉药品、精神药品研究试制的。

②擅自生产、经营麻醉药品、精神药品的。

③擅自进出口麻醉药品、精神药品的。

④擅自将麻醉药品、精神药品加入其他药品中的。

⑤擅自配制麻醉药品、精神药品的。

4. 违反规定，提供虚假证明、文件资料或采取其他欺骗手段，取得麻醉药品、精神药品"科研立项批件"、"购用证明"、《麻醉药品购用印鉴卡》、《第一类精神药品购用印鉴卡》、《麻醉药品专用卡》、"进出口准许证"、"携带证明"和"运输凭照"的，撤销上述有关证件，5 年内不受理其申请，并处 2 万元以上 5 万元以下罚款；构成犯罪的依法追究刑事责任。

5. 伪造、变造、买卖、出租、出借麻醉药品或精神药品有关证件的没收违法所得，并处违法所得 5 倍以上 10 倍以下的罚款。没有违法所得的，可处 2 万元以上 10 万元以下的罚款，并撤销卖方、出租方、出借方的上述有关证件，构成犯罪的，依法追究刑事责任。

6. 对利用工作方便，为他人开具不符合规定的处方或为自己开具处方，骗取麻醉药品、精神药品的，由其所在单位给予行政处分，10 年内不得具有麻醉药品处方权，情节严重的，依法追究刑事责任。

7. 有下列行为之一者，由公安机关按有关规定给予处罚。

①非法运输或邮寄麻醉药品、精神药品的。

②内外勾结造成麻醉药品、精神药品丢失的。

③擅自种植罂粟等麻醉药品原植物的。

④患者不再使用麻醉药品时，没有及时注销《麻醉药品专用卡》，继续骗取麻醉药品的。

8. 有下列行为之一者，由政府价格主管部门依据《价格法》有关规定予以查处。

①越权制定或不执行政府麻醉药品、精神药品定价的。

②不执行明码标价规定的。

③其他违反药品价格行为的。

9. 由于管理不善，造成麻醉药品、精神药品丢失或被盗，情节严重的，由其所在单位或主管部门对负有责任的主管人员和其他直接责任人给予行政处分，并且10年内不得从事与麻醉药品、精神药品有关的管理活动。

10. 药品监督管理人员不认真履行对麻醉药品、精神药品的监督管理职责，甚至滥用职权、徇私舞弊、玩忽职守，直接造成麻醉药品流入非法渠道，构成犯罪的，依法追究刑事责任，尚不构成犯罪的，依法给予行政处分。

第四节 医用毒性药品的管理

一、医疗用毒性药品概念及分类

毒性药品系指毒性剧烈，治疗剂量与中毒剂量相近，使用不当会致人中毒或死亡的药品。

药物作用于机体时，当剂量达到一定值时才能出现有效作用，这时的剂量叫最小有效量，一般临床应用的治疗量叫常用量。随剂量的增加，治疗作用可能转化为毒性作用，引起机体中毒的剂量叫中毒量，最低的中毒量叫最小中毒量，严重中毒以致引起死亡的剂量叫致死量。如最小中毒量与常用量非常接近，一般称为毒性药品。

毒性药品分为中药和化学药品两类，中药品种系指原药材和饮片，不含制剂；化学药品指原料药。

二、毒性药品的生产

毒性药品生产、收购、供应和配制，均应先制订年度计划，由国家药品监督管理部门审核批准。药厂必须由医药专业人员负责生产、配制和质量检验，并建立严格的管理制度，严防与其他药品混杂。每次配料，必须经2人以上复核无误，并详细记录每次生产所用原料和所得成品，经手人要签字备查。所有工具、容器要处理干净，以防污染其他药品。标示量要准确无误，包装容器要有毒药标志。

凡加工炮制毒性中药，必须按照《中华人民共和国药典》或《中药材生产质量管理规范》的规定进行。药材符合药用要求的，方可供应配方和用于中成药生产。

生产毒性药品及其制剂，必须严格执行生产工艺操作规程，在本单位药品检验员的监督下准确投料，并建立完整的生产记录，保存5年备查。在生产毒性药品过程中产生的废弃物，必须妥善处理，不得污染环境。

三、毒性药品的供应和使用

毒性药品的收购、经营，由各级药品监督管理部门指定的药品经营单位负责，未经批准任何单位和个人均不得从事毒性药品的收购、经营业务。

医疗机构供应和调配毒性药品，凭医师签名的正式处方。零售药店供应和调配毒性药品，凭执业医生所在医疗机构公章的正式处方。每次处方剂量不得超过 2 日极量。

调配处方时，必须认真负责，计量准确，按医嘱注明要求，并由配方人员及具有药师以上技术职称的人员复核签名盖章后方可发出。对处方未注明"生用"的毒性中药应当付炮制品。如发现处方有疑问时，须经原处方医生重新审定后再行调配。处方一次有效，取药后处方保存 2 年备查。

科研和教学单位所需的毒性药品，必须持本单位的证明信，经单位所在地县以上药品监督管理部门批准后，供应部门方能发售。

群众自配民间单方、秘方、验方需用毒性中药，购买时要持有单位或者城市街道办事处、乡（镇）人民政府的证明信，供应部门方可发售，每次购用量不得超过 2 日极量。

收购、经营、加工使用毒性药品的单位要严格建立验收验发制度，严防收假、发错，严禁与其他药品混杂，做到划定仓间或仓位，专柜加锁由专人保管。

第五节　放射性药品的管理

一、放射性药品的定义

凡用于诊断、治疗、缓解疾病或身体失常的恢复，改正和变更人体有机功能并能提示出人体解剖形态的含有放射性核素或标记化合物的物质，称放射性药品。亦指在分子内或制剂内含有放射性核素的药品。放射性药品与其他特殊药品的不同之处就在于其含有的放射性核素能放射出 α、β 和 γ 射线。

二、放射性药品的分类

1. **按核素分类**　一类是放射性核素本身即是药物的主要组成部分，如 ^{131} 碘、^{125} 碘等，是利用其本身的生理、生化或理化特性以达到诊断或治疗的目的；另一类是利用放射性核素标记的药物如 ^{131} 碘 - 邻碘马尿酸钠，其示踪作用是通过被标记物本身的代谢过程来体现的。

2. **按医疗用途分类**　放射药品主要用于诊断治疗，即利用放射性药品对人体各脏器进行功能、代谢的检查以及动态或静态的体外显像，如甲状腺吸 ^{131} 碘试验，^{131} 碘 - 邻碘马尿酸钠肾图，及甲状腺、脑、肝、肾显像等；少量用于治疗，如 ^{131} 碘治疗甲亢，^{32} 磷、^{90} 锶敷贴治疗皮肤病等。

三、放射性药品的管理

放射性药品是一类特殊管理药品，它释放出的射线具有穿透性，对人体危害极大。因此，有关放射性药品的标准、保管使用、防护均有严格的规定，在从事其保管使用过程中应严格按规定执行。

思考与练习

1. 哪些药品为特殊管理药品？
2. 麻醉药品及精神药品管理办法中规定了哪些法律责任？
3. 医疗用毒性药品的供应及使用有哪些严格规定？

【案例一】

案情介绍：在公安部、安全部直接指挥下，山西、广东和北京等地警方联合作战，成功破获一起有山西省太原市某制药厂参与的国际特大贩毒案。

案情分析：20 世纪 90 年代以来，在激烈的市场竞争中，该厂生产和销售陷于困境。在这种情况下，国际贩毒集团主犯曹某乘虚而入，诱使该厂领导同意利用厂里现有设备生产国家严格控制的氯胺酮（K 粉），然后向中国香港地区及境外贩卖。目前，警方已查获该厂生产出的 K 粉 300 公斤，查封了该厂生产车间，并对有关当事人进行查处。

【案例二】

案由：咖啡因毒品案。

案情介绍：2002 年，由公安部督办，哈尔滨和齐齐哈尔铁路公安部门破获的一起贩卖近百吨咖啡因毒品案，系迄今为止全国最大的咖啡因毒品案，公安部门共抓获涉案嫌疑人员 50 名，缴获咖啡因毒品 16.5 吨。犯罪分子南以武汉、北以齐齐哈尔为中心，将咖啡因贩运至河南、内蒙古等地。以周小明、李禄荷、孙伟民等人为核心的 6 个贩毒集团共计 70 余人编织成一张贩毒网，在几年时间里，在全国 10 个省、区的 30 余个市（县）交叉贩卖咖啡因 93.85 吨，累计使用毒资数千万元，非法牟取暴利近千万元。这几个贩毒集团中，贩毒史最长的已达到 20 年。贩毒集团“老大”之一周小明，年仅 39 岁，系武汉同济药业有限公司总经理，毕业于武汉大学哲学系。

以往公安机关打击的毒品，多来自走私、私种、私制等渠道，而“咖毒案”中涉及的毒品均来自正规药品生产企业。原本作为制药原料的咖啡因，被一些利欲熏心的不法分子套购、贩卖，流入市场，摇身变为毒品，而贩毒的过程也成为“药变毒”的过程。

“近水楼台先得月”，利用在特殊药品生产、流通、管理中的特权制造和贩卖毒品，成为近年来毒品犯罪的一个新动向。“咖毒案”的罪犯基本上都是医药业内人士，从药品生产企业老总到销售人员，从台前到幕后，形成了一个制造、运输、贩卖毒品的网络。

案情分析：咖啡因，又名咖啡碱、茶碱，呈白色粉末状，味苦，是含在咖啡豆、可可的种子和茶叶中的生物碱，可做兴奋剂和利尿剂。

《刑法》第三百五十七条规定，本法所称毒品为海洛因、鸦片、冰毒、咖啡因、大麻、可卡因等，以及国家规定管制的药品。

1988 年国务院颁布的《精神药品管理办法》将咖啡因列入第一类精神药品管理。

1991 年卫生部和原国家医药管理局下发《咖啡因管理暂行规定》，1997 年进行修订。

2001 年国家药品监督管理局再次对《咖啡因管理暂行规定》进行全面修订，以国家药品监督管理局第 28 号令发布实施，对咖啡因实行定点生产、经营和计划管理，购销中实施购用证明管理等一系列管理措施。

国家药品监督管理局指定每个省（区、市）一个咖啡因定点经营企业承担咖啡因调剂余缺及战备、灾疫情调拨。非定点经营企业不得经营咖啡因。购销咖啡因实行购用证明和核查制度。咖啡因购用证明由国家药品监督管理局统一印制，购买时必须使用原件。禁止倒卖或转让购用证明。

《规定》要求，咖啡因生产、经营企业必须建立严格的仓储制度，要设立专用库房，实行双人双锁，并指派专人管理。使用咖啡因的单位要建立购买、使用登记制度。

对违反规定者，依据《精神药品管理办法》进行处罚，同时，由国家药品监督管理局或省级药品监督管理局视情况分别予以削减生产经营计划、暂停办理出口准许证或购用证明及取消定点资格的处理。

【案例三】

案情介绍：某年 9 月 25 日，在家乡河南省内乡县休假的 19 岁少女谢某自觉心神不宁，睡眠不好，便同她朋友一起到内乡县医药局劳动服务公司西药柜组购买安神镇静药物，工作人员当即拿给她一瓶 1000 片装的苯巴比妥。谢称"要不了这么多"，工作人员即找来另一个小空瓶，给谢分出 500 片，收取药费 10 元。谢请工作人员给自己一杯凉开水，谢接过水后，当即在手中倒出一把药片（约 200 片）服下。谢走出服务公司约 50 米即晕倒，被朋友急送医院抢救，两天后才脱离了危险。谢以后又因病情不稳，两次住院。至今，谢仍时常出现吵闹、狂躁现象。经南阳市精神病医院鉴定，谢系镇静催眠剂中毒所致情绪障碍。谢认为自己身体精神之所以受到严重损害，是服务公司片面追求经济效益，只管卖药数量，不计卖药后果所致，要求赔偿医疗费、误工费、后期治疗费等共计 40250 元。为此，双方形成诉争。

处理结果：内乡县法院在受理此案后认为，苯巴比妥属国家规定的二级精神药品，应当严格控制管理。药品批发或零售网点应凭加盖医疗单位公章且有医生签字的处方方可零售，而内乡县医药局劳动服务公司的这名工作人员既未经过合法培训上岗，又未按照《精神药品管理办法》的有关规定办事，擅自向谢出售大剂量精神药品。内乡县法院判令内乡县医药局劳动服务公司赔偿谢医疗费、护理费、交通费、误工费等共计 7037 元。

此案向药品经营部门敲响了警钟，即在市场经济条件下，商家既要注重经济效益，更要依法经营，万不可为蝇头小利而砸了自己的招牌，到头来，只能是害了别人也害了自己。

【案例四】

案情介绍：现年 21 岁只有初中文化程度的谢某原受雇于东莞市万江区康裕药店，由于其没有药师资格证书，只能作为一般员工协助该店两位药师工作。2002 年 1 月 14 日晚 10 时许，一位名叫刘金成的顾客持一张中药处方到该店配药，当时店内只有一位药师，而该药师正在为他人配药，谢某便接过顾客刘金成的中药处方为其捡药。由于谢缺乏专业知识，将处方中的中药"川萆薢 25 克"误为"制草乌 25 克"（"制草乌"的正常用量为 1.5 克至 3 克给予配备）。次日上午 9 时许，刘金成服用该剂中药后自感不适，手脚麻痹。当天上午 11 时许到附近一家卫生站治疗，至下午 1 时许，刘金成突然昏迷，被转市人民医院，但抢救无效，于当天下午 2 时 25 分死亡。经公安部门法医鉴定，刘金成属于服用过量制草乌中毒致循环及呼吸功能障碍而死亡。案发后，康裕药店负责人与受害人家属达成赔偿协议，赔偿受害人家属 5.6 万元人民币。

处理结果：5 月 31 日，根据东莞市人民检察院提起的公诉，东莞市人民法院依法组成合议庭，公开审理了此案。在法庭上。被告人谢某对公诉机关的指控供认不讳。法院审理认为，被告人谢某在主观上有过失，其行为已触犯刑律，构成过失致人死亡罪，依照《刑法》第二百三十三条的规定，判处其有期徒刑 3 年。

第五章 药品生产管理法规

药品生产管理是保证和提高药品质量的关键环节。为了加强药品生产管理，国家制定了一系列有关药品生产管理的法规，并不断修改完善。

第一节 药品生产企业的条件与审批

药品生产企业是指生产药品的专营企业或兼营企业的统称。开办药品生产企业必须符合《药品管理法》及其他相关法规的规定。

一、开办药品生产企业必备的基本条件

1. **人员条件** 具有依法经过资格认定的药学技术人员、工程技术人员及相应的技术工人。

2. **设备、设施及卫生条件** 具有与所生产药品相适应的，能够保证药品质量的厂房、设施和卫生环境。

3. **药品质量保障系统条件** 具有能对所生产药品进行质量管理和质量检验的机构、人员及其必要的仪器设备及保证药品质量的规章制度。

4. **品种条件** 新开办的药品生产企业必须具有国内未生产的二类以上（含二类）新药证书，中药生产企业具有国内未生产的2个以上（含2个）三类新药证书。生产生物工程产品还要符合有关特殊要求。

由于药品的特殊性及其应具备的科技含量的不断提高，作为开办药品生产企业重要约束条件的技术壁垒必将进一步提升。

二、药品生产企业的审批

（一）新开办药品生产企业的审批

1. **申报** 开办药品生产企业必须向所在地省级药品监督管理部门提交开办资格申请报告。申报材料必须准确、真实，必要时应出示证明文件原件。

2. **资格审查** 省、自治区、直辖市药品监督管理部门负责对开办资格申请报告进行初审，在收到申报材料之日起的30个工作日内作出是否同意的决定。新开办的外商投资药品生产企业，须按照《指导外商投资方向暂行规定》、《外资投资产业指导目录》及医药行业利用外商投资政策进行审查；香港、澳门、台湾地区的投资者开办药品生产企业也按此要求进行审查。

3. **《药品生产质量管理规范》（简称GMP）认证与《药品生产许可证》核发** 新开办药品生产企业取得开办资格后应委托具有医药工程设计资格的单位设计，项目建设应在2年内

完成。新开办药品生产企业建成后，须按照 GMP 要求自查合格，经省级药品监督管理部门审核同意，进行药品 GMP 认证检查。经检查合格后，由国家药品监督管理局颁发《药品 GMP 证书》。

（二）现有药品生产企业的新建、改建、扩建车间的审批

现有药品生产企业的新建、改建、扩建车间的立项申请由省级药品监督管理部门审批。新建、改建、扩建车间建成后，并取得省级药品监督管理部门核发的《药品生产许可证》，同样须按照 GMP 要求自查合格，取得《药品 GMP 证书》后，才具备生产药品的资格。

三、《药品生产许可证》的监督管理

1. **有效期**　《药品生产许可证》实行有效期管理制度，有效期为 5 年。

2. **换证**　自 1999 年起，《药品生产许可证》由国家药品监督管理局统一印制。对原有药品生产企业，在期满换证时，将依法核发国家药品监督管理局统一印制的《药品生产许可证》。药品生产企业的《药品生产许可证》换证工作由国家药品监督管理局统一组织实施，各省级药品监督管理局负责本辖区内药品生产企业换证的具体工作。

第二节　药品生产质量管理规范

药品生产质量管理规范是英文"Good Practice in Manufacturing and Quality control of Drags"的中译文，简称为 GMP。GMP 是在药品生产全过程中，用科学、合理、规范化的条件和方法来保证生产优良药品的一整套系统的、科学的管理规范，是药品生产和质量管理的基本准则，适用于药品制剂生产的全过程及原料药生产中影响成品质量的关键工序。是否实现了 GMP 被看成是药品质量有无保证的先决条件。新修订的《药品管理法》明确规定，药品生产企业必须按照 GMP 组织生产。

一、我国实施 GMP 的重要意义

GMP 是在药品生产的全过程中保证生产出优质药品的管理制度，是指导发生差错事故、混药及各类污染的可能性降到最低程度的必要条件和最可靠办法，是药品在生产过程中的质量保证体系。实施 GMP 对改革、建设、发展中的我国医药行业具有十分重要的意义：①是使我国医药行业向国际通行惯例靠拢的重要措施，是使医药产品进入国际市场的先决条件；②是使我国药品生产企业及产品增强竞争力的重要保证；③是我国政府和药品生产企业对人民用药安全高度负责的具体体现。在市场竞争日趋激烈的当今世界，药品生产企业只有及早实施 GMP，才可能较好地满足消费者的需求，进而求得自身的生存和发展。

二、我国制定与实施 GMP 的简况

我国制定和实施 GMP 起步较晚。1982 年，由中国医药工业公司制定了《药品生产质量管理规范（试行本）》，并在全行业试行。该《药品生产质量管理规范（试行本）》经修订后，于

1985 年作为行业 GMP 正式颁布，并要求全行业执行。代表我国政府的 GMP 的制定始于 1984 年，是在对我国药品生产状况进行调研、分析的基础上经五次修改后而成的，于 1988 年 3 月由卫生部正式颁布，并于 1992 年进行了第一次修订，1998 年由国家药品监督管理局进行了第二次修订。

自 1982 年试行行业 GMP 以来，我国由试行到推行 GMP 已历时近 20 年的时间。由于原有《药品管理法》只规定了药品生产企业必须按照《药品生产质量管理规范》的要求制定和执行保证药品质量的规章制度与卫生要求，我国 GMP 的实施虽取得了一定的效果，但是总体实施进程较为缓慢。新修订的《药品管理法》的实施无疑将对 GMP 推行起到巨大的推动作用。

三、GMP 的主要内容

我国 1998 年版《药品生产质量管理规范》包括总则、机构与人员、厂房与设施、设备、物料、卫生、验证、文件、生产管理、质量管理、产品销售与收回、投诉与不良反应报告、自检、附则共计 14 章；并通过印发《药品生产质量管理规范》附录，对无菌药品、非无菌药品、原料药、生物制品、放射性药品、中药制药等生产和质量管理的特殊要求作出了补充规定。主要内容如下：

（一）人员要求

药品生产企业必须配备一定数量的与药品生产相适应的具有专业知识、生产经验及组织能力的管理人员。药品生产管理部门和质量管理部门负责人不得相互兼任。

1. 专业素质与能力要求　企业主管药品生产管理与质量管理负责人应具有医药或相关专业大专以上学历并有药品生产和质量管理经验；药品生产管理和质量管理部门负责人均应具有医药或相关专业大专以上学历并有药品生产管理、质量管理的实践经验，有能力对药品生产、质量管理中的实际问题作出正确的判断和处理；从事药品生产操作及质量检验的人员必须经过相应的专业技术培训，并具有基础理论知识和实际操作技能。

2. 人员培训的要求

（1）培训的基本原则：药品生产企业的各级管理人员，生产、检验以及与生产活动有关的维修、清洁、储运、服务等人员，均按 GMP 原则和各自的职责进行培训和教育；培训应制订方案，根据不同对象的要求分别教育。培训教育工作要制度化、规范化，并建立人员培训档案，定期考评、考核，以示培训效果。企业应明确主管培训教育工作的职能部门，在编制教育规划或计划时，应将 GMP 的培训教育纳入计划实施，并配备专职或兼职的教导人员，并注意知识的不断更新。在对低中级技术工人进行培训的同时，还应注意为今后高级技术工人培训创造条件；成为高级技术工人，必须进一步补充相应的必要理论知识，通过培训使多数职工能达到中等技术水平，少数人要达到大专水平。

（2）培训的基本内容：在制订培训教育规划和计划之前，首先要确定培训的对象，然后根据培训的对象来确定教育的内容，以便制订教育方案及培训教育资料的目的和要求。基本内容包括有关法律、规定、制度。如《药品管理法》、《药品生产质量管理规范》、《药品生产管理规范实施指南》、企业规章制度、工艺规程及岗位操作法等。特别要对全体职工进行清洁卫生教育，使其养成良好的卫生习惯，要使从事无菌生产和清洁工作的人员了解清洁卫生和无菌在药品生产中的重要性，掌握清洁卫生的基本知识和无菌生产的概念及无菌生产的操作程序和方法等。

（3）培训的对象：培训的对象包括企业负责人，质量、技术、生产等部门的负责人，和从事技术、质量、设计、科研、计划、设备、采购、供应、销售等部门的技术人员和管理人员，以及生产操作工人。

（4）培训方式：培训方式包括厂外培训、厂内培训，集中培训、个别培训，或请教授、专家授课等，同时也可以组织人员到有关制药厂家参观、学习、实习等。

（5）培训考核制度：职工培训教育应建立考核制度，并定期对各级受训人员进行考核，以示职工培训教育的效果和素质水平的提高。凡新职工上岗前应进行专业知识技能和法规的教育，未培训或培训考核不合格的人员一律禁止上岗。

（6）培训的管理：企业主管部门要会同主管 GMP 部门对企业全体职工实施 GMP 普及教育制订年度计划，并组织实施和考核工作。受训人员要填写个人培训记录，建立个人技术档案。

3. 健康要求　直接接触药品的生产人员每年至少体检 1 次，传染病、皮肤病患者和体表有伤口者不得从事直接接触药品的生产。

（二）厂房、设施、设备硬件要求

药品生产企业必须具有与所生产药品相适应的，能够保证药品质量的厂房、设施、设备和卫生环境。

1. 厂房　应按生产工艺流程及所要求的空气洁净级别进行合理布局。在设计和建设厂房时应考虑使用时便于进行清洁工作，生产区和储存区应有与生产规模相适应的面积和空间，应最大限度地减少差错和交叉污染。厂房必须按照生产工艺和产品质量要求划分洁净级别并严格管理。

（1）洁净级别的划分：药品生产洁净室（区）的空气洁净度划分为四个级别（见表 5 - 1）。

表 5 - 1　　　　　　　　药品生产洁净室（区）的空气洁净度级别

洁净度级别	尘粒最大允许数/m^3		微生物最大允许数	
	$\geqslant 0.5\mu m$	$\geqslant 5\mu m$	浮游菌/m^3	沉降菌/皿
100 级	3 500	0	5	1
10 000 级	350 000	2 000	100	3
100 000 级	3 500 000	20 000	500	10
300 000 级	10 500 000	60 000	1 000	15

（2）中药材的前处理车间：中药材的前处理、提取、浓缩及动物脏器、组织的洗涤或处理等生产操作，必须与其制剂生产严格分开。中药材的蒸、炒、炙、煅等炮制操作应有良好的通风、除烟、除尘、降温设施。筛选、切片、粉碎等操作应有有效的除尘、排风设施。

（3）质检与生产辅助用房：质量管理部门根据需要设置的检验、中药标本、留样观察及其他各类实验室应与药品生产区分开。存放物料、中间产品、待验品和成品应有相应措施，最大限度地减少差错和交叉污染。

2. 设备　设备的设计、选型、安装应符合生产要求，易于清洗、消毒或灭菌，便于生产操作和维修、保养，并能防止差错和减少污染。与药品直接接触的设备表面应光洁、平整、易清洗或易消毒、耐腐蚀，不与药品发生化学变化，不吸附药品。设备所用的润滑剂、冷却剂等不得对药品或容器造成污染。

（三）卫生管理

1. **药品生产洁净室（区）** 药品生产洁净室（区）应定期消毒。药品生产洁净室（区）仅限于该区域生产操作人员和经批准的人员进入，不得化妆和佩戴饰物，不得裸手直接接触药品。

2. **生产用水** 纯化水、注射用水的制备、储存和分配应能防止微生物的滋生和污染。

3. **空气** 与药品直接接触的干燥空气、压缩空气和惰性气体应经净化处理，符合生产要求。

4. **工作服** ①洁净工作服的质地应光滑，不产生静电，不脱落纤维和颗粒性物质。②无菌工作服必须包盖全部头发、胡须及脚部，并能阻留人体脱落物。③不同空气洁净度级别使用的工作服应分别清洗、整理，必要时消毒或灭菌。

5. **健康检查** 药品生产人员应建立健康档案。直接接触药品的生产人员每年至少体检1次，传染病、皮肤病患者和体表有伤口者不得从事直接接触药品的生产。

（四）温湿度管理

药品生产洁净室（区）的温度和相对湿度应与药品生产工艺要求相适应。无特殊要求时，温度应控制在18℃~26℃，相对湿度控制在45%~65%。

（五）文件系统

1. **管理制度和记录** 主要有厂房、设施和设备的使用、维护、保养、检修等制度和记录；物料验收、生产操作、检验、发放、成品销售和用户投诉等制度和记录；不合格品管理、物料退库和报废、紧急情况处理等制度和记录；环境、厂房、设备、人员等卫生管理制度和记录；GMP和专业技术培训等制度和记录。

2. **药品生产管理文件** 主要有生产工艺规程、岗位操作法、标准操作规程、批生产记录、批包装记录等。

（1）生产工艺规程：生产工艺规程是产品设计、质量标准和生产、技术、质量管理的汇总，是企业组织与指导生产的主要依据和技术管理的基础。通俗地说，是生产药品的模子。内容包括概述、正文、补充部分。正文包括：品名、剂型、处方、生产工艺的操作要求、中间产品与成品的质量标准和技术参数及贮存的注意事项、理论收得率、计算收得率的计算方法、成品的容器、包装材料的要求。

（2）岗位操作法：岗位操作法是对各具体生产操作岗位的生产操作、技术、管理等方面所作的进一步详细要求。包括概述、正文、补充部分。正文包括：生产操作方法和要点、重点操作的复核及复查制、半成品质量标准及控制规定、安全防火和劳动保护、异常情况的处理和报告、设备使用和维护情况、技术经济指标的计算、工艺卫生与环境卫生、度量衡器检查与校正、附录、附页等。

（3）标准操作规程：标准操作规程（SOP）是对某项具体操作所作的书面指示、情况说明并经批准的文件，它是组织岗位操作法的基本单元，是经批准用以指示操作的通用性文件或管理办法。包括概述、正文、补充部分。正文包括：操作名称、编号、颁发部门、生效日期、所属产品、岗位、适用范围、操作方法及程序、采用原材料的名称及规格、采用器具的名称及规格、操作人员、附录、附页等。

（4）批生产记录：批生产记录是指一个批次的待包装品或成品的所有生产记录，内容包括：产品名称、生产批号、生产日期、操作者的签名、复核者的签名、有关操作与设备、相关生产阶段的产品数量、物料平衡的计算、生产过程的控制记录及特殊问题记录。通过批生产记录能够查询该批产品的生产历史及与质量有关的各种情况。

（5）相关记录：相关记录是指与生产药品相关的各种表格、凭证、帐目、状态标记等记录。包括：标签、说明书的领用和发放记录、不合格品的销毁记录、原辅料及包装材料的领用和发放记录、留样观察记录、成品入库出库记录、交接单等。

3. 药品质量管理文件　主要有药品的申请和审批文件；物料、中间产品和成品质量标准及其检验操作规程；产品质量稳定性考察记录；批检验记录。

（六）生产管理要求

1. 生产工艺规程、岗位操作法和标准操作规程不得任意更改。如需更改，应按制定时的程序办理修订、审批手续。

2. 每批产品均应按产品和数量的物料平衡要求进行检查。如有显著差异，必须查明原因，在得出合理解释，确认无潜在质量事故后，方可按正常产品处理。

物料平衡系指产品或物料的理论产量或理论用量与实际产量或用量之间的比较，并适当考虑可允许的正常偏差。

3. 每批药品均应有一份反映各个生产环节实际情况的生产记录。该记录应字迹清晰、内容真实、数据完整，并由操作人及复核人签名。记录应保持整洁，不得撕毁和任意涂改；更改时，在更改处签名，并使原数据仍可辨认。批生产记录应按批号归档，保存至药品有效期后1年。未规定有效期的药品，其批生产记录至少保存3年。药品生产中每批产品的每一个生产阶段完成后必须由生产操作人员清场，并填写清场记录。清场记录应纳入批生产记录管理。

4. 每批药品均应按有关规定编制生产批号。在规定限度内具有同一性质和质量，并在同一连续生产周期中生产出来的一定数量的药品为一批。生产批号是用于识别"批"的一组数字或字母加数字，用以追溯和审查该批药品的生产历史。

5. 为防止药品被污染和混淆，生产操作应采取以下措施：

（1）生产前应确认无上次生产遗留物。

（2）应防止尘埃的产生和扩散。

（3）不同产品品种、规格的生产操作不得在同一生产操作间同时进行。

（4）生产过程中应防止物料及产品所产生的气体、蒸汽、喷雾物或生物体等引起的交叉污染。

（5）每一生产操作间或生产用设备、容器应有所生产的产品或物料名称、批号、数量等状态标志。

（6）拣选后药材的洗涤使用流动水，用过的水不得用于洗涤其他药材。不同药性的药材不得在一起洗涤。洗涤后的药材及切制和炮制品不宜露天干燥。药材及其中间产品的灭菌方法应以不改变药材的药效、质量为原则。直接入药的药材粉末，配料前应做微生物检查。

（7）根据产品工艺选用工艺用水。工艺用水应符合质量标准，并定期检验。中药制剂生产过程中，中药材、中药饮片清洗、浸润、提取工艺用水的质量标准应不低于饮用水标准。

（七）质量管理要求

1. 质量管理部门的主要职责 制定和修订物料、中间产品和成品的内控标准和检验操作规程，制定取样和留样制度；制定检验用设备、仪器、试剂、试液、标准品（或对照品）、滴定液、培养基、实验动物等管理办法；决定物料和中间产品的使用；审核成品发放前批生产记录，决定成品发放；审核不合格品处理程序；对物料、中间产品和成品进行取样、检验、留样，并出具报告；制订质量管理人员的职责；监测洁净室（区）的尘粒数和微生物数；评价原料、中间产品及产品的质量稳定性，为确定物料贮存期、药品有效期提供数据。

2. 质量监督的基础 质量监督的基础包括质量管理制度，主要有质量责任制、三级质量分析制、产品清场管理制、工艺卫生管理制、产品质量档案制、留样观察制、质量事故报告制、计量管理制、用户访问制等。

3. 质量检验 企业质量监督部门的工作范围概括起来有两个方面，一是质量监督（QA），二是质量检验（QC）。质量检验的职能有化验职能、保证职能、预防职能和报告职能。质量检验包括检验的内容及分工、取样、检验操作规程、检验原始记录和检验报告单。取样的要求是，一般情况当总件数 $N \leqslant 3$ 时，每件抽；N 为 $40 \sim 300$ 时，抽样量 $\sqrt{n} + 1$；$N > 300$ 时，抽样量为 $\sqrt{n/2} + 1$。

第三节 药品生产企业 GMP 认证制度

药品实施 GMP 认证制度是国家对药品生产企业监督检验的一种手段，是药品监督管理工作的重要内容，也是保证药品质量的一种先进的管理方法。药品生产企业要从长远出发，从提高企业整体素质、企业市场竞争能力出发，充分认识实施 GMP 的重要性、紧迫性，把实施 GMP 工作作为一项自觉的行动，认真抓紧做好。为了促进药品生产企业实施 GMP，保证药品质量，确保人民用药安全、有效，参与国际药品贸易竞争，我国自 1995 年 10 月 1 日起对药品实行 GMP 认证制度。

一、药品 GMP 认证的意义

GMP 是制药行业特有的行业生产质量管理规范，是药品生产和质量管理的基本准则。实施药品 GMP 认证，是国家依法对药品生产企业（车间）的 GMP 实施状况进行监督检查并对合格者予以认可的过程，是国家依法对药品生产和质量进行管理，确保药品质量的科学、先进，符合国际惯例的管理方法，也是与国外认证机构开展双边、多边认证合作的基础。因此，在我国实施药品 GMP 认证制度不仅是非常必要的，而且有着深远的意义。①实行 GMP 认证制度，能够进一步调动药品生产企业的积极性，加速 GMP 在我国规范化地实施，加速摆脱我国药业低水平重复生产的现状；②实施 GMP 认证制度是与国际惯例接轨的需要，能为药品生产企业参与国际市场竞争提供强有力的保证；③通过实施 GMP 认证，可逐步淘汰一批不符合技术、经济要求的药品生产企业，进而有效地调整药品生产企业总体结构；④实施 GMP 认证，能够确保药品质量，有利于国民的身体健康等。

二、药品 GMP 认证的权限

省级以上人民政府药品监督管理部门负责组织药品生产企业的认证工作。其中，生产注射剂、放射性药品和国务院药品监督管理部门规定的生物制品的药品生产企业的认证工作，由国务院药品监督管理部门负责。

三、药品 GMP 认证的主要工作程序

1. **认证申请**　申请单位应按照省级以上药品监督管理部门的规定报送"药品 GMP 认证申请书"及其他规定的资料。

2. **认证检查**　国务院药品监督部门设立符合国务院药品监督管理部门规定条件的《药品生产质量管理规范》认证检查员库。在组织进行 GMP 认证检查时，按照国务院药品监督管理部门的规定，从 GMP 认证检查员库中随机抽取认证检查组进行认证检查。

3. **认证批准**　省级以上人民政府药品监督管理部门按照《药品生产质量管理规范》和国务院药品监督管理部门规定的实施办法和实施步骤，组织对通过资料审查的单位进行认证工作，符合《药品生产质量管理规范》的，发给认证证书，并予以公告。

《药品生产质量管理规范认证证书》的格式由国务院药品监督管理部门统一规定。

四、药品 GMP 认证工作规划

（一）药品 GMP 认证工作时间要求

国家药品监督管理局有关文件规定，粉针剂（含冻干粉针剂）、大容量注射剂和基因工程制剂应在 2000 年 12 月底前通过 GMP；小容量注射剂生产应在 2002 年 12 月底前通过 GMP 认证；其他药品（含原料药）生产均要求 2004 年 6 月 30 日前达到 GMP 要求（中药饮片除外）。

（二）药品 GMP 认证工作配套政策

1. 自 1999 年 5 月 1 日起，由国家药品监督管理局受理研究申请的第三、四、五类新药，在获得新药证书后，其生产企业必须取得相应剂型或车间的《药品 GMP 证书》，才可以按有关规定办理其生产批准文号；申请仿制药品的生产企业，必须取得相应剂型或车间的《药品 GMP 证书》。

2. 药品 GMP 认证工作与《药品生产许可证》换证工作结合进行，在国家药品监督管理局规定期限内，未取得《药品 GMP 证书》的企业，不予换证。

3. 对按 GMP 规划要求提前通过药品 GMP 认证的企业，在其申请新药研究和生产时，给

予按加快程序予以审批的优惠政策。通过药品 GMP 认证的药品生产企业可以接受药品异地生产和委托加工。

4. 取得《药品 GMP 证书》的药品，在参与国际药品贸易时，可申请办理药品出口销售的证明；并可按国家有关药品价格管理的规定，向物价部门重新申请核定该药品的价格。

5. 各级药品经营单位和医疗单位优先采购使用取得《药品 GMP 证书》的药品和在取得《药品 GMP 证书》的企业（车间）生产的药品。

五、《药品 GMP 证书》的有效期限与监督检查

1. **有效期**　《药品 GMP 证书》的有效期为 5 年。新开办的药品生产企业（车间）的《药品 GMP 证书》有效期为 1 年，期满复查合格后颁发的《药品 GMP 证书》有效期为 5 年。

2. **监督检查**　省、自治区、直辖市药品监督管理部门负责对本辖区取得《药品 GMP 证书》的企业（车间）进行抽查。对违反国家药品监督管理有关规定的或经监督检查不符合 GMP 要求的认证企业，将缴销其《药品 GMP 证书》。

六、GMP 与 ISO9000 的比较

ISO 是国际标准化组织（International Organization for Standardization）的简称，是由 90 多个国家级标准团体参加的国际组织，也是世界上最大的具有民间性质的标准化机构。制定 ISO 标准是 ISO 的主要活动。ISO9000 是一系列国际标准的集合，故称之为 ISO9000 标准系列。

1. **GMP 与 ISO9000 的相同点**　GMP 与 ISO9000 的目的都是保证产品质量，确保产品质量达到一定要求；都是通过对影响产品质量的因素实施控制来达到确保产品质量的目的；都强调从事后把关变为预防为主，实施工序控制，变管结果为管因素；都是对生产和质量管理的基本要求，而且标准是随着科学技术和生产的发展而不断发展和完善的。

2. **GMP 与 ISO9000 的不同点**

（1）性质不同：绝大多数国家或地区的 GMP 具有法律效力，而 ISO9000 则是推荐性的技术标准。但随着竞争的不断加剧，ISO9000 也可能演变成强制性标准。

（2）适用范围不同：ISO9000 标准适用于各行各业，而 GMP 只适用于药品生产企业。

从全球产品质量认证的总体情况来看，绝大多数产品的生产企业均实行 ISO9000 认证，但国际上对药品生产企业却依然采用 GMP 作为质量认证的标准。实际上，GMP 与 ISO9000 并不是对立的，而是密切相关的。ISO9000 系列是对各行各业具有普遍适用性的指导性标准，GMP 是具有较强针对性和可操作性的专用标准。两者的指导思想是完全一致的。我国药品生产企业（车间）质量体系认证，根据国际药品贸易认可的通用惯例采用 GMP。这种规定只是进一步明确药品生产企业（车间）的质量体系认证标准，并不表明 GMP 与 ISO9000 系列标准是水火不相容的。实际上，无论是对 GMP 条款的修订还是药品生产企业对 GMP 的具体实施，也应参照 ISO9000 标准系列，以推动 GMP 不断发展和完善。

第四节　中药饮片生产企业质量管理

中药炮制是中医药宝库的组成部分，是中药行业特有的传统制药技术。为继承和发扬这一传统文化遗产，不断提高饮片质量，保证中医临床用药安全有效，加强中药饮片生产企业质量管理，1992年4月9日国家中医药管理局颁布了《中药饮片生产企业质量管理办法（试行）》，包括总则、质量管理机构、质量管理制度、质量监测、生产过程的质量管理、仓储管理、人员培训、奖惩、附则，共9章，40条。该办法自1992年6月1日起试行。目前，国家药品监督管理局正着手研究、起草中药饮片GMP附录。

一、中药饮片质量标准

1. **法定质量标准**　《中华人民共和国药典》和省、自治区、直辖市药品监督管理部门制定的《中药炮制规范》为中药饮片的法定质量标准，企业必须严格执行。

2. **行业质量标准**　国家药品监督管理局推荐《全国中药炮制规范》为行业标准，企业可参照执行。

3. **企业内控质量标准**　企业可在法定质量标准的基础上，制订高于法定质量标准的企业内控质量标准，以确保饮片质量的稳定、提高。

二、中药饮片生产质量管理机构及人员要求

饮片生产企业应建立厂长直接领导下的独立的质量管理机构。生产车间必须配备专职或兼职质检员，负责本车间的质量监督检查和半成品的质量检验工作。

（一）专职质量管理和质量检验人员数量

专职质量管理和质量检验人员应占饮片生产企业职工总数的2%~4%（20人以下的饮片生产企业设兼职质检员）。

（二）质量管理机构人员专业素质要求

1. **质量管理机构负责人**　应具有中药师（或相当中药师职称）或从事中药工作10年以上，并有中药炮制实践经验，经过培训能胜任质量管理工作。

2. **专职质检人员**　应具有中专以上药学专业学历，掌握中药炮制和中药鉴别技术，能胜任从原辅料进厂验收到成品出厂全过程的质量检验工作。不具有中专以上药学专业学历者须经省、市级中药主管部门培训后发证认可。

三、中药饮片生产质量管理制度要求

中药饮片生产企业应建立质量责任制、质量档案制、留样观察制、毒麻药品管理制、质量分析制、质量信息反馈制、质量事故报告制、计量管理制等质量管理制度。

（一）质量责任制

1. 厂长质量责任制 厂长负责企业质量管理的领导工作，对产品质量管理负全面责任。主持召开厂级质量分析会，了解和研究质量动态，制订提高产品质量的重大措施，组织质量攻关，检查质量工作计划和质检人员培训计划的实施，处理重大质量问题，执行质量奖惩制度。

2. 质量管理部门质量责任制 质量管理部门负责制订提高饮片质量的规划和措施；监督生产部门严格执行饮片生产工艺规程质量标准；建立群众性的质量监督网，开展以专业检查为主，群众自检、互检相结合的质量检查活动；负责全厂的质量管理和日常检验工作，并会同有关部门搞好质检人员的培训工作。质量管理部门有权越级反映质量情况，接受上级中药主管部门的指导。

3. 车间（班、组）质量责任制 车间主任（班组长）要严格按照工艺规程和质量标准组织生产，对本车间（班、组）生产的产品质量负责。

（二）质量档案制

企业应按生产品种建立质量档案。内容包括质量标准的依据及生产工艺。如使用辅料、包装材料的品名、规格和质量标准，生产工艺的变革，质量指标完成情况，留样观察，质量事故，返工退货，及质量信息反馈等。质量档案资料要齐全，数据要准确，归档要及时，为不断改进生产工艺、提高饮片质量积累必要的数据。

（三）留样观察制

企业要建立产品留样观察制度，明确规定留样品种、批数、数量、复查项目、复查期限、留样时间等。指定专人进行考查、研究，定期作好总结和留样观察记录。

（四）毒麻药品管理制

企业必须严格按照国务院 1988 年 12 月 26 日发布的《医疗用毒性药品管理办法》和 1987 年 11 月 28 日发布的《麻醉药品管理办法》的规定，制订毒麻药品生产、检验、贮存、销售的管理制度。

（五）质量分析制

企业应根据生产规模建立健全"三级质量分析制"。厂、车间、班组应定期召开质量分析会，认真研究、分析、改进饮片质量。

（六）质量信息反馈制

企业要树立为了中医临床用药安全、有效的服务思想，定期对饮片批发、零售部门和医疗单位进行访问，收集质量信息，并及时分析处理。对企业内部生产过程中出现的质量情况应及时反馈给有关部门，并认真研究改进。

（七）质量事故报告制

企业对质量事故的处理，必须坚持"原因不明不放过，责任不清不放过，措施不落实不放过"的原则。

1. 重大质量事故

（1）范围：①已出厂的饮片发现混药、差错、严重的异物混入现象或其他重大质量问题，其性质严重，以致威胁用药安全或造成医疗事故者；②由于发生质量事故，一次造成3000元（不计工时）以上经济损失者。

（2）处理办法：重大质量事故发生后，应立即报告上级中药主管部门，待原因查清后再作详细书面报告，并抄报国家中医药管理局，不得隐瞒。

2. 一般质量事故

（1）范围：不属重大事故情况的事故。

（2）处理办法：一般质量事故发生后，由车间、班组分析原因，吸取教训，提出改进措施，送质检部门存档。

（八）计量管理制

企业必须加强计量管理工作，建立计量档案，并有计量管理工作的归口部门，设专职、兼职计量管理人员负责对磅秤、台秤、天平等量具、器具及化验室仪器设备等的使用、维护、保管和到期送检、登记造册工作，并按国家规定开展计量定级、升级工作，全国重点中药饮片厂应取得三级计量合格证。

四、中药饮片生产过程的质量管理

企业必须按法规标准制定工艺规程和岗位操作法，并严格按其组织生产。

（一）生产环境、场所及设备设施要求

1. 环境　厂区应保持环境整洁，周围无污染源。

2. 场所及设备设施　①生产区应与生活区分开，生产区不得存放非生产用品。②生产车间应按生产工艺分区域，并配备与饮片生产相适应的设备和通风设施。③生产中的原辅料、包装材料、半成品和成品应有相应的储存区，没有交叉污染和混杂现象。④晾晒台应是专用场地，设有防污染设施，做到人不踩药，车不压药。⑤生产器具应保持洁净，定点存放。加工炮制后的饮片，直接用洁净容器盛装。

（二）生产记录要求

每批饮片均应有一份反映各个生产环节实际情况的生产记录。生产人员必须认真填写工艺流程卡和原始记录，做到真实、准确、及时、完整、字迹清晰、更改有签章。生产后整编归档，并保存2年以上。

（三）清场管理要求

在更换生产品种时应对生产环境、设备、遗留包装物进行清场，并填写清场记录。经班

组质检员签字同意后方可更换生产品种。同一作业间不得同时生产、分装不同品种的饮片，否则，应有防止混淆和交叉污染的有效措施。

（四）饮片包装要求

饮片包装前要有专人核对，产品应与标签合格证相符。包装要逐步实现规范化、标准化。包装材料应有利于保管、贮存、运输，并不得对成品有污染。包装标签或合格证要注明品名、数量、批号、生产单位和质检签章。

（五）毒麻药品生产管理要求

各省、自治区、直辖市及计划单列市的中药主管部门要对毒麻药品生产实行定点生产、定点销售。生产企业要有严格的生产现场管理制度和领发料手续制度，实行双人验收复核，监督投料，毒麻药品的生产车间、设备器具均应专用，并有明显标志。生产结束后要彻底清洗设备、器具和场地，防止交叉污染。

（六）卫生管理要求

生产车间要有更衣室（柜）和盥洗设施。在生产过程中严格执行工艺卫生制度。在岗生产工人应穿工作服、工作鞋，戴工作帽。直接接触药品的人员每年至少要进行 1 次体检，建立健康档案。传染病及严重皮肤病患者严禁从事饮片生产。

五、仓储管理要求

仓储管理是安全储存、保证质量的重要环节。仓库应具备适合药品特性的存放条件。库区内应有安全通风设施和必要的控制温湿度设施，以及防虫、防鼠、防潮、防霉、防污染等措施。

（一）分类存放

1. **原药材、辅料、包装材料及成品**　应分库、分类、编号、分层、按批次存放，码堆整齐，有明显货位牌，垛位间应留有一定距离，并留有方便进出药品的通道。

2. **毒麻药品和贵细药品**　实行专人、专库（柜）、专用衡器、双人双锁保管，严格执行双人验收核发制度，做到帐、货、卡相符。

（二）色标管理

库房内要有待验品、合格品、不合格品及退货品等分别存放的场所，并实行色标管理。待验：黄色标志；合格：绿色标志；不合格及退货：红色标志。

（三）养护与在库药品检查

要建立仓库养护管理制度和在库药品检查制度，定期对库存药品进行质量抽检，采取防护措施，做好养护记录。对重点养护品种要有特殊养护措施。

（四）出（入）库管理

1. **原辅料**　凭质量管理部门出具的检验报告单入库，并统一编号。入库时应填写到货记录（包括品名、规格、数量、来货单位、质检情况、到货日期、验收人签字等项），并严格执行领发料制度。

2. **成品** 出（入）库时应登记品名、数量、生产批号、发放单位、来货车间、出（入）库日期、交接者签字，贯彻"先进先出"的原则。建立销售记录，退货要设单独台帐。

六、人员培训要求

凡从事加工炮制、保管养护等直接接触药品的岗位人员，都应经全员业务知识培训，并经考试合格后方能上岗操作。要充分发挥老药工的一技之长，可采取以师带徒的形式，继承和整理中药的传统炮制工艺、经验鉴别及操作技能，提高职工的业务技术水平。

第五节 中药材生产质量管理

一、概述

中药的质量问题，一直阻碍着中药走出国门。中药质量的根源在于中药材质量。为了规范中药材生产，保证中药材质量，促进中药标准化、现代化，国家药品监督管理局特制定颁布了《中药材生产质量管理规范》（简称 GAP），并正着手研究制定《中药材生产标准操作规程》（简称 SOP）。GAP 共分 10 章，57 条，自 2002 年 6 月 1 日起施行。GAP 对中药材生产的产地生态环境、种质和繁殖材料、栽培与养殖管理、采收与初加工、包装、运输与储藏、质量管理、人员等方面均作出了明确的规定和要求。

二、《中药材生产质量管理规范》的主要内容

（一）对产地生态环境要求

1. **空气** 空气应符合大气环境质量二级标准。
2. **土壤** 土壤应符合土壤质量二级标准。
3. **水源** 灌溉水应符合农田灌溉水质量标准；药用动物饮用水应符合生活饮用水质量标准。

（二）对种子和繁殖材料要求

种子、菌种和繁殖材料在生产、储运过程中应实行检验和检疫制度，以保证质量并防止病虫害及杂草的传播；防止伪劣种子、菌种和繁殖材料的交易与传播。应按动物习性进行药用动物的引种及驯化。捕捉和运输时应避免动物机体和精神损伤。引种动物必须严格检疫，并进行一定时间的隔离、观察。

（三）对栽培与养殖管理要求

1. **药用植物栽培管理** 根据药用植物生长发育要求，确定栽培适宜区域，并制定相应的

种植规程。

（1）施肥：根据药用植物的营养特点及土壤的供肥能力，确定施肥种类、时间和数量，施用肥料的种类以有机肥为主，根据不同药用植物物种生长发育的需要有限度地使用化学肥料。允许施用经充分腐熟达到无害化卫生标准的农家肥。禁止施用城市生活垃圾、工业垃圾及医院垃圾和粪便。

（2）用水：根据药用植物不同生长发育时期的需水规律及气候条件、土壤水分状况，适时、合理灌溉和排水，保持土壤的良好通气条件。

（3）田间管理：根据药用植物生长发育特性和不同的药用部位，加强田间管理，及时采取打顶、摘蕾、整枝修剪、覆盖遮荫等栽培措施，调控植株生长发育，提高药材产量，保持质量稳定。

（4）病虫害防治：药用植物病虫害的防治应采取综合防治策略。如必须施用农药时，应按照《农药管理条例》的规定，采用最小有效剂量并选用高效、低毒、低残留农药，以降低农药残留和重金属污染，保护生态环境。

2. 药用动物养殖管理 应根据药用动物生存环境、食性、行为特点及对环境的适应能力等，确定相应的养殖方式和方法，制定相应的养殖规程和管理制度。

（1）饲料与添加剂：根据药用动物的季节活动、昼夜活动规律及不同生长周期和生理特点，科学配制饲料，定时定量投喂。适时适量地补充精料、维生素、矿物质及其他必要的添加剂，不得添加激素、类激素等添加剂。饲料及添加剂应无污染。药用动物养殖应视季节、气温、通气等情况确定给水的时间及次数。草食动物应尽可能通过多食青绿多汁的饲料补充水分。

（2）场所：根据药用动物栖息、行为等特性，建造具有一定空间的固定场所及必要的安全设施。合理划分养殖区，对群饲药用动物要有适当密度。养殖环境应保持清洁卫生，建立消毒制度，并选用适当消毒剂对动物的生活场所、设备等进行定期消毒。

（3）防病：药用动物的疫病防治，应以预防为主，定期接种疫苗。发现患病动物，应及时隔离。传染病患动物应处死，火化或深埋。

（四）对采收与初加工要求

1. 采收 野生或半野生药用动植物的采集应坚持"最大持续产量"原则，应有计划地进行野生抚育、轮采与封育，以利于生物的繁衍与资源的更新。根据产品质量及植物单位面积产量或动物养殖数量，并参考传统采收经验等因素，确定适宜的采收时间（包括采收期、采收年限）和方法。采收机械、器具应保持清洁、无污染，存放在无虫鼠害和禽畜的干燥场所。

2. 初加工 需干燥的应采用适宜的方法和技术迅速干燥，并控制温度和湿度，使中药材不受污染，有效成份不被破坏。鲜用药材可采用冷藏、砂藏、罐贮、生物保鲜等适宜的保鲜方法，尽可能不使用保鲜剂和防腐剂。如必须使用时，应符合国家对食品添加剂的有关规定。加工场地应清洁、通风，具有遮阳、防雨和防鼠、防虫、防禽畜的设施。地道药材应按传统方法进行加工。如有改动，应提供充分试验数据，不得影响药材质量。应尽可能排除非药用部分及异物，特别是杂草及有毒物质，剔除破损、腐烂变质的部分。禁止将中毒、感染疫病的药用动物加工成中药材。

（五）对包装、运输与贮藏要求

1. **包装** 包装应按标准操作规程操作，并有批包装记录，其内容应包括品名、规格、产地、批号、重量、包装工号、包装日期等。

（1）包装前：包装前应检查并清除劣质品及异物。

（2）包装材料：要求清洁、干燥、无污染、无破损，并符合药材质量要求。易破碎的药材应使用坚固的箱盒包装；毒性、麻醉性、贵细药材应使用特殊包装，并应贴上相应的标记。

（3）包装外标志：在每件药材包装上，应注明品名、规格、产地、批号、包装日期、生产单位，并附有质量合格的标志。

2. **运输** 药材批量运输时，不应与其他有毒、有害、易串味物质混装。运载容器应具有较好的通气性，以保持干燥，并应有防潮措施。

3. **储藏** 药材仓库应通风、干燥、避光，必要时安装空调及除湿设备，并具有防鼠、防虫、防禽畜的措施。地面应整洁、无缝隙、易清洁。药材应存放在货架上，与墙壁保持足够距离，防止虫蛀、霉变、腐烂、泛油等现象发生，并定期检查。在应用传统贮藏方法的同时，应注意选用现代贮藏保管新技术、新设备。

（六）质量管理要求

1. **质量管理部门** 中药材生产企业应设质量管理部门，负责中药材生产全过程的监督管理和质量监控，并应配备与药材生产规模、品种检验要求相适应的人员、场所、仪器和设备。

2. **药材包装前质量检验要求** 药材包装前，质量检验部门应对每批药材按中药材国家标准或经审核批准的中药材标准进行检验。

（1）检验项目：应至少包括药材性状与鉴别、杂质、水分、灰分与酸不溶性灰分、浸出物、指标性成份或有效成份含量。农药残留量、重金属及微生物限度均应符合国家标准和有关规定。

（2）检验报告：应由检验人员、质量检验部门负责人签章并存档。

3. **不合格中药材的处理** 不合格中药材不得出场和销售。

（七）对人员要求

1. **素质要求** 中药材生产企业的技术负责人、质量管理部门负责人及从事中药材生产的人员均应达到规定要求。

（1）生产企业的技术负责人：应有药学或农学、畜牧学等相关专业的大专以上学历，并有药材生产实践经验。

（2）质量管理部门负责人：应有大专以上学历，并有药材质量管理经验。

（3）从事中药材生产的人员：均应具有基本的中药学、农学或畜牧学常识，并经生产技术、安全及卫生学知识培训。从事田间工作的人员应熟悉栽培技术，特别是农药的施用及防护技术。从事养殖的人员应熟悉养殖技术。

2. **健康要求** 从事中药材加工、包装、检验人员均应定期进行健康检查，患有传染病、皮肤病或外伤性疾病者不得从事直接接触药材的工作。

3. **培训与考核要求**　对从事中药材生产的有关人员应定期培训与考核。

第六节　法　律　责　任

一、行政责任

1. **未取得《药品生产许可证》而生产药品**　依法予以取缔，没收违法生产药品和非法所得，并处违法生产药品货值金额 2 倍以上 5 倍以下的罚款。

2. **生产假药**　没收违法生产药品和非法所得，并处违法生产药品货值金额 2 倍以上 5 倍以下的罚款；专门用于生产假药、劣药的原辅材料、包装材料、生产设备予以没收；有药品生产批准证明文件的予以撤销，并责令停产、停业整顿；其直接负责的主管人员和其他直接责任人员 10 年内不得从事药品生产活动；情节严重的，吊销《药品生产许可证》。

3. **生产劣药**　没收违法生产药品和非法所得，并处违法生产药品货值金额 1 倍以上 3 倍以下的罚款；用于生产劣药的原辅材料、包装材料、生产设备予以没收；情节严重的，责令停产整顿或者撤销药品生产批准证明文件或吊销《药品生产许可证》；其直接负责的主管人员和其他直接责任人员 10 年内不得从事药品生产活动。

4. **药品生产企业未按规定实施 GMP**　给予警告，责令限期改正；逾期不改正的，责令停产整顿，并处 5 千元以上 2 万元以下的罚款；情节严重的，吊销《药品生产许可证》。

5. **骗取《药品生产许可证》或药品批准证明文件**　提供虚假证明、文件资料、样品或者采取其他欺骗手段取得《药品生产许可证》或药品批准证明文件，吊销《药品生产许可证》或撤销药品批准证明文件，5 年内不得受理其申请，并处 1 万元以上 3 万元以下的罚款。

6. **伪造、变造、买卖、出租、出借《药品生产许可证》或药品批准证明文件**　没收违法所得，并处违法所得金额 1 倍以上 3 倍以下的罚款；没有违法所得的，处 2 万元以上 10 万元以下的罚款；情节严重的，并吊销买方、卖方、出借方、出租方的《药品生产许可证》或撤销药品批准证明文件。

7. **药品标识不符合《药品管理法》规定**　除依法按照假药、劣药论处外，责令改正，给予警告；情节严重的，撤销该药品的批准证明文件。

二、民事责任

药品生产企业或个人违反药品生产法规，给药品使用者造成损害的，依法承担赔偿责任。

三、刑事责任

药品生产企业或个人违反药品生产法规，构成犯罪的，依法追究刑事责任。

思考与练习

1. 药品生产企业开办的主要条件有哪些，审批程序如何，《药品生产许可证》的有效期为多少年？

2. GMP 的全称是什么，其主要内容有哪些，制定、推行 GMP 的目的意义何在？

3. 为防止药品被污染和混淆，药品生产操作中应采取哪些措施？

4. 国家推行药品生产企业 GMP 认证意义何在，认证权限如何，有哪些基本程序，《药品 GMP 证书》有效期为多少年？

5. 中药饮片的法定质量标准和行业质量标准分别是什么，GAP 的全称是什么？

6. 违反药品生产管理法规的主要法律责任有哪些？

7. 请利用已学药事法规知识和《药品管理法》找出案例二的违法依据，并进行案例分析。

8. 请利用已学药事法规知识和《药品管理法》找出案例三的违法依据，并进行案例分析，提出处理结论。

【案例一】

2002 年 6 月，江苏省某市药品监督管理局、工商局的执法人员根据群众举报线索，一举端掉一处隐蔽极深的地下药品加工厂。

案情介绍：2002 年 6 月初，江苏省某市药品监督管理局、工商局接到群众举报，该市闹市区一座民宅内有一家地下药品加工厂。执法人员立即驱车直赴该民宅。该药品加工厂隐藏在一间普通的民宅内，如不是群众举报，执法部门很难发现。执法人员在现场看到，二十几平方米的房间简直就成了一个小型药品生产车间，成品药、半成品药、制药原料堆了满满一地，简陋的制药工具随处可见，整间屋内弥漫着浓浓的中草药味。然而这一切并没有妨碍房子主人的正常生活，检查人员看到，这间房子除了加工生产药品外，房主的吃、喝、睡也均在此，可想而知这里的卫生状况是如何恶劣。经工商人员初步调查，这个房子的主人袁某自 1999 年 9 月开始在自己家中从事药品加工和销售，至今无任何合法手续，由于地点隐蔽，一直未被发觉。袁某加工药品的方法很简单，只是对一些中草药进行简单加工处理，再灌装入现成的空胶丸、空药瓶内，贴上假冒商标，一瓶瓶以假乱真的药品就这样流入了市场。在此次行动中，工商人员共查扣非法加工的成品药克糖灵 Ⅰ 号、克糖灵 Ⅱ 号 630 瓶，装满空胶丸的瓶子 120 个，制药原料中草药黄芪、党参、山药 25 公斤及一批制假工具，标值总计在万元以上。

违法依据：①《药品管理法》第七条规定，开办药品生产企业须经企业所在地省级药品监督管理门批准并发给《药品生产许可证》，无《药品生产许可证》的，不得生产药品；②《药品管理法》第八条第二款规定，药品生产企业必须具有与药品生产相适应的厂房、设施和卫生环境；③《药品管理法》第三十一条规定，生产新药或者已有国家标准的药品，须经过国家药品监督管理部门批准，并发给药品批准文号，药品生产企业在取得该药品批准文号后方可生产该药品。

案例分析：袁某无任何合法手续从事药品加工，违反了《药品管理法》第七条之规定，属非法生产药品；袁某生产的药品均未取得药品批准文号，依据《药品管理法》第四十八条规定，所生产的药品应按假药论处。

处理结果：该市药品监督管理局、工商局依法对袁某的地下药品加工厂予以取缔，没收违法生产的药品和违法所得及用于生产假药的原辅材料、包装材料、生产设备，并处罚金 10 万元。

【案例二】

2002 年 6 月 9 日，A 省药品监督管理局查获一起违反 GMP 规定生产药品和出租《药品生产许可证》案件。

案情介绍：2002 年 6 月初，A 省药品监督管理局在对该省已取得 GMP 认证的药厂例行检查过程中发现，该省已取得《药品 GMP 证书》的 W 制药厂为了降低生产成本，2002 年 3 月起在该厂兼并的当地一家未取得 GMP 认证的制药厂进行各类大输液生产。违法生产药品 200余件，药品标值 10 余万元。通过进一步的调查，发现该厂还存在其他严重违法问题：2001年 5 月起，该厂以 20 万元/年的价格将《药品生产许可证》出租给当地一肉联厂生产药品使用。

处理结果：A 省药品监督管理局依法吊销 W 制药厂《药品 GMP 证书》和《药品生产许可证》，并处罚金 60 万元。同时，对直接负责的主管人员及其他直接责任人员作出 10 年内不得从事药品生产活动的行政处理。

【案例三】

案情介绍：S 中药厂系 H 市的一家正规药厂，主要生产 S 感冒灵。因销路不好，所生产的 S 感冒灵出现了积压。为了提高 S 感冒灵疗效，减少企业损失，2001 年 11 月，S 中药厂未经任何批准，擅自在 S 感冒灵生产过程中加入国家规定禁止使用的 PPA 成份，并将原积压的S 感冒灵的生产批号更改为 2001 年 10 月后的生产批号。2001 年 12 月，H 市药品监督管理局接到群众举报后对该厂进行了突袭检查，查获案值药品 15 万元。

第六章 药品经营管理法规

第一节 药品经营企业的必备条件与审批

药品经营企业系药品专营企业和兼营企业的总称。国家对药品经营企业实行许可证管理制度。

一、药品经营企业的必备条件

1. **人员条件** 具有依法经过资格认定的药学技术人员。
2. **设备、设施条件** 具有与所经营药品相适应的营业场所、设备、仓储设施、卫生环境。
3. **药品质量保证系统条件** 具有与所经营药品相适应的质量管理机构或人员,具有保证所经营药品质量的规章制度。

二、药品经营企业的审批

1. **药品批发企业的审批** 新修订的《药品管理法》明确规定:开办药品批发企业必须经企业所在地的省级药品监督管理部门批准并发给《药品经营许可证》,凭《药品经营许可证》到省级工商行政管理部门办理登记注册。
2. **药品零售企业的审批** 新修订的《药品管理法》明确规定:开办药品零售企业必须经企业所在地的县级以上药品监督管理部门批准并发给《药品经营许可证》,凭《药品经营许可证》到当地工商行政管理部门办理登记注册。

三、《药品经营许可证》的有效期限与监督管理

1. **有效期** 《药品经营许可证》实行有效期管理制度和年检制度。《药品经营许可证》的有效期为 5 年,期满后仍经营药品的,持证单位应当在期满前 6 个月重新申请,重新申请的程序与第一次申请程序相同。
2. **年检与换证** 药品批发经营企业的证照年检审查及换证工作由企业所在地省、自治区、直辖市药品监督管理部门负责;药品零售企业的年检审查及换证工作由企业所在地的自治州、市或者县药品监督管理部门负责。国家药品监督管理局对换发《药品经营许可证》工作实施监督,对换发证照过程中不符合国家有关规定的,有权责令其及时纠正或组织复核。在换发证照检查时,对达不到开办药品经营企业标准的申请企业,限期改正,经再次检查仍达不到标准的,不予换发证照。持证企业在证照有效期内,需变更企业名称、法定代表人、

经营范围、经营方式、地址的，要按换证程序办理变更登记手续。

第二节　药品经营质量管理规范

一、概述

药品经营质量管理规范是英文"Good Supply Practice"的中译文，简称GSP。1982年，日本的GSP被介绍到我国。1992年原国家医药管理局正式颁布了《医药商品质量管理规范》，并于1995年在我国医药批发企业中开展了GSP达标验收试点工作，进而把医药批发、医药零售企业的GSP达标验收及合格验收工作推向了全国。国家中医药管理局也于1997年颁布了《中药经营企业质量管理规范》及《中药GSP合格企业验收细则》。

国家药品监督管理局成立后，其主要职责之一就是拟定、修订药品经营质量管理规范并监督实施。2000年4月30日，国家药品监督管理局颁布了《药品经营质量管理规范》（简称GSP），该规范共4章80条，自2000年7月1日起施行。2000年11月16日，国家药品监督管理局又颁布了《药品经营质量管理规范实施细则》（以下简称《实施细则》），对GSP未明确的部分条款进行了具体说明。GSP及《实施细则》对药品经营企业的进货、验收、储存养护、销售、售后服务等各个环节和必备的硬件设施、人员资格、质量管理程序、质量管理制度及文件管理系统等均作出了明确的要求和规定，药品经营单位必须严格遵守。

二、《药品经营质量管理规范》及《实施细则》的主要内容

（一）药品批发与药品零售连锁企业的质量管理

1. 人员要求

（1）企业主管药品质量管理工作负责人：大中型企业应具有主管药师（含主管中药师）或药学相关专业（指医学、生物、化学等专业）工程师以上的技术职称；小型企业应具有药师（含中药师）或药学相关专业助理工程师以上的技术职称；跨地域连锁经营的零售连锁企业质量管理工作负责人应是执业药师。

（2）质量管理机构负责人：应为执业药师，或符合企业主管药品质量管理工作负责人的条件。

（3）药品检验部门负责人：同企业主管药品质量管理工作负责人。

（4）从事质量管理和检验工作的人员：应具有药师（中药师）以上技术职称或具有中专以上药学专业的学历（含相关专业），并经专业培训和省级药品监督管理部门考试合格取得岗位合格证书后方可上岗。此外，要求在职在岗，不得为兼职人员。

（5）从事药品验收、养护、计量和销售工作的人员：应具有高中以上的文化程度，并经岗位培训和地市级以上药品监督管理部门考试合格取得岗位合格证书后方可上岗。

（6）专业技术人员数量：从事质量管理、检验、验收、养护及计量等工作的专职人员数量应达到以下要求：①药品批发企业：不少于企业职工总数的4%（最低不应少于3人）；

②零售连锁企业：不少于职工总数的2%（最低不应少于3人）。均要求人员保持相对稳定。

（7）健康要求：每年应组织直接接触药品的人员进行健康检查，并建立健康档案。发现患有精神病、传染病或者其他可能污染药品疾病的患者，应调离直接接触药品的岗位。

2. **硬件设施要求** 药品批发企业应严格按照以下规定完善硬件设施。药品零售连锁企业应设立与经营规模相适应的配送中心，其仓储、验收、检验、养护等设施要求与同规模的批发企业相同。

（1）仓库建筑面积：①大型企业：不应低于1500平方米；②中型企业：不应低于1000平方米；③小型企业：不应低于500平方米。

（2）仓库环境：医药批发企业仓库内外环境良好。仓库选点应远离居民区，无大量粉尘、有害气体和污水等严重污染源；库房地势应高，地质坚固、干燥；库区应平坦、整洁、无积水、无垃圾，沟道畅通，种植的花、草、树等应不易长虫。

（3）库区分布：仓库库区应分储存作业区、辅助作业区和办公生活区。储存作业区为仓库核心部分，包括库房、货物和保管员工作室；辅助作业区包括检验室、养护室、分装室等；办公生活区包括办公室、宿舍、汽车库、食堂、厕所、浴室等。辅助作业区和办公生活区不得对储存作业区造成污染，应保持一定距离或有必要隔离。有分装业务的企业应设更衣、缓冲、分装、外包装等房间。

（4）库房分类管理：①按一般管理要求，分待验药品库（区）、合格品库（区）、发货库（区）、不合格品库（区）、退货药品库（区）。经营中药饮片还应划分零货称取库（区）。以上各库（区）均应设有明显标志。②按药品储存温度、相对湿度管理要求，分冷库（2℃～10℃）、阴凉库（<20℃）、常温库（0℃～30℃）。库房内相对湿度一般应保持在45%～75%。③按特殊管理药品要求，分麻醉药品库、一类精神药品库、毒性药品库、放射性药品库（包括专用设施）。

（5）仓库必备设施：①保持药品与地面之间有一定距离的设施；②避光、通风和排水的设施；③检测和调节温湿度的设施；④防尘、防潮、防霉、防污染以及防虫、防鼠、防鸟等设备设施；⑤符合安全用电要求的照明设施；⑥符合规定要求的消防、安全设施等。

（6）药品检验室：①面积：大型企业不小于150平方米；中型企业不小于100平方米；小型企业不小于50平方米。②设备：小型企业要求配置万分之一分析天平、酸度计、电热恒温干燥箱、恒温水浴锅、片剂崩解仪、澄明度检测仪。经营中药材和中药饮片的，还应配置水分测定仪、紫外荧光灯和显微镜；中型企业要求在小型企业配置基础上，增加自动旋光仪、紫外分光光度计、生化培养箱、高压灭菌锅、高温炉、超净工作台、高倍显微镜。经营中药材、中药饮片的还应配置生物显微镜；大型企业要求在中小型企业配置基础上，增加片剂溶出度测定仪、真空干燥箱、恒温培养箱；经营中药材及中药饮片的应设置中药标本室（柜）。

（7）验收养护室：①面积：大型企业不小于50平方米；中型企业不小于40平方米；小型企业不小于20平方米。②设备：如所在仓库未设置药品检验室或不能与检验室共用仪器设备的，应配置千分之一天平、澄明度检测仪、标准比色液等；企业经营中药材、中药饮片的还应配置水分测定仪、紫外荧光灯、解剖镜或显微镜。

3. **对药品购进要求** 必须确保购进药品符合质量要求。

（1）购进的药品必须符合以下基本条件：①合法企业所生产或经营的药品；②具有法定

的质量标准；③有法定的批准文号和生产批号（国家未规定的除外）；④包装和标识符合有关规定和储运要求；⑤进口药品有符合规定的并加盖供货单位印章的《进口药品注册证》和《进口药品检验报告书》复印件；⑥中药材标明产地。

（2）购进程序：①确定供货企业的法定资格及质量信誉。②审核所购入药品的合法性和质量可靠性。③对与本企业进行业务联系的供货单位销售人员进行合法资格的验证。④对首营品种填写"首次经营药品审批表"，并经企业质量管理机构和企业主管领导的审核批准。⑤签订有明确质量条款的购货合同。⑥购货合同中质量条款的执行。

（3）对首营企业的审核：应包括资格和质量保证能力的审核。除审核有关资料外，必要时应实地考察。经审核批准后，方可从首营企业进货。

（4）对首营品种（含新规格、新剂型、新包装等）的审核：应进行合法性和质量基本情况的审核，包括核实药品的批准文号和取得质量标准，审核药品的包装、标签、说明书等是否符合规定，了解药品的性能、用途、检验方法、储存条件以及质量信誉等内容，审核合格后方可经营。

（5）购进合同要求：应明确质量条款，包括药品质量符合质量标准和有关质量要求，药品附产品合格证，药品包装符合有关规定和货物运输要求等。购入进口药品还要求供应方提供符合规定的证书和文件。

（6）购进记录：应注明所购药品的品名、剂型、规格、有效期、生产厂商、供货单位、购进数量、购货日期等项内容。购进记录应保存至超过药品有效期1年，最少不得少于3年。

（7）特殊管理药品的购进：应严格按照国家有关管理规定进行。

4. 对药品验收与检验的要求 应严格按照法定标准和合同规定的质量条款对购进药品、销后退回药品的质量进行逐批验收，包括药品外观性状检查和药品内外包装及标识的检查（含有关要求的证明或文件检查）。

（1）抽样：①应具有代表性。②数量应符合有关规定。药品抽样检验（包括自检和送检）的批数，大中型企业不应少于进货总批次数的1.5%，小型企业不应少于进货总批次数的1%。

（2）主要检查内容：①产品合格证。②药品包装的标签和所附说明书上应有药品的品名、规格、批准文号、产品批号、生产日期、有效期及生产企业的名称和地址等；药品标签或说明书上还应有药品的成份、适应症或功能主治、用法、用量、禁忌、不良反应、注意事项及贮藏条件等。③特殊管理药品、外用药品包装的标签或说明书上应有规定的标识和警示说明。④处方药和非处方药按分类管理要求，标签、说明书上应有相应的警示语或忠告语，非处方药的包装还应有国家规定的专有标识。⑤进口药品，其包装的标签应以中文注明药品的名称、主要成份以及注册证号，并有中文说明书。进口药品应有符合规定的《进口药品注册证》和《进口药品检验报告书》复印件；进口预防性生物制品、血液制品应有《生物制品进口批件》复印件；进口药材应有《进口药材批件》复印件。以上批准文件应加盖供货单位质量检验机构或质量管理机构印章。⑥中药材和中药饮片应有包装，并附有质量合格的标志。每件包装上，中药材应标明品名、产地、供货单位，中药饮片应标明品名、生产企业、生产日期等。实施文号管理的中药材和中药饮片，在包装上还应标明批准文号。⑦首营品种还应进行药品内在质量的检验。某些项目如无检验能力，应向生产企业索要该批号药品的质量检验报告书，或送药品检验所检验。⑧对特殊管理的药品，应实行双人验收制度。

（3）验收记录：应包括供货单位、数量、到货日期、品名、剂型、规格、批准文号、批号、生产厂商、有效期、质量状况、验收结论和验收人员等项内容。验收记录应保存至超过药品有效期1年，但不得少于3年。

5. 对药品储存与养护的要求　药品应按有关规定进行储存与养护。

（1）**药品储存与保管分类原则**：①按药品存放温度要求分别存放于冷库、阴凉库、常温库。②药品与非药品、内用药与外用药、处方药与非处方药之间应分开存放；易串味的药品、中药材、中药饮片以及危险品等应与其他药品分开存放。③麻醉药品、一类精神药品、医疗用毒性药品、放射性药品应当专库或专柜存放，双人双锁保管，专帐记录。④有效期的药品应分类相对集中存放，按批号及有效期远近依次或分开堆码并有明显标志。

（2）**堆垛要求**：按批号堆放，便于先进先出，垛与垛、垛与墙、垛与柱、垛与梁、垛与散热器、垛与照明设备、垛与地面都应保持适当距离。

（3）**色标管理**：待验药品库（区）、退货药品库（区）为黄色；合格药品库（区）、零货称取库（区）、待发药品库（区）为绿色；不合格药品库（区）为红色。

（4）**药品养护**：应根据库存药品特性选择养护方法，做好库房温湿度的监测和管理。根据药品流转情况定期进行养护和检查，做好记录。养护中如发现质量问题，应悬挂明显标志和暂停发货，并尽快通知质量管理部门予以处理。

6. 对药品出库与运输的要求　应严格按照有关规定执行。

（1）**药品出库应遵循的原则**："先产先出"、"近期先出"和按批号发货。

（2）**检查与核对**：应按发货或配送凭证对实物进行质量检查和数量、项目的核对。麻醉药品、一类精神药品、医疗用毒性药品应建立双人核对制度。如发现以下问题应停止发货或配送，并报有关部门处理：①药品包装内有异常响动和液体渗漏；②外包装出现破损、封口不牢、衬垫不实、封条严重损坏等现象；③包装标识模糊不清或脱落；④药品已超出有效期。

（3）**运输管理**：做好运输发运时核对交接手续，防止错发。搬运、装卸按外包装标志进行。运输工具应考虑符合商品自然属性要求，采取保温或冷藏措施。麻醉药品、一类精神药品、医疗用毒性药品和危险品的运输应按有关规定办理。

（二）药品零售的质量管理

1. 人员要求

（1）**质量管理负责人**：应具有药学专业的技术职称。①大中型企业应具有药师（中药师）以上的技术职称；②小型企业和药品零售连锁门店应具有药士（中药士）以上的技术职称。

（2）**质量管理和药品检验人员**：应具有药师（中药师）以上技术职称，或者具有中专以上药学或相关专业的学历，同时要求在职在岗，不得在其他企业兼职。

（3）**处方审核人员**：应是执业药师或有药师（中药师）以上的专业技术职称。

（4）**药品验收员和营业员**：应具有高中以上文化程度。如为初中文化程度，须具有5年以上从事药品经营工作的经历。

（5）**持证上岗要求**：凡从事质量管理、检验、验收、保管、养护、营业等工作的人员应经专业或岗位培训，并经地市级以上药品监督管理部门考试合格，发给岗位合格证书后方可上岗。国家有就业准入规定的岗位，工作人员需通过职业技能鉴定并取得职业资格证书后方可上岗。

（6）健康要求：同药品批发企业。

2. 设备设施　药品零售企业应有与经营规模相适应的营业场所和药品仓库，并有必要的设备设施。药品零售连锁企业应设立与经营规模相适应的配送中心，其仓储、验收、检验、养护等设施要求与同规模的批发企业相同。

（1）营业场所和仓库面积：①大型零售企业营业场所不低于 100 平方米，仓库不低于 30 平方米。②中型零售企业营业场所不低于 50 平方米，仓库不低于 20 平方米。③小型零售企业营业场所不低于 40 平方米，仓库不低于 20 平方米。④零售连锁门店营业场所不低于 40 平方米。

（2）营业用货架、柜台：要求齐备，销售台标志醒目。

（3）工具及材料：应配备完好的衡器以及药品调剂用工具、包装用品。经营中药饮片还应配置临方炮制的设备。

（4）特殊管理用设施设备：应按有关规定配置特殊管理药品专柜以及需低温保存药品的冷藏设备。

3. 经营管理　应严格按照 GSP 要求，严格管理，重点把好进货、验收、养护、销售和售后服务等 5 个环节。

（1）证照悬挂：药品零售企业应在营业店堂的显著位置悬挂药品经营企业许可证、营业执照以及与执业人员要求相符的执业证明。同时，药品连锁门店应在门店前悬挂本连锁企业的统一商号和标志。

（2）建立健全质量管理体系与制度：药品零售企业应按企业规模和管理需要设置质量管理机构（小型零售企业未能设置质量管理机构的，应设置质量管理人员），制定并严格执行以下质量管理制度：①有关业务和管理岗位的质量责任；②药品购进、验收、储存、陈列、养护等环节的管理规定；③首营企业和首营品种审核管理规定；④药品销售及处方管理规定；⑤拆零药品管理规定；⑥特殊管理药品的购进、储存、保管和销售管理规定；⑦质量事故的处理和报告规定；⑧质量信息、卫生状况、人员健康状况、服务质量等管理规定；⑨药品不良反应报告管理规定；⑩经营中药饮片的，还应有符合中药饮片购、销、存管理的规定。

（3）药品进货与验收：进货和验收办法同药品批发企业。药品零售连锁门店不得独立购进药品。

（4）药品储存与陈列：药品应按剂型或用途以及储存要求分类陈列和储存。①药品与非药品、内服药与外用药应分开存放，易串味的药品与一般药品应分开存放。②药品应根据其温湿度要求，按照规定的储存条件存放。③处方药与非处方药应分柜摆放。④特殊管理的药品应按照国家的有关规定存放。⑤危险品不应陈列。如因需要必须陈列时，只能陈列代用品或空包装。危险品的储存应按国家有关规定管理和存放。⑥拆零药品应集中存放于拆零专柜，并保留原包装的标签。⑦中药饮片装斗前应做质量复核，不得错斗、串斗，防止混药，饮片斗前应写正名正字。

（5）药品养护：定期检查陈列与储存药品的质量并记录，检查中发现的问题应及时向质量负责人汇报并尽快处理。

(6) 药品销售与服务：①营业时间内，应有执业药师或药师在岗，并佩戴标明姓名、执业药师或其技术职称等内容的胸卡。②销售药品时，应由执业药师或药师对处方进行审核并签字后，方可依据处方调配、销售药品。对处方所列药品不得擅自更改或代用。对有配伍禁忌或超剂量的处方，应当拒绝调配、销售，必要时，需经原处方医生更正或重新签字方可调配和销售。审核、调配或销售人员均应在处方上签字或盖章，处方按有关规定保存备查。③销售特殊管理的药品，应严格按照国家有关规定，凭盖有医疗单位公章的医生处方限量供应，销售及复核人员均应在处方上签字或盖章，处方保存 2 年。④药品拆零销售使用的工具、包装袋应清洁卫生，出售时应在药袋上写明药品名称、规格、服法、用量、有效期等内容。⑤处方药不能采用开架自选的销售方式，无医师开具的处方不得销售处方药。非处方药可不凭处方出售，但如顾客要求，执业药师或药师应负责对药品的购买和使用进行指导。⑥药品零售企业和零售连锁门店销售的中药饮片应符合炮制规范，并做到计量准确。⑦药品销售不得采用有奖销售、附赠药品或礼品销售等方式。⑧做好药品不良反应报告工作。⑨药品零售企业和零售连锁门店在营业店堂内进行的广告宣传应符合国家有关规定。⑩药品零售企业和零售连锁门店应在营业店堂明示服务公约，公布监督电话和设置顾客意见簿。对顾客反映的药品质量问题，应认真对待、详细记录、及时处理。

三、药品经营企业 GSP 认证制度

(一) GSP 认证的概念

GSP 认证是国家对药品经营企业药品经营质量管理进行监督检查的一种手段，是对药品经营企业实施 GSP 情况的检查认可和监督管理的过程。

(二) GSP 认证的权限

国家药品监督管理局负责制定 GSP 监督实施规划和国际间药品经营质量管理的互认工作。省、自治区、直辖市药品监督管理部门负责组织药品经营企业的认证工作。

(三) GSP 认证工作的主要程序

1. **申请** 申请 GSP 认证的药品经营企业应填报《药品经营质量管理规范认证申请书》，同时报送规定的相关资料。

2. **审批** 省、自治区、直辖市药品监督管理部门按照国务院药品监督管理部门规定的实施办法和实施步骤组织对通过资料审查的企业进行认证工作。

省、自治区、直辖市人民政府药品监督管理部门设立符合国务院药品监督管理部门规定条件的 GSP 认证检查员库，在组织进行 GSP 认证检查时，省、自治区、直辖市药品监督管理部门按照国务院药品监督管理部门的规定，从 GSP 认证检查员库中随机抽取认证检查员组织认证检查组进行认证检查。

省、自治区、直辖市药品监督管理部门对经认证检查符合 GSP 的企业，发给《药品经营质量管理规范认证证书》，并予以公告。GSP 认证证书的格式由国务院药品监督管理部门统一

规定。

（四）《药品经营质量管理规范认证证书》的有效期限与监督管理

1. **《药品经营质量管理规范认证证书》的有效期限** GSP 认证证书的有效期限为 5 年。有效期满前 6 个月内，由企业提出重新认证的申请，有关部门依照规定的认证程序对申请企业进行检查和复审，合格的换发证书。审查不合格的以及认证证书期满但未重新申请认证的，其认证证书由国家药品监督管理局公告失效。新开办药品经营企业认证证书有效期为 1 年，期满后重新认证的程序和规定与一般药品经营企业有关规定相同。

2. **GSP 认证企业的监督管理** 国家药品监督管理局负责全国认证企业的监督管理，省、自治区、直辖市药品监督管理部门负责辖区内认证企业的监督管理。在监督检查中发现的不符合 GSP 要求且情节严重的认证企业，国家药品监督管理局经调查核实后，撤销其《药品经营质量管理规范认证证书》并予以公告。

第三节　中药材专业市场的管理

一、概述

20 世纪 70 年代末，在全国初步形成了安徽亳州、河北安国、江西樟树、河南百泉和禹州等 5 个中药材市场，80 年代初，又先后形成了广州清平、成都荷花池、广西玉林、湖南廉桥和西安康复路等 5 个新的中药材市场，与前 5 个并称为"十大药市"。80 年代后期，中药材市场超常发展。到 1994 年，全国已达 117 个，有的省竟高达 24 个。最初的药材市场以销售中药材为主，到了 80 年代后期，其经营范围发生了很大变化，不少名为中药材市场，实际上成了经营中西成药、保健品的集贸市场。

针对中药材专业市场发展过滥、非法经营活动猖獗的情况，1995 年 4 月 7 日国家中医药管理局、原国家医药管理局、卫生部、国家工商行政管理局联合颁布了《整顿中药材专业市场的标准》，并从 1994 年到 1996 年，关闭和取缔了几十家中药材市场和药品集贸市场，审核批准了 17 家中药材专业市场。1998 年 11 月 16 日，国家药品监督管理局、国家工商行政管理局、公安部、监察部联合印发了《关于严禁开办或变相开办各种药品集贸市场的紧急通知》，明确要求取缔各种药品集贸市场。经过多次整顿，相当数量的非法药品集贸市场已被彻底取缔，但仍存在合法中药材专业市场的非法经营与药品集贸市场"共生"的现象。因此，中药材专业市场的整顿仍是一项艰巨的任务。

二、中药材专业市场进场经营者的基本条件

1. **专门从事中药材批发业务** 必须具有中药材专业市场所在地省级药品监督管理部门发给的《药品经营许可证》和工商行政部门发给的营业执照。

2. **经营自产中药材** 必须经所在地中药材专业市场管理机构审查批准后方可进场经营。

三、中药材专业市场经营范围

中药材专业市场内只能经营特殊规定除外的中药材。严禁下列中成药品及有关药品进场交易：

1. 需要经过炮制加工的中药饮片。

2. 以下药材不能进场交易：①罂粟壳。②28 种毒性中药材：砒石（红砒、白砒）、砒霜、水银、生马钱子、生川乌、生草乌、生白附子、生附子、生半夏、生南星、生巴豆、斑蝥、红娘虫、青娘虫、生甘遂、生狼毒、生藤黄、生千金子、闹羊花、生天仙子、雪上一枝蒿、红升丹、白降丹、蟾酥、洋金花、红粉、轻粉、雄黄。③国家重点保护的 42 种野生动植物药材品种（家种、家养除外）。

3. 中成药。

4. 西药及医疗器械。

5. 国家法律、法规明令禁止上市的其他药品。

第四节 药品流通的监督管理

一、概述

多年来，药品市场的治理整顿一直是药品监督管理的重点工作之一，也是社会各界和广大人民群众普遍关注的焦点之一。随着市场经济的发展，药品流通领域出现许多新问题、热点问题和难点问题，急需用法律手段进行是非界定，依法规范和治理整顿药品流通秩序迫切需要。国家药品监督管理局第 7 号令颁发的《药品流通监督管理办法（暂行）》（以下简称《办法》）是我国制定、颁布的第一部专门规范整顿治理药品流通渠道的行政规章，是近期规范药品流通渠道、治理整顿药品市场最主要的法律依据之一。《办法》自 1999 年 8 月 1 日起施行。它的制定与实施具有十分重要的现实意义，必将对推动药品市场的治理整顿工作向纵深发展起到积极的作用。

《办法》共分 7 章 55 条，它紧紧围绕药品的生产销售、药品经营和采购这一主线，本着"管事与管人"相结合的原则，重点针对药品流通渠道问题、变相无证经营问题、"借行医卖药"问题、行政处罚的法律依据问题等作了规定。

二、《药品流通监督管理办法》的主要内容

（一）药品经营的监督管理

1. **药品经营权限及范围** 从事药品经营必须取得《药品经营许可证》和营业执照。严禁无《药品经营许可证》的单位或个人从事药品经营活动。

（1）药品批发企业：药品批发企业必须具有企业所在地的省级药品监督管理部门发给的《药品经营许可证》和工商行政管理部门发给的营业执照。药品批发企业不得从事药品零售

业务。

（2）药品零售企业：药品零售企业必须具有企业所在地的县级以上地方药品监督管理部门发给的《药品经营许可证》和工商行政管理部门发给的营业执照。药品零售企业不得从事药品批发业务。药品零售总店及其各连锁店，必须分别取得《药品经营许可证》。

（3）药品生产企业：只能销售本企业生产的药品。不得从事下列销售活动：①将本企业生产的药品销售给无《药品生产许可证》、《药品经营许可证》和《医疗机构执业许可证》的单位或个人以及乡村中的个体行医人员、诊所和城镇中的个体行医人员、个体诊所；②在非法药品市场或其他集贸市场销售本企业生产的药品；③将处方药销售给非处方药经营单位；④销售更改生产批号的药品；⑤销售说明书、标签不符合规定的药品；⑥销售违反药品批准文号管理规定的药品；⑦药品生产企业设立的办事机构不得进行药品现货销售活动；⑧法律、法规禁止的其他情况。

（4）城镇个体行医人员、个体诊所：不得设置药房，不得从事药品购销活动。个体诊所可按照《医疗机构管理条例》、《医疗机构管理条例实施细则》和《医疗机构基本标准》的规定配备药品柜，其药品仅限于常用的急救用品种。严禁"借行医为名，行卖药之实"。

（5）乡镇卫生院：必须经县级药品监督管理部门同意方能为乡村个体行医人员和诊所代为采购药品。代为采购的药品，除必要的合理费用外不得进行经营性销售。

2. **药品采购渠道**　药品经营企业、医疗机构必须从有药品生产、经营许可证的药品生产企业、经营企业采购药品，采购中药材除外。

（1）乡村个体行医人员和诊所所用药品：应就近从药品经营企业或延伸的经营网点采购；无药品经营企业或延伸经营网点的，可经县级药品监督管理部门同意后，委托乡镇卫生院统一采购。严禁从其他渠道采购药品。

（2）乡镇卫生院所需药品和代为采购的药品：必须从具有《药品经营许可证》的药品经营企业采购，严禁从其他渠道采购或将采购药品承包给个人。

（3）严禁从事下列采购活动：①向无《药品生产许可证》、《药品经营许可证》的单位和个人采购药品；②从非法药品市场采购药品；③采购医疗机构配制的制剂；④向药品经营者采购超范围经营的药品；⑤违反《办法》规定的渠道采购药品。

3. **按无证经营药品处理的范围**　有下列情形之一者按无证经营处理：①有《药品经营许可证》从事异地经营的；②非处方药经营单位经营处方药或其他超经营范围经营的；③城镇个体行医人员和个体诊所违反规定从事药品购销活动的；④非法收购药品的；⑤兽用药品经营单位经营人用药的；⑥无《药品经营许可证》的借药品经营企业提供的条件参加药品经营；⑦无《药品经营许可证》从事进口药品国内销售的；⑧药品生产企业销售非本企业生产的药品或药品生产企业设立的办事机构进行药品现货销售的；⑨乡镇卫生院未经县级药品监督管理部门同意为乡村个体行医人员和诊所代为采购药品或进行经营性销售的。

（二）药品销售人员的监督管理

1. **药品销售人员的条件**　①具有高中以上文化水平，并接受相应的专业知识和药事法规培训；②在法律上无不良品行记录。

2. **销售药品时必须出具的证件**　①加盖本企业公章的药品生产、经营许可证及营业执照的复印件；②加盖本企业公章和企业法定代表人印章或签字的企业法定代表人等的委托授权书原件；③药品销售人员的身份证。

第五节　法　律　责　任

一、行政责任

1. **未取得《药品经营许可证》经营药品**　依法予以取缔，没收违法经营药品和非法所得，并处违法经营药品货值金额 2～5 倍的罚款。

2. **销售假药**　没收违法销售的药品和违法所得，并处违法销售药品货值金额 2～5 倍的罚款；责令停业整顿；其直接负责的主管人员和其他直接责任人员 10 年内不得从事药品经营活动；情节严重的，并吊销《药品经营许可证》。

3. **销售劣药**　没收违法销售药品和违法所得，并处违法销售药品货值金额 1～3 倍的罚款；情节严重的，责令停业整顿或吊销《药品经营许可证》，其直接负责的主管人员和其他直接责任人员 10 年内不得从事药品经营活动。

4. **药品经营企业未按规定实施 GSP**　给予警告，责令限期改正；逾期不改正的，责令停业整顿，并处 5000～20000 元的罚款；情节严重的，吊销《药品经营许可证》。

5. **伪造、变造、买卖、出租、出借《药品经营许可证》**　没收违法所得，并处违法所得金额 1～3 倍的罚款，没有违法所得的，处 20000～100000 元的罚款；情节严重的，并吊销买方、卖方、出借方、出租方的《药品经营许可证》。

6. **骗取《药品经营许可证》**　提供虚假证明、文件资料、样品或者采取其他欺骗手段取得《药品经营许可证》者，吊销《药品经营许可证》，5 年内不得受理其申请，并处 10000～30000 元的罚款。

7. **为假劣药品提供运输、保管、仓储等便利条件**　知道或应当知道属于假劣药品而为其提供运输、保管、仓储等便利条件的，没收全部运输、保管、仓储的收入，并处违法收入 50% 以上 3 倍以下的罚款。

8. **非法渠道购进药品**　药品生产企业、药品经营企业或医疗机构从无《药品生产许可证》、《药品经营许可证》的企业购进药品者，责令改正，没收违法购进的药品，并处违法购进药品货值金额 2～5 倍的罚款；有违法所得的，没收违法所得；情节严重的，吊销《药品生产许可证》、《药品经营许可证》或医疗机构执业许可证书。

9. **药品生产企业违反规定销售本企业生产的药品**　处以警告或者并处 20000～30000 元的罚款。

10. **进口药品不向口岸所在地药监部门登记备案**　进口已获得药品进口注册证书的药品未按《药品管理法》规定向允许药品进口的口岸所在地药品监督管理部门登记备案的，给予警告，责令限期改正；逾期不改正的，撤销进口药品注册证书。

11. **销售医疗机构配制的制剂**　没收违法销售的制剂，并处违法销售制剂货值金额 1～3 倍的罚款；有违法所得的，没收违法所得。

12. 药品购销中暗中给予、收受回扣或其他利益　药品生产企业、经营企业、医疗机构由工商行政管理部门处 10000～200000 元的罚款；有违法所得的，予以没收；情节严重的，由工商行政管理部门吊销药品生产企业、药品经营企业的营业执照，并通知药品监督管理部门，由药品监督管理部门吊销其《药品生产许可证》、《药品经营许可证》；个人依法给予处分，没收违法所得。对违法行为情节严重的执业医师，由卫生行政部门吊销其执业证书。

二、民事责任

药品经营企业或个人违反药品经营管理法规，给药品使用者造成损害的，依法承担赔偿责任。

三、刑事责任

药品经营企业或个人违反药品经营管理法规，构成犯罪的，依法追究刑事责任。

思考与练习

1. 药品经营企业的必备条件有哪些，药品批发企业、药品零售企业的审批权限如何，《药品经营许可证》有效期为多少年？

2. GSP 全称是什么，其主要内容有哪些，如何理解推行 GSP 认证制度的目的和意义？

3. 中药材专业市场审批权限如何，经营范围有何规定？

4. 药品经营权限和采购渠道有何规定，按无证经营药品处理的范围有哪些？

5. 违反药品经营管理法规的主要法律责任有哪些？

6. 请利用已学药事法规知识和有关药政法规找出案例二的违法依据，并进行案例分析。

7. 请利用已学药事法规知识和有关药政法规找出案例三、案例四的违法依据，并进行案例分析，提出处理结论。

【案例一】

案由：A 市非法经营药品案。

2002 年 6 月，A 市药品监督管理局一举捣毁一非法经营药品的窝点，当场查出各类非法经营的药品 509 箱，170 个品种，价值 134480 元。

案情介绍：2002 年 6 月 13 日，A 市药品监督管理局接到群众举报：在 A 市某民宅一居民出租屋中存放有非法经营的药品。接报后，该局立即出动执法人员，迅速赶到现场，只见 20 多平方米的出租屋内堆满了成件的各类中成药、西药、大输液及针剂、医疗器械等，闷热、密不透风的房间内药品混乱拥挤，随地堆放。执法人员在药品箱上发现了收件人的地址和姓名，与房东提供的租房人姓名相符，便依法当场扣留了所有药品。

6 月 13 日至 6 月 28 日，该局执法人员结合全市的药品市场大检查，明查暗访与该案有关的情况。查明案件嫌疑人李其伟无《药品经营许可证》，私设药库，非法批发销售药品；B、C、D 等十余个生产厂家均系正规药厂，违反药品流通监督管理法规规定，将本厂生产的药品销售给无药品经营资格的李其伟；该市多家正规药品经营企业、医疗机构和部分个体行医人员在回扣、价低的诱惑下纷纷向李其伟采购。目前，涉案的李其伟及其他药厂、药品经营企业、医疗机构和乡村行医人员均受到了相应的处理。

违法依据：

①《药品管理法》第十四条规定，开办药品批发企业须经企业所在地省级药品监督管理部门批准并发给《药品经营许可证》，无《药品经营许可证》的，不得经营药品；第十五条第二款规定，药品经营企业必须具有与经营药品相适应的营业场所、设备、仓储设施、卫生环境。

②《药品流通监督管理办法》第七条规定，药品生产企业不得将本企业生产的药品销售给无《药品经营许可证》的单位或个人；第九条规定，从事药品经营，必须按照《药品管理法》的规定，取得《药品经营许可证》和营业执照，否则，不得从事药品经营业务；第二十一条规定，严禁无《药品经营许可证》的单位或个人从事药品经营活动；第三十一条规定，药品经营企业、医疗机构和乡村个体行医人员不得向无《药品经营许可证》的单位或个人采购药品。

案例分析：李其伟无《药品经营许可证》，私设药库，批发销售药品，严重违反了《药品管理法》和《药品流通监督管理办法》有关药品经营企业资格方面的规定，属非法经营药品。其私设的药库仅为20多平方米的出租房，无药品仓储的基本场所条件。

B、C、D等十余个生产厂家虽系正规药厂，但将本厂生产的药品销售给并无药品经营资格的李其伟，违反药品生产企业不得将本企业生产的药品销售给无《药品经营许可证》的单位或个人的规定。

该市多家正规药品经营企业、医疗机构和部分个体行医人员向李其伟采购药品，违反了药品经营企业、医疗机构和乡村个体行医人员不得向无《药品经营许可证》的单位或个人采购药品的规定。

处理结果：A市药品监督管理局、工商行政管理局按照国家有关法规，依法取缔李其伟药品经营活动，没收其违法经营所有药品和非法所得，并处672400元的罚款。对B、C、D等十余个生产厂家分别给予警告，并根据情节轻重，分别处以2万~3万元的罚款。对该市向李其伟采购药品的各家药品经营企业、医疗机构和部分个体行医人员均责令改正，没收违法购进的药品和违法所得，并处违法购进药品所得货值金额5倍的罚款，对情节严重的两家药品经营企业依法吊销了《药品经营许可证》。

【案例二】

案由：合法药材市场的非法交易。

某年某月，国家有关部门对M合法药材市场的非法交易进行了依法查处。

案情介绍：某年某月，国家有关部门在对国家批准的M中药材专业市场进行明察暗访中发现，市场内存在着严重的非法交易行为。

①国家明令禁止在市场内销售的中成药、西药及需要经过炮制加工的中药饮片等在该市场内仍有销售。

②采取所谓新的经营组织形式、新的经营方式，非法转让证照，吸纳无证照者，违法招商，实行所谓"一顶帽子大家戴"的经营方式。

③伪劣药材时有发现。

处理结果：国家有关部门依法取缔了 M 药材市场，并对有关责任部门和个人依法进行了处理。

【案例三】

案由："梅花 K"流毒社会案。

案情介绍："梅花 K"，全称为"梅花 K 黄柏胶囊"，由广西半宙制药集团公司第三制药厂生产，无《药品经营许可证》的陕西杰事杰医药科技有限公司程书群受厂方委托负责总经销。双方为了谋取经济利益，擅自在梅花 K 黄柏胶囊中掺入已变质的四环素，并擅自扩大药品的功效和适应症，酿成了轰动全国的"梅花 K"中毒事件。

2001 年 8 月初，到湖南省株洲市一医院就诊的患者突然多了起来，其中有近 60 位患者病症相同：他们普遍感到头晕、恶心，同时伴有尿急尿多等症状。经医生诊察，这些患者的肾功能都有不同程度的损伤，严重者还有激发性肝脏、心脏、大脑、血液系统等多脏器功能损害。是什么原因导致了这些患者几乎同时发病呢？医生在诊治过程中发现罪魁祸首是"梅花 K"，这些患者都是在服用广西半宙制药集团公司第三制药厂生产的梅花 K 黄柏胶囊后发生的中毒反应。其中症状最为严重的至今仍在昏迷中，并有可能成为植物人。

株洲市药检所在对该市各药店所销售的"梅花 K 黄柏胶囊"进行检验后发现药里有 10%～20% 的四环素，而"梅花 K 黄柏胶囊"标准无四环素成份。《药品管理法》第三十二条规定，生产的药品成份名称必须与药品标准相符合。根据《药品管理法》第四十八条规定，"梅花 K"被定性为假药。2001 年 8 月 31 日，国家药品监督管理局发出紧急通知，要求在全国范围内立即暂停销售、使用该药。

据调查，广西半宙制药集团第三制药厂是一家国有药厂。该厂于 2000 年 3 月经广西壮族自治区卫生厅批准，开始生产黄柏胶囊。该药是治疗泌尿系统疾病的消炎药，主要用于湿热泄泻、黄疸、带下等证，但在生产了一段时间以后，由于经销商不肯销售而停产。2001 年 9 月，并无《药品经营许可证》的陕西咸阳杰事杰医药科技有限公司的法人代表程书群找到厂方，声称可以做黄柏胶囊的独家代理，厂方喜出望外。程书群保证在第一年完成销售收入 500 万元，第二年完成 800 万元，条件是在生产过程中要添加盐酸四环素。在黄柏胶囊中加入四环素，明显不符合有关部门关于黄柏胶囊的药品标准，是违法行为，但厂方为了把客户固定下来却昧心同意并签了合同，擅自改变药品构成成份，在配方中加了四环素。为了降低生产成本，在生产过程中添加变质四环素。为了吸引患者和逃避地方药监部门的监督检查，厂商又在"梅花 K"包装上大动脑筋。假药生产出来后，不惜千里迢迢将药运到了陕西咸阳，委托陕西锡林制药有限公司对假药进行包装。新生产的黄柏胶囊不仅成份变了，外包装也改头换面，并擅自在适应症上增加了淋病和梅毒。

陕西咸阳杰事杰医药科技有限公司无《药品经营许可证》，广西半宙制药集团公司第三制药厂便使用一张委托书使杰事杰公司摇身一变，成了这个厂在咸阳的办事处，并以这种合法身份进行运作。据了解，销往全国各地的"梅花 K"共有 188 箱，其中销往株州的最多，有 47 箱。"梅花 K"之所以有如此多的购买者，广告诱导功不可没。就在它进入株州市的同时，关于"梅花 K"的广告也铺天盖地。然而，经株洲市药监局证实，"梅花 K"进入湖南市场并未取得省药监局的广告许可，其在湖南境内的各类广告皆属违法。"梅花 K"流毒百姓，药店也有着不可推卸的责任。按照有关规定，一方面，药品生产企业设立的办事机构不得进行药品现货销售活动；另一方面，药品零售企业购入首营品种时，如无进行内在质量检验能力，应向生产企业索要该批号药品的质量检验报告书，或送县以上药品检验所检验。然而，众多药店仅凭推销人员向药店提供的证照即直接进药。一盒"梅花 K 黄柏胶囊"出厂只要 6 元钱，经制假者推向市场后，竟然卖到了 158 元的高价。这中间的暴利，正是不法分子不择手段、制假贩假的巨大动力。而一些药店也在利益的诱惑下，为假药流入消费者的手中开了方便之门。

有关专家指出，在通常情况下四环素要在医生的指导下服用，因为不恰当地服用四环素有可能造成胃肠道和肝肾功能损坏。将四环素掺入黄柏胶囊中大量服用，对服用者的脏器无疑会造成严重损伤。在"梅花 K 黄柏胶囊"中掺入已变质的四环素，结果药物降解成为毒性更大的差向四环素和脱水差向四环素。这两种化学物质的毒性分别是四环素的 70 倍和 250 倍。服用后临床上表现为多发性肾小管功能障碍综合征，从而引起肾小管性酸中毒，导致乏力、恶心、呕吐等症状，甚至呼吸肌麻痹、呼吸停止、脑缺血缺氧、昏迷，或致脑水肿。

【案例四】

案由：湖北汉阳查获特大制售假药案。

案情介绍：2001 年，湖北省武汉市汉阳警方和卫生部门联合行动，查获一特大制售假药案，收缴假药数百公斤。

1998 年以来，天门来汉人员夏绍文在武汉市汉阳七里庙医院租下两间房屋，打出专治肝病、癫痫、糖尿病等特色专科门诊的招牌，非法行医并推销其所谓的特效药。

经查，夏绍文的 5 种"特效药"均系其在天门的作坊里"生产"出来的。其中，价值几块钱的"肝泰乐"被改头换面，制成 45 元 1 粒的"舒肝宝丸"；普通的尿苯嘧啶转眼就成了 50 元 1 粒的"克痫健脑丸"。夏绍文还盗用部队医院名义，花高价在电视、杂志上做广告，欺骗患者。

据初步调查，此案受骗者已达数千人之多，涉案金额超过百万元。

第七章 中药品种保护与野生药材资源保护法规

第一节 中药品种保护条例

一、概述

为提高中药品种的质量，保护中药生产企业的合法权益，促进中药事业的发展，国务院于1992年颁布了《中药品种保护条例》。

该条例规定："国家鼓励研制开发临床有效的中药品种，对质量稳定、疗效确切的中药品种实行分级保护制度。"受保护的中药品种，必须是在我国境内经批准注册并且列入国家药品标准的中药品种。

二、中药保护品种的范围及保护年限

受保护的中药品种分为一级、二级。符合下列条件之一的中药品种可以申请一级保护：①对特定疾病有特殊疗效的；②相当于国家一级保护野生药材物种的人工制成品；③用于预防和治疗特殊疾病的。

符合下列条件之一的可以申请二级保护：①符合中药一级保护的中药品种或者已经解除一级保护的中药品种；②对特定疾病有显著疗效的；③从天然药物中提取的有效物质及特殊制剂。

中药一级保护品种的保护期限分别分30年、20年、10年，中药二级保护品种的保护期限为7年，一级和二级保护品种可以按规定延长保护期限，符合条件的中药品种，经国务院主管部门批准给予保护后，在其保护期限内，只能由获得《中药品种保护证书》的企业生产，未获得《中药品种保护证书》的企业不得生产该品种。

三、申请中药保护品种的程序

中药生产企业向所在地省、自治区、直辖市中药生产经营主管部门提出申请，经中药生产经营主管部门签署意见后转送同级药品监督管理部门，由药品监督管理部门初审签署意见后，报国家药品监督管理局。特殊情况下，中药生产企业也可以直接向国家中药生产经营主管部门提出申请，由国家中药生产经营主管部门签署意见后转送国家药品监督管理局，或者直接向国家药品监督管理局提出申请。国家药品监督管理局委托国家中药品种保护审评委员会负责对申请保护的中药品种进行审评。国家中药品种保护审评委员会应当自接到申请报告书之日起6个月内做出审评结论。根据国家中药品种保护审评委员会的审评结论，由国家药品监督管理局征求国家中药生产经营主管部门的意见后决定是否给予保护。批准保护的中药

品种，由国家药品监督管理局发给《中药保护品种证书》。申请中药品种保护的企业，应当按照国家药品监督管理局的规定，向国家中药品种保护审评委员会提交完整的资料。对批准保护的中药品种以及保护期满的中药品种，由国家药品监督管理局在指定的专业报刊上予以公告。

四、中药保护品种的保护措施

（一）中药保护品种的保密措施

中药一级保护品种的处方组成、工艺制法，在保护期限内由获得《中药保护品种证书》的生产企业和有关的药品生产经营主管部门、药品监督管理局及有关单位和个人负责保密，不得公开。负有保密责任的有关部门、企业和单位应当按照国家有关规定建立必要的保密制度。向国外转让中药一级保护品种的处方组成、工艺制法的，应当按照国家有关保密规定办理。

（二）一级保护延长保护期的措施

中药一级保护品种因特殊需要延长保护期限的，由生产企业在该品种保护期满前 6 个月依照规定的程序申报。延长的保护期限由国家药品监督管理局根据国家中药品种审评委员会的审评结果确定；但是，每次延长的保护期限不得超过第一次批准的保护期限。

（三）二级保护延长保护期的措施

中药二级保护品种在保护期满后可以延长 7 年。申请延长保护期的中药二级保护品种，应当在保护期满前 6 个月由生产企业依照规定的程序申报。被批准保护的中药品种，在保护期期限内由获得《中药保护品种证书》的企业生产；但是，临床用药紧缺的中药保护品种除外。国家药品监督管理局批准保护的中药品种如果在批准前是由多家企业生产的，其中未申请《中药保护品种证书》的企业应当自公告发布之日起 6 个月内向国家药品监督管理局申报，并依照规定提供有关资料，由国家药品监督管理局指定药品检验机构对该申报品种进行同品种的质量检验。国家药品监督管理局根据检验结果可以采取以下措施：

1. 对达到国家药品标准的，经征求国家中药生产经营主管部门意见后，补发《中药保护品种证书》。

2. 对未达到国家药品标准的，依照药品管理的法律和行政法规的规定撤销该中药品种的批准文号。

第二节　野生药材资源保护管理条例

一、概述

为了保护和合理利用野生药材资源，适应现代社会发展和中药国际贸易的发展，我国1988 年颁布了《中华人民共和国野生动植物保护法》，要求在中华人民共和国境内从事野生动植物的保护、驯养繁殖、开发利用活动的，均应遵守该法。规定保护的野生动植物，是指珍贵、濒危的陆生、水生野生动植物和有益的或者有重大经济科学研究价值的陆生野生动物。1993 年 5 月，国务院发出"关于禁止犀牛角和虎骨贸易的通知"。犀牛和虎为世界珍稀物种，通知中明确规定：取消犀牛角和虎骨药用标准，今后不得再用犀牛角和虎骨制药。这些法律、法规文件的发布实施，为中药资源的管理保护指出了方向，提供了保障。《药品管理法》规定：国家发展现代药和传统药，充分发挥其在预防医疗和保健中的作用，国家保护野生药材资源，鼓励培育中药材，其中"传统药"是指按照传统医学理论指导用药。

用于预防和治疗疾病的物质，其主要来源为天然药物及其加工品，包括植物药、矿物药及部分化学、生物发酵制品。

随着回归自然、绿色消费呼声的日益增高，我国传统医药日益受到国人、世人的瞩目，中医药正在世界各国悄然兴起，对中药材的需求与日俱增。由于相当一部分中药材属于野生资源，为满足社会对中药材日益增长的需求，社会上有些地方为追求局部利益、眼前利益而乱采、乱挖、滥捕，致使一些野生资源枯竭，生态环境遭受严重破坏，一些物种濒临灭绝。比如：一度因甘草遭乱采乱挖，我国的甘草资源受到严重破坏，西北地区大片地沙漠化，生态平衡恢复需要十几年或几十年。为了保护和合理利用野生药材资源，适应人民医疗保健事业的需要，1987 年 10 月 30 日，国务院发布了《野生药材资源保护管理条例》，要求中华人民共和国境内所采猎经营野生药材的任何单位或个人都必须遵守本条例。本条例共 26 条，1987 年 12 月 1 日起施行。

二、国家重点保护的野生药材物种

国家重点保护的野生药材物种分为三级：

一级保护野生药材物种和濒临灭绝状态的稀有珍贵野生药材物种：此类物种较少，国家重点保护的野生药材物种名录中收载了 4 种。

二级保护野生药材物种：分布区域缩小，资源处于衰竭状态的重要野生药材物种。国家重点保护的野生药材物种名录中收载了 17 种。

三级保护野生药材物种：资源严重减少的主要野生药材物种，总共 21 种。

三、国家野生药材资源保护的原则和措施

1. **原则** 国家对野生药材资源实行保护、采猎相结合的原则，并创造条件开展人工种养。采用野生变家种（养）和人工培育中药材，用其替代野生药材，不仅是满足社会日益增长的需求的必要手段，也是保护野生药材资源的重要措施之一，鼓励人工科学地培育中药材，一方面可保护野生药材资源，一方面可使中药材的生产、加工更加规范，使中药材的质量更加稳定和不断提高。

2. **措施** ①国家禁止采猎一级保护野生药材物种；②采猎收购二级、三级保护野生药材物种，必须按照批准的计划执行，采猎者必须具有采药证，取得采药证后，需要进行采伐或狩猎的，必须分别向有关部门申请采伐证或狩猎证；③采伐保护野生木本药材物种的，必须同时具有采药证和采伐证；④狩猎保护野生动物药材物种，必须同时具有采药证和狩猎证；⑤不得在禁止采猎区进行采猎，不得使用禁止工具进行采猎。

另外，国家还采取建立国家或地方野生药材资源保护区，对在保护区内从事科研、教学、旅游等活动进行严格管理等措施以加强对野生药材资源的保护。

四、野生药材资源的经营

1. 一级保护野生药材物种属于自然淘汰的，其药用部分由各级药材公司负责经营管理，但不得出口。

2. 二级、三级保护野生药材物种，属于国家计划管理的品种，由中国药材公司统一经营管理，其余品种由产地县药材公司或其委托单位按照计划收购。

3. 二级、三级保护野生药材物种的药用部分，除国家另有规定外，实行限量出口。

第三节　法律责任

1. 擅自仿制中药保护品种的，由县级以上药品监督管理部门以生产假药依法论处。

2. 伪造《中药保护品种证书》及有关文件进行生产销售的，没收全部药品及违法所得，并可处以有关药品正品价格 3 倍以下罚款。上述行为构成犯罪的，由司法机关依法追究刑事责任。

3. 违反采猎、收购保护野生药材物种规定的单位或个人，由当地县以上药品监督管理部门没收非法采猎的野生药材及使用工具，并处以罚款。

4. 未经野生药材资源管理部门批准进入野生药材资源保护区从事科研、教学、旅游等活动者，当地县以上药品监督管理部门和自然保护区主管部门有权制止。造成损失的，必须承担赔偿责任。

5. 违反保护野生药材物种经营管理的，由工商行政管理部门或有关部门没收其野生药材和全部违法所得，并处以罚款。

6. 保护野生药材资源管理部门工作人员徇私舞弊的，由所在单位或上级管理部门给予行政处分，造成野生药材资源损失的，必须承担赔偿责任。

7. 破坏野生药材资源情节严重构成犯罪的，由司法机关依法追究刑事责任。

附：国家重点保护野生药材物种名录

42 种国家重点保护的野生药材品种包括：

一级：虎骨、豹骨、羚羊角、梅花鹿茸。

二级：马鹿茸、麝香、熊胆、穿山甲片、蟾酥、蛤蟆油、金钱白花蛇、乌梢蛇、蕲蛇、蛤蚧、甘草、黄连、人参、杜仲、厚朴、黄柏、血竭。

三级：川（伊）贝母、刺五加、黄芩、天冬、猪苓、龙胆（草）、防风、远志、胡黄连、肉苁蓉、秦艽、细辛、紫草、五味子、蔓荆子、诃子、山茱萸、石斛、阿魏、连翘、羌活。

思考与练习

1. 我国颁布施行《中药品种保护条例》的目的意义是什么？
2. 如何申请中药品种保护？
3. 国家野生药材资源保护的原则和措施是什么？

【案例一】

案由：未申请中药品种保护擅自生产保护品种"活血止痛胶囊"案。

2002 年 5 月，A 市药品监督管理局及 B 市药品监督管理局联合查处了一起擅自生产中药保护品种"活血止痛胶囊"案，所有涉案人员、涉案单位均一一被处理。

案情介绍：2002 年 4 月 16 日，C 市药品监督管理局接江西昌诺药业有限公司举报，在 A 市某医疗单位有某厂生产的未申请中药品种保护的"活血止痛胶囊"。接报后 C 市药品监督管理局立即进行了受理登记，并派员前往 A 市将举报情况给予介绍后，移交 A 市药品监督管理局进行立案调查。2002 年 4 月 20 日，A 市药品监督管理局迅速对 A 市某医疗单位进行调查，发现某厂生产的"活血止痛胶囊"原有药品批准文号，但没有申请中药品种保护，未取得《中药保护品种证书》。"活血止痛胶囊"由于质量稳定，疗效确切，国家药品监督管理局对江西昌诺药业有限公司等药品生产企业核发了《中药品种保护证书》，而某厂未申请保护，在国家药品监督管理局发布保护品种"活血止痛胶囊"公布期 6 个月后被依法吊销了该中药品种的批准文号，某医疗机构销售的"活血止痛胶囊"是从 B 市某厂购进的。鉴于这种情况，A 市药品监督管理局立即与 B 市药品监督管理局取得联系，对某厂生产的"活血止痛胶囊"进行了全面调查，按照属地管理原则由 B 市药品监督管理局对该厂库存的"活血止痛胶囊"进行了查封。

违法依据：

①《中药品种保护条例》规定：中药保护品种在保护期内，只能由获得《中药保护品种证书》的合法企业生产，未取得《中药保护品种证书》的企业一律不得生产。"活血止痛胶囊"系中药保护品种，只能由江西昌诺药业有限公司等合法企业进行生产，其他企业不得生产。

②《药品管理法》第四十八条规定，依照本法必须批准而未经批准生产、进口的按假药论处。某厂生产的"活血止痛胶囊"未申请中药品种保护，被吊销批准文号，其生产的"活血止痛胶囊"按假药论处。

③《药品管理法》第七十四条规定：生产、销售假药的，没收违法生产、销售的药品和违法所得，并处违法生产、销售药品货值金额 2 倍以上 5 倍以下的罚款；有药品批准证明文件的撤销该品种批准文件，并责令停产、停业整顿；情节严重的，吊销《药品生产许可证》、《药品经营许可证》或者《医疗机构制剂许可证》；构成犯罪的，依法追究刑事责任。

④《药品管理法》第七十六条规定：从事生产、销售假药及生产、销售劣药情节严重的企业或者其他单位，其直接负责的主管人员和其他直接责任人员 10 年内不得从事药品生产、经营活动。

处罚：A 市药品监督管理局对某医疗机构给予 52000 元罚款处理，销毁了尚未销出的所有某厂生产的"活血止痛胶囊"，对药剂科长、药品采购员、分管药剂的副院长、院长分别给予了行政处分。B市药品监督管理局对某厂给予了147200元的罚款处理，销毁了该厂库存的"活血止痛胶囊"，对厂长、副厂长、质检科长、生产科长、销售人员等有关人员给予了10年内不得从事药品生产经营活动的处理。

【案例二】

案由：伪造《中药保护品种证书》生产"珍视明滴眼液"案。

2002年9月，根据群众举报，某市药品监督管理局查处了一起某厂伪造中药保护品种"珍视明滴眼液"案，委托该厂生产"珍视明滴眼液"的销售员李某被判刑3年。

案情介绍：2002年9月2日，接群众举报，销售员李某委托某厂生产了一批标示江西珍视明药业有限公司的"珍视明滴眼液"，其外包装及标签、说明书与独家生产"珍视明滴眼液"的江西珍视明药业有限公司的标签及说明书、外包装有差异。接报后，某市药品监督管理局迅速对在该市销售"珍视明滴眼液"的李某进行了调查，发现其提供的"珍视明滴眼液"《中药保护品种证书》与江西珍视明药业有限公司的保护证书不一致，经查实是伪造的。该批药品是委托某厂生产的，有伪造的江西珍视明药业有限公司的委托书。这批药品已全部销售至某市的医疗机构，药品标值11万余元。尔后，该市药品监督管理局立即派人前往医疗单位进行取证，发现该批珍视明滴眼液已全部用完，执法人员当即对有关销售的发票、入库登记、购药清单及给李某的付款凭证进行查封取证。

请根据案情介绍得出违法依据和处理结论。

【案例三】

案由：黄某团伙盗猎藏羚羊案。

案情介绍：1997年6月5日晚9时许，新疆某州林业局检查一辆红色长安车时，发现车上装有5只国家重点保护野生动物藏羚羊。警方立刻将随车的犯罪嫌疑人黄某（货主）拘留并立案。经过3个多月的侦破工作，公安机关在8月22日将所有的犯罪嫌疑人抓获归案。

经查，这是一起团伙盗猎藏羚羊犯罪的案件。1997年5月中旬，黄某伙同王某、张某、刘某到新疆阿尔金山自然保护区盗猎藏羚羊5只。6月5日下午由黄某负责运往外地销售，途经新疆某州被查获。

处理结果：新疆某州人民法院依据《野生动物保护法》、《野生动物保护实施条例》规定，对黄某、王某、张某、刘某分别判处5年有期徒刑。

请对此案进行分析，找出违法依据及处理依据。

【案例四】

案由：史某非法经营梅花鹿茸饮片案。

案情介绍：1997年10月20日，樟树市工商局在樟树中药材市场检查发现史某非法经营梅花鹿茸饮片，当场没收其非法经营的梅花鹿茸饮片320克和非法收入1127.6元，并立案查处。

违法依据：史某经营梅花鹿茸饮片违反了以下法规：

①《中华人民共和国野生动物保护法》第二十二条规定：禁止出售、收购国家重点保护野生动物或者其产品。

②《中华人民共和国陆生野生动物保护条例》第二十七条规定：禁止在集贸市场出售、收购国家重点保护野生动物及其产品。

请对此案进行分析，得出处理结论。

第八章　医疗器械管理法规

第一节　概　　述

2000 年 4 月 1 日，国务院颁布的《医疗器械监督管理条例》开始实施，随后，由国家药品监督管理局相继制定、发布了《医疗器械分类规则》、《医疗器械注册管理办法》、《医疗器械新产品审批规定》（试行）、《医疗器械生产企业监督管理办法》、《医疗器械经营企业监督管理办法》、《一次性使用无菌医疗器械监督管理办法》（暂行）、《医疗器械标准管理办法》（试行）等一系列配套规章，覆盖了科研、生产、经营、使用、监督、处罚各个方面，形成了以《医疗器械监督管理条例》为总纲，以标准、产品、专项产品、企业、市场等为分支的较为完整的医疗器械监督管理的法律框架。《医疗器械监督管理条例》的实施，是我国医疗器械监督管理的里程碑，标志着我国医疗器械监督管理从此进入了全新而又非常重要的阶段，真正走上了法制化轨道。《医疗器械监督管理条例》的发布和配套规章的实施，必将为医疗器械监督管理提供有力的法律依据，有效地推动医疗器械的监督管理，改变我国长期以来由于医疗器械法律、法规不健全而导致医疗器械产品质量不高、疗效不确切、安全性得不到保障、销售行为不规范、违法生产经营使用屡禁不止等诸多问题，使加强医疗器械的监督管理，保证医疗器械的安全、有效，保障人体健康和生命安全的立法宗旨得以实现。《医疗器械监督管理条例》规定：国务院药品监督管理部门负责全国的医疗器械监督管理工作。县级以上地方人民政府药品监督管理部门负责本行政区域内的医疗器械监督管理工作。

第二节　医疗器械产品管理

一、医疗器械的定义

医疗器械，是指单独或者组合使用于人体的仪器、设备、器具、材料或者其他物品，包括所需要的软件；其用于人体体表及体内的作用不是用药理学、免疫学或者代谢的手段获得，但是可能有这些手段参与并起一定的辅助作用；其使用旨在达到下列预期目的：①对疾病的预防、诊断、治疗、监护、缓解；②对损伤或者残疾的诊断、治疗、监护、缓解、补偿；③对解剖或者生理过程的研究、替代、调节；④妊娠控制。

二、医疗器械的分类管理

国家对医疗器械实行分类管理。第一类：是指通过常规管理足以保证其安全性、有效性的医疗器械。第二类：是指对其安全性、有效性应当加以控制的医疗器械。第三类：是指植入人体，用于支持、维持生命，对人体具有潜在危险，对其安全性、有效性必须严格控制的医疗器械。

三、医疗器械新产品的管理

医疗器械新产品，是指国内市场尚未出现过的或者安全性、有效性及产品机理未得到国内认可的全新的品种。

1. **国家对医疗器械新产品实行审批制度**　完成临床试用并通过国务院药品监督管理部门组织专家评审的医疗器械新产品，由国务院药品监督管理部门批准，并发给新产品证书。医疗器械新产品证书不作为产品进入市场的批准文件。

2. **实行批准公告制度**　国家药品监督管理局对批准的医疗器械新产品及时发布公告。

3. **医疗机构新产品的研制与审批**　医疗机构根据本单位的临床需要，可以研制用于病人的医疗器械，研制阶段不能批量生产，所研制产品只限于在原研制单位使用，发给使用批准证书。证书有效期为 2 年，到期后应转为正式生产，并履行注册审批手续。医疗机构研制的第二类医疗器械，应当报省级以上药品监督管理部门审查批准；医疗机构研制的第三类医疗器械，应当报国务院药品监督管理部门审查批准。

4. **第二类、第三类医疗器械新产品经批准后进行临床试用**　省级药品监督管理部门负责审批本行政区域内的第二类医疗器械，国务院药品监督管理部门负责审批第三类医疗器械的临床试用或者临床验证。

5. **医疗器械的首次进口**　首次进口的医疗器械，应经国务院药品监督管理部门审批注册，取得进口注册证书后，方可向海关申请办理进口手续。

四、医疗器械产品注册管理

1. **国家对医疗器械实行产品生产注册制度**　在中国境内销售、使用的医疗器械均应按规定申报注册，未经核准注册的医疗器械，不得销售使用。

2. **国家对医疗器械实行分类注册**　①境内企业生产的第一类医疗器械，由设区的市级人民政府药品监督管理部门审查批准，并发给产品生产注册证书；②境内企业生产的第二类医疗器械，由省级药品监督管理部门审查批准，并发给产品生产注册证书；③境内企业生产的第三类医疗器械，由国务院药品监督管理部门审查批准，并发给产品生产注册证书。

3. **直接准产注册和试产注册**　境内企业生产的第一类医疗器械实行直接准产注册；境内企业生产的第二类、第三类医疗器械先办理试产注册。

试产注册证有效期 2 年。试产注册后的第 7 个月起，即可申请准产注册。准产注册证书有效期 4 年。有效期届满前 6 个月内，应申请重新注册。连续停产 2 年以上的，产品生产注册证书自行失效，企业再生产应重新办理注册。

4. **注册申报与批准**　申报注册医疗器械，应当按照国务院药品监督管理部门的规定提交技术指标、检测报告和其他有关资料。设区的市级人民政府药品监督管理部门、省级药品监督管理部门、国务院药品监督管理部门应当在规定期限内作出是否给予注册的决定，不予注册的，应当书面说明理由。

5. 注册变更与重新注册　医疗器械产品注册证书所列内容发生变化的，持证单位应当自发生变化之日起 30 日内申请办理变更手续或者重新注册。

6. 产品注册的公告　国家药品监督管理局定期发布医疗器械产品注册公告。

7. 产品注册的复审　注册申请者对医疗器械注册审查结论有异议的，可在 30 个工作日内向注册受理机构提出申请复审报告。

第三节　医疗器械生产、经营、使用管理

一、医疗器械生产管理

（一）医疗器械生产企业的开办条件

1. 开办第二类医疗器械生产企业必须具备的条件　企业负责人应具有中专以上学历和初级以上职称；质检机构负责人应具有大专以上学历或中级以上职称；企业内初级以上职称工程技术人员应占有职工总数的相应比例；企业应具备相应的产品质量检验能力；应有与所生产产品及规模相配套的生产、仓储场地及环境；具有相应的生产设备；企业应收集并保存与企业生产、经营有关的法律、法规、规章及有关的技术标准；生产无菌医疗器械的，应具有符合规定的生产场地。

2. 开办第三类医疗器械生产企业的条件　除具备第二类生产企业的开办条件以外，还需具备以下条件：持有质量体系内审员证书的专职人员不少于 1 名；具有相应专业中级以上职称的专职工程技术人员不少于 2 名；专职检验人员不少于 2 名。

（二）《医疗器械生产企业许可证》的规定

1. 审批部门　开办第一类医疗器械生产企业，应向所在地省级药品监督管理部门备案。开办第二类、第三类医疗器械生产企业，应经所在地省级药品监督管理部门审查批准，并发给《医疗器械生产企业许可证》。

2. 生产企业资格认可　省级药品监督管理部门应根据本辖区实际制定医疗器械生产企业资格认可实施细则，报国家药品监督管理局备案后执行，并应根据制定的实施细则对企业进行现场检查，于 30 个工作日内作出是否发证的决定，不予发证的，应当书面说明理由。

3. 有效期　《医疗器械生产企业许可证》有效期 5 年，期满应当重新审查发证。

（三）医疗器械生产管理

1. 医疗器械生产　医疗器械生产企业不得生产无《中华人民共和国医疗器械注册证》的医疗器械；医疗器械生产企业超出批准范围生产医疗器械的，必须重新履行审批手续；生产

第二类、第三类医疗器械应当通过临床验证。

2. **医疗器械销售** 医疗器械生产企业不得向无《医疗器械经营企业备案表》或《医疗器械经营企业许可证》的经营单位或无执业许可的医疗机构销售产品。

3. **医疗器械标准** 生产医疗器械必须符合医疗器械国家标准或者行业标准；国家对部分第三类医疗器械实行强制性安全认证制度。

4. **质量跟踪和不良反应报告** 生产第三类医疗器械的企业应建立并有效实施质量跟踪和不良反应的报告制度。

5. **再生产** 第二类、第三类医疗器械生产企业连续停产 1 年以上重新组织生产的，须经所在地省级药品监督管理部门审查批准后，方可再组织生产。

6. **生产企业的变更** 医疗器械生产企业更换法人代表或负责人，变更名称、生产场地，必须向所在地省级药品监督管理部门申请办理变更手续。第二类、第三类医疗器械生产企业变更或增加生产场地的，应当经所在地省级药品监督管理部门批准后方可生产。

7. **许可证的年度验证** 各省级药品监督管理部门负责《医疗器械生产企业许可证》的年度验证工作。《医疗器械生产企业许可证》每期满 1 年，企业应进行自查，并同时向省级药品监督管理部门提出验证申请。省级药品监督管理部门认为必要时，可对企业重新进行现场审查。年度审查不合格，应责令其限期整改。换证企业当年不再验证。

二、医疗器械经营管理

（一）医疗器械经营企业的开办条件

开办第二类、第三类医疗器械经营企业必须具备以下条件：

1. **人员要求** 企业内应配备具备相应的技术职称、熟悉国家及地方有关医疗器械监督管理的法规、规章，具有一定管理能力的专职人员。

2. **企业要求** ①具有相应的经营场地及环境；②具有相应的质量检验人员；③具有对经营产品进行培训、维修等售后服务的能力；④应根据国家及地方有关规定，建立健全必备的管理制度，并严格执行；⑤应收集并保存有关医疗器械的国家标准、行业标准及医疗器械监督管理的法规、规章及专项规定。

（二）《医疗器械经营企业许可证》的规定

1. **审批部门** 开办第一类医疗器械经营企业，应向省级药品监督管理部门备案。开办第二类、第三类医疗器械经营企业，应经省级药品监督管理部门审查批准，并发给《医疗器械经营企业许可证》。

2. **经营企业资格认可** 各省级药品监督管理部门应根据本辖区实际制定医疗器械经营企业资格认可实施细则，报国家药品监督管理局备案后执行，并根据制定的实施细则对企业进行现场检查，于 30 个工作日内作出是否发证的决定，不予发证的，应当书面说明理由。

3. **有效期** 《医疗器械经营企业许可证》有效期 5 年，期满应当重新审查发证。

（三）医疗器械经营管理

1. **医疗器械经营企业不得有下列行为** ①伪造、变造、转让、出租《医疗器械经营企业许可证）；②经营质量不合格的产品；③经营未经备案或未取得《医疗器械生产企业许可证》的企业生产的医疗器械；④经营无《中华人民共和国医疗器械注册证》的医疗器械；⑤经营过期、失效或国家明令淘汰的医疗器械；⑥法律、法规、规章禁止的其他行为。

2. 医疗器械经营 医疗器械经营企业应当从取得《医疗器械生产企业许可证》的生产企业或者取得《医疗器械经营企业许可证》的经营企业购进合格的医疗器械，并验明产品合格证明；医疗器械经营企业不得向无《医疗器械经营企业备案表》或《医疗器械经营企业许可证》的经营单位或无执业许可的医疗机构销售医疗器械；医疗器械经营企业超出批准范围经营医疗器械须重新履行审批手续。

三、医疗器械使用管理

1. 医疗器械购进 医疗机构应当从取得《医疗器械生产企业许可证》的生产企业或者取得《医疗器械经营企业许可证》的经营企业购进合格的医疗器械，并验明产品合格证明。

2. 医疗器械使用 医疗机构不得使用未经注册、无合格证明、过期、失效或者淘汰的医疗器械；医疗机构对一次性使用的医疗器械不得重复使用；使用过的，应当按照国家有关规定销毁，并作记录；承担医疗器械临床试用或者临床验证的医疗机构不得提供虚假报告。

3. 医疗器械的使用说明书、标签、包装 医疗器械的使用说明书、标签、包装应当符合国家有关标准或者规定；医疗器械及其外包装上应按规定标明产品注册证书编号。

4. 质量事故报告与质量事故公告制度 国家建立医疗器械质量事故报告制度和医疗器械质量事故公告制度。

5. 再评价及淘汰制度 国家对医疗器械实施再评价及淘汰制度。

第四节 医疗器械的监督与违法处理

一、医疗器械的监督

1. 医疗器械监督员 县级以上药品监督管理部门设医疗器械监督员。医疗器械监督员对本行政区域内的医疗器械生产企业、经营企业和医疗机构进行监督、检查。

2. 国家对医疗器械检测机构实行资格认可制度 经国务院药品监督管理部门会同国务院质量技术监督部门认可的检测机构方可对医疗器械实施检测。

3. 产品注册证书的撤销及产品的查封与扣押 对不能保证安全、有效的医疗器械，由省级以上药品监督管理部门撤销其产品注册证书。被撤销产品注册证书的医疗器械不得生产、销售和使用。已经造成医疗器械质量事故或者可能造成医疗器械质量事故的产品及有关资料，县级以上药品监督管理部门可以予以查封、扣押。

4. 对药品监督管理部门的监督 设区的市级以上药品监督管理部门违反规定实施产品注册的，由国务院药品监督管理部门责令限期改正；逾期不改正的，可以撤销其违法注册的医疗器械产品注册证书，并予以公告。

5. 医疗器械广告 应经省级以上药品监督管理部门审查批准；未经批准的，不得刊登、播放、散发和张贴。

二、违法处理

医疗器械生产、经营企业违反《医疗器械监督管理条例》医疗器械生产、经营有关规定的，医疗机构违反医疗器械使用有关规定的，由县级以上药品监督管理部门给予责令改正、警告、罚款、没收违法产品及违法所得、撤销产品注册证书、吊销医疗器械生产经营许可证等行政处罚；构成犯罪的，依法追究刑事责任。违反医疗器械使用有关规定的，对主管人员和其他直接责任人员依法给予纪律处分。

医疗器械检测机构及其人员不得从事或者参与同检测有关的医疗器械的研制、生产、经营和技术咨询；对出具虚假检测报告的，要依法给予纪律处分。

医疗器械监督管理人员滥用职权、徇私舞弊、玩忽职守的，要给予行政处分；构成犯罪的，依法追究刑事责任。

违反有关医疗器械广告规定的，由工商行政管理部门依照国家有关法律、法规进行处理。

思考与练习

1. 医疗器械的分类是怎样规定的？
2. 医疗器械生产管理有哪些重要规定？
3. 医疗器械经营企业有哪些禁止性行为规定？

第九章　医院药品管理法规

第一节　概　　述

一、医院药事管理的概念及内容

（一）医院药事管理的概念

医院药事管理又称医疗机构药事管理。医院药事管理是指对医院药事实践的计划、组织、人员配备、领导和控制，具体体现在对医疗机构药剂科及其业务的管理活动。

（二）医院药事管理的内容

医院药事管理是由若干互相联系、互相制约的部门管理和专业管理构成的一个整体，医院的药事管理的内容主要包括：

1. **组织管理**　医院药剂科（部、处）的组织体制、人员配备和各类人员的职责等。
2. **药品供应管理**　药品采购、贮存供应等。
3. **调剂业务管理**　药品从医院转移给患者，是药品使用的重要环节，应按有关规定严格管理。
4. **自配制剂管理**　按制剂有关规定进行严格管理。
5. **药品质量和监督管理**　包括药品检验、合理用药和特殊管理药品使用的监督管理。
6. **临床药学业务管理**　药品安全性、有效性、合理性的评价和管理。
7. **药物信息管理**　为医护人员和患者提供用药咨询。
8. **其他**　科研管理、经济管理、各类人员培训和继续教育管理等。

（三）优良药房工作规范

1993 年，世界卫生组织（WHO）在日本东京召开药学国际会议，向世界各国推荐了"优良药房工作规范"（Good Pharmacy Practice），要求在药品使用各个环节上均要实施规范化管理，强调药学要面向社会拓展服务，是 21 世纪医院药学管理的努力方向。另外，我国颁布的许多药品法律法规中，都有针对医院药事管理的内容。我国的医院药事管理制度，正在不断规范和完善。

二、医院药剂管理的组织机构

构成医院药剂部门的组织机构主要是药事管理委员会和药剂科。

(一) 医院药事管理委员会

医院药事管理委员会由医院院长或主管业务的副院长担任主任委员，它是院长的咨询机构，属监督系统。药事管理委员会成员，任期 2 年，可连选连任。委员会的日常工作由药剂科负责，并应保存完整记录和档案。医院药事管理委员会的任务主要包括 7 个方面，具体为：

1. 根据《药品管理法》及有关的法规、规章，组织制定本院相应的规章制度，认真执行，并对执行情况进行监督检查。

2. 根据"国家基本药物目录"及本院临床的具体情况，负责制订和调整本院"基本用药品种目录"，定期审定需增加或淘汰的药品和制剂的品种。

3. 审定、监督本院用药计划及其执行情况。

4. 定期组织检查各科药品使用、管理情况及自配制剂的质量，指导各科合理用药，并进行考核。

5. 及时研究、解决本院药疗事故、严重的用药差错和其他医疗用药的重大问题。

6. 指导制订新药临床研究计划及审查临床科研结果，组织评价新老药物的临床疗效与不良反应，提出淘汰品种的意见。

7. 组织医院药学学术活动，如举办临床用药进展、新药介绍、药物评价、药事法规等讲座，提高医、药、护理人员的业务水平，促进相互交流。

(二) 医院药剂科

药剂科基本功能主要包括技术性和管理性两方面。技术性工作包括：药品的储存与供应、调配制剂业务、药品质量检验、临床药学、临床药理等，核心是保证药品质量和提高医疗质量。管理工作包括：对规章制度、各级人员职责、人员培训和继续教育的管理；对药品采购、供应、药品调剂、自配制剂、特殊管理药品、药物研究等进行管理。可以说，医院药剂科是包含药品采购供应、调剂制剂、经济管理、临床药学、科研工作及贯彻执行药品法律法规等诸多功能的综合性科室。

1. **医院药剂科的组织机构**　《医院药剂管理办法》规定：医院药剂科（部或处）根据医院规模设置调剂室、制剂室、药库、药品检验、药学研究、临床药学、情报资料等专业室（科），并设室（科）主任。我国县以上综合性医院药剂科组织机构示意图如图 9 – 1。

2. **医院药剂科的任务**

（1）在院长直接领导下贯彻执行《药品管理法》及有关法规、规章，建立健全本院药品监督管理制度，检查、监督本院各医疗科室合理使用药品，确保用药安全有效，严防浪费。

（2）根据医疗和科研需要，编制本院的基本用药目录，经批准后组织采购，做好药品保管、供应及财产登记等工作。

（3）及时、准确地调配处方，按照临床需要制备制剂。

（4）建立健全药品质量监督检验制度，对药品质量进行严格检查，不合格的药品不准使

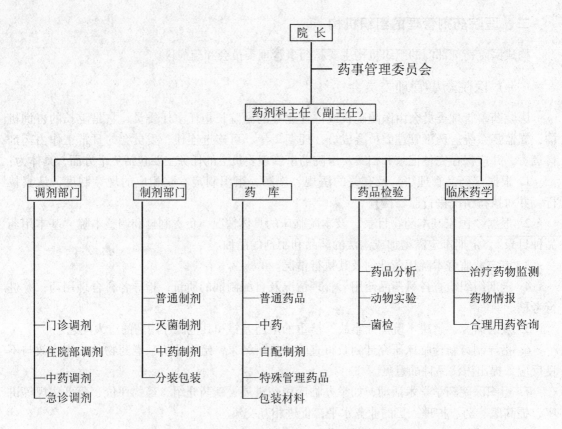

图9-1 我国县以上综合性医院药剂科组织机构示意图

用，保证临床用药安全、有效。

（5）运用新理论、新技术积极研制临床需要的中西药新制剂，为临床患者提供疗效好而且不良反应小的防治药品。

（6）做好用药信息咨询工作，介绍新药，协助临床做好新药的临床研究和药品疗效评价工作，收集药品不良反应，及时向上级有关部门报告，将淘汰及新增药品的技术资料提供给药事管理委员会。

（7）做好治疗药物监测工作，协助医师制订个体给药方案，力求达到提高疗效，降低不良反应，确保患者用药安全有效。

（8）承担医药院校学生的教学任务、在职人员培训和基层单位的技术指导。

第二节　医疗机构药品管理

一、医疗机构制剂管理

医疗机构制剂是指医疗机构根据本单位临床和科研需要依照规定的药品生产工艺规程配制的符合质量标准的药物制剂。

（一）医疗机构自配制剂的基本条件

医疗机构必须配备依法经过资格认定的药学技术人员，非药学技术人员不得直接从事药剂技术工作；必须具有能够保证制剂质量的设施、管理制度、检验仪器和卫生四个方面必备条件。

（二）医疗机构制剂实行"许可证"管理

《药品管理法》规定："医疗机构配制制剂，须经所在地省、自治区、直辖市人民政府卫生行政部门审核同意，由省、自治区、直辖市人民政府药品监督管理部门批准，发给《医疗机构制剂许可证》。无《医疗机构制剂许可证》的，不得配制制剂。《医疗机构制剂许可证》应当标明有效期，到期重新审查发证。"

（三）医疗机构制剂管理内容

1. 品种范围　据《医疗机构制剂审批办法》规定，医疗机构配制的制剂应当是本单位临床需要而市场上没有供应的品种，并须经所在地省、自治区、直辖市人民政府药品监督管理部门批准后方可配制。

2. 质量要求　医疗机构制剂配制要按照《医疗机构制剂配制质量管理规范》（试行）（简称GPP）进行配制，必须按照规定进行质量检验合格后使用。一般在本医疗机构使用，不得销售，特殊情况下，经国务院或省、自治区、直辖市人民政府药品监督管理部门批准，医疗机构配制的制剂可以在指定的医疗机构之间调剂使用。

GPP于2000年12月5日经国家药品监督管理局局务会通过。GPP共11章68条。GPP是我国医疗机构制剂管理的一个重要法规，对加强医疗机构制剂管理，提高制剂质量，乃至提高医疗质量，提高医疗机构用药水平，确保病人使用的安全有效，均具有重要意义。

二、医疗机构药品检验管理

医疗机构使用的药品由两部分组成：一是本医院的自制制剂，占一小部分；二是购进药品，占绝大部分。医疗机构除对自制制剂按国家标准检验合格外，对购进药品应执行进货检查验收制度，验明药品合格证明和其他标识，验收不合格的药品，不得购进和使用。医疗机构要选择信誉好并具有《药品生产许可证》的生产企业，或者具有《药品经营许可证》的经营企业作为供应商，一旦发生药品质量事故，医疗机构可依法获得赔偿。如果从非法渠道购进药品，即使质量合格，也属违法。

三、医疗机构药品管理的内容与目标

医疗机构药品管理主要是指对医院医疗、科研所需药品的采购、储存、分配使用的管理。医疗机构药品管理的主要目标是：①保证医疗、科研使用，药品供应及时、准确无误。②贯彻国家药品法律、法规，保证所供应药品质量好、安全有效。③符合国家药品及物价政策，创造一定经济效益。

四、医疗机构药品管理方法

医疗机构根据药品特点，一般对药品实行三级管理。

1. **一级管理** 麻醉药品和毒性药品的原料药品管理。

要求：处方单独存放，每日清点，做到帐物相符，如发现药品短缺要及时检查原因，并上报领导。

2. **二级管理** 精神药品、贵重药品及自费药品的管理。

要求：专柜存放，专帐登记，贵重药品要每日清点，精神药品定期清点。

3. **三级管理** 普通药品的管理。

要求：实行金额管理，季度盘点，以存定销。

第三节　国家基本药物制度

1992 年卫生部下发了关于颁发制订国家基本药物工作方案及领导小组成员名单的通知，明确指出，自 1992 年起，结合我国医疗制度的改变，制订国家基本药物，并在此基础上制订公费报销药品目录。通知同时附有"制订国家基本药物工作方案"和"国家基本药物领导小组成员名单"，要求制订国家基本药物的工作在 1996 年底前全部完成，然后进入正式实施和定期修订阶段。

一、国家基本药物的概念及特点

国家基本药物是指从我国目前临床应用的各类药物中经过科学评价而选出的在同类药品中具有代表性的药品，其特点是疗效肯定，不良反应小、质量稳定，价格合理，使用方便等。列入基本药物的品种，国家要按需求保证生产和供应，并在此范围内制订公费医疗报销药品目录，其目的是既满足广大人民群众防病治病的基本需要，又使国家有限的卫生资源得到合理有效的利用，达到最佳的社会效益和经济效益。

药品是人类防病治病不可缺少的特殊商品，药品要求质量可靠，品种齐全，数量充足，管理得当，应用合理，疗效确切，能维护人体用药安全。反之，则危害人民身体健康。我国自 1985 年实施《药品管理法》以来，药品管理得到强化，但仍存在以下突出问题：保健药品、滋补药品生产过多过滥，临床急需的治疗性药品有断档；药品经营中存在不正之风，使许多劣质药品甚至假药流入医院，药源性疾病日趋上升。因此，要求对药品生产供应进行宏观指导，实行国家基本药物制度极为必要。

世界卫生组织（WHO）于 1975 年开始推荐一些国家制订基本药物的做法，设立了基本药物专家委员会制订目录。WHO 还于 1981 年建立了基本药物行政委员会，1991 年 9 月我国被指定为基本药物行动委员会代表。WHO 提倡的基本药物行动，希望能够降低医疗费用，使其成员国特别是发展中国家大部分人口得到基本药物供应。

二、制订国家基本药物的指导思想与原则

1. **制订国家基本药物的指导思想** 坚持我国医疗保险制度改革的方向与要求，坚持进一步完善我国药品监督管理机制的方向。我国医疗保险制度改革的原则之一是实行医药费用由国家、单位、个人三方面合理负担，使全体人民获得基本医疗保障。基本药物的制订，提出了医疗保障制度中可供选择的基本药物，既满足了人民群众用药要求，又有利于控制医药费

用，减少药物浪费和不合理用药。

2. **基本药物制订原则**　基本药物应包括预防、诊断、治疗各类疾病的药物，品种数量约占现有品种的40%～50%左右。随着药物的发展和防病治病的需要，每2年调整1次。各类药物可分为一线药、二线药等。

3. **国家基本药物的来源**　国家基本药物主要来源于国家药品标准收载的品种，国家批准正式生产的新药，批准进口的药品等。

三、国家基本药物的遴选原则

1. **临床必需**　基本药物必须能够满足绝大部分人口卫生保健的要求，在任何时候都应有合适的品种。

2. **安全性**　现有资料和临床使用经验或通过进一步的研究能够证实其疗效确切、不良反应小、质量稳定的品种，并应当参考世界卫生组织基本药物名单。

3. **价格合理**　在临床必需、使用安全的前提下，适宜的价格是遴选基本药物又一重要指标。在评价药品的价格时，必须考虑整个疗程的费用，而不只是考虑药品本身的单价。

4. **使用方便**　有合适的剂型和适宜的包装，便于携带、服用、运输和储存。

5. **择优选取**　当两个或更多的药品都符合以上要求时，则须认真评价它们之间相对的有效性和安全性，质量稳定性和标准完善性，价格和可获得性。

6. **中西药并重**　把中药和化学药品摆在同等重要的地位共同发展。

中药基本药物品种遴选工作是在中成药整顿基础上进一步分类分批进行医药评价的，对药品工艺、标准等次进行审核，贯彻择优原则，并组织对部分品种做标准提高工作。

国家基本药物目录所列药品，国家将通过多种手段保证其生产充足，供应渠道畅通，以保证防病治病所需。1998年1月1日起试行的《当前国家重点鼓励发展的产业、产品和技术目录》中，把列入国家基本药物目录的药品作为医药领域首选产品，重点鼓励发展。

第四节　处方药与非处方药分类管理制度

《药品管理法》规定，国家对药品实行处方药与非处方药分类管理制度，以法律形式确认药品分类管理制度的法律地位。

一、处方药与非处方药概念

药品分类管理是根据药品安全有效、使用方便的原则，依其品种、规格、适应症、剂量及给药途径不同，对药品分别按处方药（简称Rx）与非处方药（简称OTC）分类管理。

处方药是指必须凭执业医师或执业助理医师处方才可调配、购买和使用的药品。简而言之，凭医师处方才能买到的药，称为处方药。

非处方药是指不需要执业医师或执业助理医师处方就可以自行判断、购买和使用的药品。

非处方药的基本特性是：应用安全、质量稳定、疗效确切、使用方便、标识详细、价格合理。

二、实行处方药与非处方药分类管理的意义

我国实行处方药与非处方药分类管理的意义为：

1. 有利于保证人民用药安全。

许多在国外作为处方药使用的药品，在我国社会药店都可以随意购买，如抗生素、催眠药等。经我国不良反应监测中心报告，1990～1994 年统计了 20 家医院的 717 份不良反应报告，表明抗感染类（以抗生素为主）药物的不良反应构成比例最高，占总数的 41.28%。如果抗生素、催眠药等需要医生指导使用的药品不经管理而在社会药房自由销售，将会带来消费群体的药品滥用，危及人们的健康和生命。为保证人民用药安全，将药品分为处方药和非处方药两类管理，对不利于自我药疗的品种，实行处方制度，在医生监督指导下使用，减少药品的滥用，促进合理用药，提高医疗质量。

2. 有利于推动医疗卫生改革、医疗保险制度的改革。

实行分类管理制度能够节约药品资源，降低医疗费用，减轻国家在公费医疗方面的财政负担。国家根据国情，规定某些常见病、多发病的用药可报销，对某些药品则不能报销，医疗费用实行大病统筹、小病医疗费用自负的原则，逐步由国家、单位和个人合理分担，从而减少大处方、人情方及开不必要的贵重药，这对推动医疗卫生改革、医疗保险制度改革将起到重大作用。

3. 有利于提高人民自我保健、自我医疗意识。

随着人民物质文化生活水平的提高，自我保健、自我医疗的意识不断增强，大病去医院、小病进药店的现象极为普遍，去药店可以省去医生治疗费用，省去看病的时间，方便、省时、省力。

4. 促进医药行业发展并与国际市场接轨。

处方药与非处方药分类管理给医药企业发展带来良好机遇。目前，100 个以上的国家和地区对药品实行分类管理。而我国是世界上最有潜力的非处方药的大市场（人口多且日趋老龄化，80% 为农村人口），对于我国医药企业来说，机会与挑战并存。因此，我国应尽快实施非处方药制度，促进国内企业以市场为前提，研制、开发、生产国产非处方药，尽快占领国内市场，并打入国际市场。

三、我国实施药品分类管理的指导思想、基本原则

（一）指导思想

从保证人民用药安全、有效和提高药品管理水平出发，坚持以监督管理为核心，充分考虑国情，建立科学、合理的管理思路，在制定法规和政策时，要先原则，后具体，先综合，后分类，实施工作要建立在充分调查研究的基础上，既要积极，又要做细，按照分步实施、逐步到位的方式进行。

（二）基本原则

根据我国社会和经济发展的实际，采取"积极稳妥、分步实施、注重实效、不断完善"

的方针，保证社会安定和社会秩序，严格处方药管理，规范药品市场，彻底改变目前的药品自由销售状况，确保人民用药安全、有效，加强依法监督，加大执法力度，做好宣传、普及和培训工作。

我国实施药品分类管理制度的核心是严格处方药监督管理，规范非处方药监督管理，保障人民用药安全、有效；要充分结合中国国情，按照"积极稳妥、分步实施、注重实效、不断完善"这十六字方针来逐步推行、实施。

四、OTC 药物的遴选原则

1. **应用安全** ①根据文献和长期临床使用证实安全性大的药品；②药物潜在毒性低，不易引起积蓄中毒，中药中重金属限量不超过国内或国际公认标准；③基本无不良反应或虽有一般的不良反应，但用药者可自行觉察，可忍受，且为一过性，停药后可迅速自行消退；④用药前后不须特殊试验（如皮试）；⑤不引起依赖性，无"三致"反应；⑥抗肿瘤药、毒麻药、精神药物及可致严重不良反应的药物不能列入；⑦组方合理，无不良相互作用。

2. **质量稳定** ①质量可控；②在规定条件下性质稳定。

3. **疗效确切** ①药物作用针对性强，适应症明确，易为使用者掌握；②治疗期间不需经常调整剂量，更不需特殊监测；③经常性、普遍性使用不会引起疗效降低或产生耐药性。

4. **应用方便** ①以口服、外用、吸入等便于群众自行应用的剂型为主；②说明书、包装、分剂量应清晰、通俗易懂，便于患者贮存和使用。

5. **价格合理** 药品价格应与我国国情相符，适宜于大众消费。

五、OTC 药物的遴选分类

化学药品非处方药分类是参照《国家基本药物目录》，根据非处方药遴选原则与特点划分为解热镇痛药、镇静催眠药、抗过敏药与抗眩晕药、抗酸药与胃粘膜保护药、助消化药、消胀药、止泻药、胃肠促动力药、缓泻药、胃肠解痉药、驱肠虫药、肝病辅助药、利胆药、调节水电解质平衡药、感冒用药、镇咳药、祛痰药、平喘药、维生素与矿物质、皮肤科用药、五官科用药、妇科用药、避孕药等 23 类。中成药非处方药分类是参考国家中医药管理局发布的《中医病证诊断疗效标准》，将其中符合非处方药遴选原则的 38 种病证归属为内科、外科、骨伤科、妇科、儿科、皮肤科、五官科 7 个治疗科。

六、处方药与非处方药分类管理办法

1999 年 6 月 11 日，国家药品监督管理局局务会议通过了《处方药与非处方药分类管理办法》（试行），1999 年 6 月 18 日以第 10 号国家药品监督管理局令颁布，自 2000 年 1 月 1 日起施行。该办法共 15 条，主要内容包括：

1. 根据对药品的安全性评价，非处方药分为甲、乙两类。经营处方药、非处方药的批发企业和经营处方药、甲类非处方药的零售企业必须具有《药品经营许可证》。

乙类非处方药是更安全、消费者选择更有经验和把握的药品，这类非处方药可以在经省级药品监督管理部门或其授权的药品监督管理部门批准的非药品专营企业的商业企业零售。零售乙类非处方药的商业企业必须配备专职的具有高中以上文化程度，经专业培训后由省级

药品监督管理部门或其授权的药品监督管理部门考核合格并取得上岗证的人员。

2. 对处方药和非处方药广告宣传作出规定：处方药必须在医务人员指导下购买和使用，只准在专业性医药报刊上进行广告宣传。非处方药是方便消费者自我保健、自我医疗的药品，为帮助消费者熟悉其疗效，把握其用法，规定非处方药经批准可在大众媒介上进行广告宣传。

3. 对非处方药的包装、标签和说明书有专门的规定：非处方药（甲类、乙类）的包装必须印有国家指定的非处方药的专有标识以便消费者识别和执法人员监督检查。非处方药专有标识图案为椭圆形背景下的 OTC 三个英文字母，是国际上对非处方药的习惯称谓。甲类非处方药品使用红色专有标识，乙类非处方药使用绿色专有标识。非处方药专有标识只允许已列入《国家非处方药目录》并通过药品监督管理部门审核登记的非处方药使用，作为药品标签、使用说明书和包装的专有标识，也可作为经营非处方药的指南性标识。

非处方药的标签和说明书除符合规定外，用语应当科学、易懂，便于消费者自行判断、选择和使用。非处方药的标签和说明书必须经国家药品监督管理局批准。

非处方药的包装必须印有国家指定的非处方药的专有标识，必须符合质量要求，方便储存、运输和使用。每个销售基本单元包装必须附有标签和说明书。

4. 对处方药、非处方药流通及使用管理的要求：非处方药可以进入医疗机构，医疗机构可根据患者病情需要决定使用非处方药；处方药可以继续在社会零售药店中销售，但必须凭医生处方才可购买使用。

5. 明确规定了消费者有权自主选购非处方药，但必须按照非处方药的标签和说明书所示内容使用。

1999 年 7 月 22 日，国家药品监督管理局的国管安［1999］198 号文公布了第一批国家非处方药（化学药品、中成药）目录，共有 325 个品种，其中化学药品 165 个，中成药 160 个，每个品种含有不同剂型。第一批公布的目录全部按甲类非处方药处理。2001 年 5 月，国家公布了第二批非处方药；2002 年 9 月，国家公布了第三批非处方药。至今，我国的非处方药药品制剂达 2000 多个。我国还将陆续公布列入非处方药品的目录。

第五节　药品不良反应监测管理办法

一、药品不良反应的概念及分类

（一）药品不良反应的概念

世界卫生组织（WHO）对药物不良反应的定义是：一种有害的和非预期的反应，这种反应是在人类预防、诊断或治疗疾病，或为了改变生理功能而正常使用药物剂量时发生的。我国《药品管理法》所称的药品不良反应，主要是指在正常用法用量下出现的，与用药目的无关的或意外的有害反应。

（二）药物不良反应的分类

1. 按病因分类

（1）A类药品不良反应（量变型异常）：由于药品的药理作用增强所致，其特点是可以预测，一般与使用剂量或药品配伍有关，反应发生率较高，但死亡率较低。

（2）B类药品不良反应（质变型异常）：与药品的正常药理作用完全无关，其特点是难以预测，与使用剂量无关，反应发生率低而死亡率高。

B类药品不良反应通常可分为药品异常和病人异常。药品异常，一般包括药品有效成份分解，药品的添加剂和化学合成产生的物质所引起的异常反应。病人异常一般与遗传免疫因素有关。

2. 按病人反应分类

（1）副作用：治疗剂量的药物所发生的某些与防治目的无关的作用。如：阿托品通常被用于解除胃肠痉挛，但同时会引起病人口干。

（2）过敏反应：也称变态反应，只有特异质的病人才能出现，与药物剂量无关。常见过敏反应有全身性反应及皮肤反应等。

（3）毒性反应：虽然也是常规使用剂量，但由于使用者的年龄、体质状态，而造成相对药物剂量过大或用药时间过长引起的反应，这类反应对人体危害较大。临床常见的毒性反应有：①中枢神经反应，如头痛、眩晕、失眠、耳鸣、耳聋等。②造血系统反应，如再生障碍性贫血等。③肝肾损害，如肝肿大、肝痛、黄疸、血尿等。④心血管系统反应，如血压下降或升高，心动过速或过缓等。

（4）药物依赖性：这种反应对人的身心健康危害极大。

（5）突变、畸变、癌变反应：因使用具有致人突变、畸变、癌变因子的药品所致。

（6）其他不良反应：二重感染等。

二、实行药品不良反应监测的意义

药品不良反应监测是药品质量管理的一项内容。建立药品不良反应监测报告制度，其目的是为了保障人民用药安全，防止历史上药害事件的重演，为评价、整顿、淘汰药品提供服务和依据，为临床用药提供信息。开展此项工作，可以促进新药研制，促进临床合理用药，利于国际药品信息的交流，提高药物治疗水平和医疗质量。

三、《药品管理法》中的有关规定

1. 我国《药品管理法》规定，国家实行药品不良反应报告制度。药品生产企业、药品经营企业和医疗机构必须经常考察本单位所生产、经营、使用的药品质量、疗效和反应。发现可能与用药有关的严重不良反应，必须及时向当地省、自治区、直辖市人民政府药品监督管理部门和卫生行政部门报告。

由此可以清楚看出：

（1）药品不良反应报告制度的实施主体是药品生产企业、经营企业和医疗机构，报告药品不良反应是上述单位的法定义务。

（2）药品生产企业、药品经营企业、医疗机构发现可能与本单位生产、经营、使用药品有关的严重不良反应，必须及时向省、自治区、直辖市人民政府药品监督管理部门和卫生行政部门报告。这里的"严重不良反应"是指有下列情形之一的情况：①因服用药品引起死亡；②因服用药品引发癌症或致畸；③因服用药品损害了人体生命器官，威胁生命或丧失正常生活能力；④因服用药品引起了身体损害而导致住院治疗；⑤因药品不良反应延长了住院治疗时间。

（3）药品不良反应报告制度的监督主体是国务院药品监督管理部门和省、自治区、直辖市人民政府药品监督管理部门及其药品不良反应监测中心。

（4）国务院药品监督管理部门会同国务院卫生部门制定药品不良反应报告制度的具体管理办法。

2. 对已确认发生严重不良反应的药品采取停止生产、经营和使用的紧急控制措施，按照法定要求，药品监督管理部门在采取紧急控制措施后 5 日内（含法定节假日）组织鉴定，自作出鉴定结论起 15 日内依法作出行政处理决定。药品监督部门对有证据证明可能危害人体健康的药品及其有关材料可以采取查封、扣押的行政强制措施，并在 7 日内作出行政处理决定，药品需要检验的，必须自检验报告书发出之日起 15 日内作出行政处理决定。

第六节　药品整顿与淘汰

一、药品整顿与淘汰的概念

国家药品监督管理局药品评价中心对已批准上市的药品进行再评价，将评价意见反馈给国家药品监督管理部门，由其决定该药品是否继续使用，这一过程称为药品的整顿。如不宜再用，国家药品监督管理部门依《药品管理法》规定撤销该药品的批准文号或进口药品注册证，停止其生产、进口、销售、使用，这一过程叫淘汰。通过药品整顿来决定药品的淘汰。

二、我国淘汰药品的主要原因

1. 药品虽然有效但不良反应（主要为毒副反应）大，对患者有不可逆转的危害性。如心得宁、双氢链霉素等。

2. 药品虽有一定疗效或者疗效较差，但有一定的不良反应（主要为毒副反应），且已有较好的药品可以代替。如安替比林片、咳美芬胶囊等。

3. 药品无疗效或疗效不确切，较长时间药厂不生产，医生也已不用。如灰黄霉素软膏等。

4. 中成药的组方不合理，临床疗效不确切，或多年不生产。如朱柏安神丸、镇惊丸、水泻散等。

三、药品淘汰方式

我国药品淘汰主要有三种方式：一是通过修订药品标准对药品品种进行整顿、复查、重新审核，符合使用要求的给予注册登记，否则予以淘汰。如我国《药品管理法》已全部取消地方标准，统一上升为国家标准，原按地方标准生产的药品，则需进行整顿复查、再评价，符合国家标准的给予登记注册，否则予以淘汰。二是由于群众认为某药有不安全因素，而市场上有更好的代替品，药厂出于产品价格、销售等方面的考虑而停产，时间一久形成"自然淘汰"。三是药品监督管理部门根据科学实验数据、临床用药实践、药品不良反应监测等手段，通过药品审评委员会进行再评价，决定淘汰品种。

四、对淘汰药品的处理

1. 自文件下发之日起，所列品种应立即停止生产，并撤销其生产批准文号。
2. 办理撤销淘汰品种的药品标准手续。
3. 对已生产出厂的合格药品，规定一定期限允许销售和使用。

思考与练习

1. 医院药剂科的组织和任务是什么？
2. 医疗机构配制制剂应遵守哪些规定？
3. 国家基本药物的概念及特点是什么？
4. 什么是处方药、非处方药？

【案例一】

案由：医疗机构使用假药案。

案情介绍：根据群众举报，某市药品监督管理局到某医院分院进行执法检查。检查发现，该医院分院使用标示为某制药厂进口分装的阿奇霉素针剂无中文标识。经查，该分院系某私立医院与个体老板江某合作成立的分支医疗机构，同时它不能提供所使用的阿奇霉素针剂购进渠道。执法人员查实，国家有关部门从未批准某制药厂进口分装阿奇霉素针剂，标示中的某制药厂也从未分装过进口阿奇霉素针剂。

案情分析：对本案的处理，应把握某医院分院所使用的阿奇霉素针剂的定性问题。从案情看，阿奇霉素针剂既未经国家药品监督管理部门批准进口分装，标识中的某厂也未分装过进口阿奇霉素针剂，据此可断定：①该分院所使用的阿奇霉素针剂是假冒药品，应按《药品管理法》规定以生产、销售假药论处。②该分院从非法渠道购进药品（该院不能提供进货渠道），依据《药品管理法》规定处罚，责令改正，没收违法购进药品，并处违法购进药品货值金额2倍以上5倍以下的罚款；有违法所得的，没收违法所得；情节严重的，吊销其医疗机构执业许可证。

【案例二】

案由：9起使用假药致使10人死亡案。

案情介绍：1992年各地共发生9起因使用假药致使10人死亡的特大恶性案件。现将案情简介如下：

①1992年7月5日，山东省曹县大集乡陈河村乡医生孟某使用贴有上海海普制药厂标签

的"硫酸卡那霉素注射液"（批号920108）给患儿陈某（女，2.5岁）肌注，约20分钟后陈某死亡。第二天孟某又用此药以相同剂量给其外孙女孟某（2岁）肌注，患儿又在20分钟内死亡。经有关部门检验，孟某所用的假药实为"氯化琥珀胆碱注射液"。经查实，该假药是从本省曹县安才楼乡不法私人药贩王某手中购得。曹县卫生局对孟某处以罚款并吊销行医执照、赔偿死者家属损失；对不法药贩王某没收违法所得、罚款，并由司法部门追究刑事责任。

②1992年7月15日，四川省化山乡卫生院退休职工舒某用从本院购得贴有上海海普制药厂标签的"硫酸卡那霉素注射液"（批号920108）给其侄女（9个月）注射1支后，约30分钟患儿死亡。经检验，该假药实为"氯化琥珀胆碱注射液"。经查实，假药系华山乡卫生院从开县镇东乡卫生院金某手中购进。

③1992年7月28日，山东省蓬莱市南王镇泊守乡乡村医生董某使用贴有无锡第四制药厂标签的"硫酸小诺霉素注射液"（批号920204）给方家村女孩徐某（6岁）肌注，使患儿死亡。经检验，该假药实为"氯化琥珀胆碱注射液"。经查实，假药是从无证个体药贩刘某手中购得。蓬莱市卫生局对不法药贩刘某没收假药及违法所得并处以罚款，同时由当地公安部门收审；对乡医董某没收假药并处以罚款，同时交当地检察院收审。

④1992年7月24日，湖北省黄岗地区黄洲市回龙山镇乌龙村卫生所医生杨某给患儿王某（女，1.5岁）注射贴有无锡第四制药厂标签的"硫酸小诺霉素注射液"（批号920108）约10分钟后，患儿出现紫绀等症状，经抢救无效死亡。经检验，该假药实为"氯化琥珀胆碱注射液"。经查实，该假药系从黄州市上巴镇花园村个体无证药贩张某手中购得。

⑤1992年8月3日，河南省开封市杞县葛岗乡西空村诊所医生郑某使用贴有上海海普制药厂生产的"硫酸卡那霉素注射液"（批号920108）给本村患儿张某（男，4岁）注射后约5分钟，患儿出现头晕、抽搐等症状，经抢救无效而死亡。经检验，该假药实为"氯化琥珀胆碱注射液"。经查实，假药系郑某从孟寨村不法药贩陈某手中购得。陈某及乡医郑某均被公安部门收审。

⑥1992年8月17日，山东省威海市乳山县环翠区温泉乡西岗村个体医师刘某用贴有无锡第四制药厂标签的"硫酸小诺霉素注射液"（批号920204）给方家村患儿于某（女，8个月）肌注，使患儿死亡。经检验，假药为"氯化琥珀胆碱注射液"和"硝酸士的宁注射液"。经查实，假药是从不法药贩刘某手中购得。威海市卫生局对不法药贩刘某没收假药及违法所得并处以罚款，同时移交公安部门立案查处；对乡医刘某没收假药及违法所得并处以罚款，同时吊销行医执照。

⑦1992年9月，广东省湛江市赤坎区流动凉茶档主林某从本区南溪药材市场136号摊主莫某处买回5公斤龙胆草磨成粉，添加在凉茶中冲服。9月30日～10月1日两天有7人中毒，其中江某（女，30岁）经抢救无效而死亡。经检验，该假龙胆草实为一种含有7种毒素的桃耳七草药。公安部门将林某、莫某收审。据莫某代诉，假龙胆草是从广西玉林药材市场购入。

⑧1992年10月20日，黑龙江省七台河市新兴区个体诊所医生班某因病在自家诊所用5支贴有哈尔滨制药二厂标签的"注射用头孢唑林钠"针剂（批号911001）加5%葡萄糖注射液静注约10滴时死亡。经检验，该假药实为"青霉素钠"。因本人已死，药源无法追踪。

【案例三】

案由：赵某制售假药，致死 3 名幼儿案。

案情介绍：赵某原籍河南省上蔡县，1992 年 4 月，流窜到安徽阜阳，从事以牟取暴利为目的的制售假药活动，把从阜阳市场上购回的滞销、过期及价格低廉的氯化琥珀胆碱等药品，仿冒为硫酸小诺霉素注射液和硫酸卡那霉素注射液，并分别贴上"上海海普制药厂"和"无锡第四制药厂"的假标签，用铅字盖上"920108"批号及有效期，然后售出。这些假药销售到湖北、四川、山东、广东 4 省，致使 3 名幼儿注射后死亡。这 3 名被赵某假药害死的幼儿都只有 2 岁，不过患了一点小病，不料却被赵某假药夺去了生命。2 岁的王畅家住湖北，活泼可爱，1992 年 7 月 24 日因感冒注射了一针赵某制售的假硫酸小诺霉素，针头拔出来不久，那双明亮的眼睛就永远失去了光泽。

制售假药致人死亡的罪行，激起了广大人民群众的义愤，引起公安、卫生和医药管理部门的高度重视，日理万机的国务院领导同志对此十分重视，先后对此案作出了批示。公安部于 1992 年 11 月通报全国公安机关后，各种侦察线索汇集到安徽阜阳，在安徽阜阳先后抓获了出售致幼儿死亡的假药销售者曹某等人。经进一步审讯，假药来源线索集中到化名白军的赵某身上。专案组于 1993 年 4 月 28 日在阜阳市福利旅社将正在销售假药的赵某当场抓获。初步审讯中，赵只供认出售假药，拒不交待制造假药的犯罪事实及在阜阳市的住处。专案组依法传唤了赵某的妻子孙某，孙交代了他们在阜阳市的住处及转移藏匿假药的地点。经搜查，缴获了赵某已制成的假药 2532 盒，其中有 1 盒"硫酸小诺霉素注射液"，若干盒封贴标签下还留有未撕尽的"氯化琥珀胆碱注射液"标签字迹。还缴获各种药品假商标 23500 张，一些制造假药工具，及在小学五年级语文课本印有"920108"字样等有关罪证。随后，山东、湖北转来了赵某制售的假药致死人命的有关证据材料。面对大量证据，经反复审讯，赵某被迫交代了制售假药的罪行。

案情结果：安徽阜阳地区中级人民法院于 8 月 7 日依法对此案进行公开审理，认定赵某于 1992 年上半年用"氯化琥珀胆碱注射液"改制成假"硫酸小诺霉素注射液"和"硫酸卡那霉素注射液"出售，致 3 名幼儿死亡，1 名幼儿休克经抢救脱险，其行为显然已构成"以制造、销售假药的危险方法危害公共安全罪"。现赵某已被判死刑。

第十章　执业药师资格制度

第一节　概　述

为了实行对药学技术人员的职业准入控制，科学、客观、公正地评价和选拔人才，全面提高药学技术人员的素质，建设一支既有专业知识和实际能力，又有药事管理和法规知识，能严格依法执业的药师队伍，以确保药品质量，保障人体用药的安全有效，我国实行执业药师资格制度。

一、执业药师的概念

执业资格是指政府对某种责任较大、社会通用性较强、关系公共利益的专业（工种）实行准入控制，是依法独立开业或从事某一特定专业（工种）学识、技术和能力的必备标准。

执业药师是指经全国统一考试合格，取得《执业药师资格证书》并经注册登记，在药品生产、经营、使用单位中执业的药学技术人员。执业药师英文译为 Licensed Pharmacist。执业药师资格制度规定，凡从事药品生产、经营、使用的单位均应配备相应的执业药师，并以此作为开办药品生产、经营、使用单位的必备条件之一。

二、实行执业药师资格制度的意义

执业药师资格制度的实行对我国社会主义市场经济条件下正面临着改革与发展考验的医药事业具有重要的意义。①是医药事业适应"两个根本转变"，走向社会主义市场经济，实行法制化建设，加强宏观管理，依法行政，促进医药体制改革，特别是药品分类管理的战略性措施；②是医药人事制度改革，实行科学化管理，提高药学技术人员素质，加强药师队伍建设的有效措施；③是维护社会公共利益，净化医药市场，规范药品生产、经营、使用行为，保证药品质量，保障人民用药安全有效的重大措施；④是与国际惯例接轨，实行国际互认，使中国医药走向世界的保证措施。

三、我国推行执业药师资格制度的基本情况

世界上一些国家早在19世纪初对药学技术人员便实行资格准入控制，如英国（于1815年）、美国（于1869年）、日本（于1898年）等，并相继发布了"药房法"、"药事法"或"药剂师法"，明确规定只有取得国家资格并注册的药师才能在相关岗位上执业，这已成为国际惯例。

1994年3月25日，原国家医药管理局与人事部联合颁发了《执业药师资格制度暂行规

定》，1995 年 7 月 5 日，原国家中医药管理局与人事部联合颁发了《执业中药师资格制度暂行规定》，从此我国开始实施执业药师资格制度。1998 年国务院机构改革，成立了国家药品监督管理局，并赋予其实施执业药师资格制度的职能。国家药品监督管理局与人事部对原规定有关内容进行了修改，颁发了新的《执业药师资格制度暂行规定》。几年来，执业药师资格制度起步是良好的，发展是健康的，工作是顺利的，已经形成了一定规模的执业药师队伍。

1. **初步建立了执业药师资格制度框架**　以《执业药师资格制度暂行规定》为基础，现国家药品监督管理局对原有的《执业药师资格考试实施办法》、《执业药师注册管理暂行办法》、《执业药师资格认定办法》、《执业药师继续教育管理办法》等一系列规范性文件重新进行了修订，并在有关药品分类管理制度、GSP 规范、换发药品经营许可证等方面，均对执业药师提出明确要求。

2. **基本建立了培训、考试、注册、继续教育工作体系**　国家药品监督管理局修订了"执业药师资格考试大纲"，组织编写了各科"国家执业药师资格考试应试指南"。除少数省市外，大多数地区建立了执业药师培训与继续教育基地。另外，各省有专人负责执业药师工作，对执业药师进行注册登记，加强管理，形成注册管理体系。

3. **加大宣传力度，逐步提高各级领导和全社会对执业药师资格制度的重视**　执业药师资格制度实施以来，在社会上引起较大的反响，得到广大医药界领导、专家、管理人员及药学技术人员的支持。国家药品监督管理局多次要求各省局做好执业药师的监督管理工作。首批执业药师注册时，有些省市举行隆重的颁证仪式。各省市还制定激励机制和措施，鼓励有条件的人员积极报考，提高执业药师的待遇。特别是药品分类管理制度推行以来，对执业药师的数量和质量要求日益提高，从市场机制的角度提高了执业药师的地位和作用。

4. **健全了组织管理机构**　国家药品监督管理局成立了"执业药师考试管理中心"，具体负责执业药师的日常管理工作。组建了培训处，负责执业药师的宏观管理工作。还组织执业药师专家组，负责命题考试、继续教育、编写教材、咨询服务等工作。各省局也在人事（教育）部门设立专人负责执业药师工作。一个从上到下的执业药师工作组织管理体系已基本形成，为今后工作打下了良好的基础。

5. **具备了一定数量的执业药师队伍**　2000 年，全国有 11138 人取得了执业药师资格。2001 年，全国有 63942 人报考执业药师，参考人数 53656 人，考试合格人数 15861 人，另有药品使用单位有近 2000 人通过执业药师资格认定。这样，加上原有取得执业药师资格的 2.62 万人，截止 2001 年，全国将有 4.4 万多名药学技术人员取得执业药师资格。

第二节　执业药师资格制度暂行规定

国家药品监督管理局与人事部在总结执业药师、执业中药师资格制度实施情况的基础上，重新修订并颁发了《执业药师资格制度暂行规定》。

一、重要修改内容

1. **明确了执法主体**　修改后的暂行规定由人事部和国家药品监督管理局两部委共同颁发。

2. 扩大了执业范围 由原药品生产、流通领域扩大到生产、经营、使用单位。

3. 确定执业药师的定义 即同时具有执业药师资格证书和执业药师注册证并在药品生产、经营、使用单位执业的药学技术人员。

4. 统一了执业药师与执业中药师 实行统一报名、统一考试、统一发证、统一注册、统一管理。在五统一的基础上，实行三个区别：执业药师资格考试试卷分为药学类和中药学类；执业药师分药学类和中药学类分别注册；执业药师分别执业。

5. 放宽了资格考试报考人员的条件 具备以下条件之一者，均可申请参加执业药师资格考试：取得药学、中药学或相关专业中专学历，从事药学或中药学专业工作满 7 年；取得药学、中药学或相关专业大专学历，从事药学或中药学专业工作满 5 年；取得药学、中药学或相关专业大学本科学历，从事药学或中药学专业工作满 3 年；取得药学、中药学或相关专业第二学士学位、研究生班毕业或取得硕士学位，从事药学或中药学专业工作满 1 年；取得药学、中药学或相关专业博士学位。

6. 增加了"继续教育"章节 强调对执业药师注册后培训提高的必要性，实行继续教育登记，并作为再次注册时的依据。

二、执业药师的职责

1. 执业药师必须遵守职业道德，忠于职守，以对药品质量负责，保证人民用药安全有效为基本准则。

2. 执业药师必须严格执行《药品管理法》及国家有关药品研究、生产、经营、使用的各项法规及政策。执业药师对违反《药品管理法》及有关法规的行为或决定，有责任提出劝告、制止、拒绝执行，并向上级报告。

3. 执业药师在执业范围内负责对药品质量的监督和管理，参与制定、实施药品全面质量管理，对本单位违反规定的行为进行处理。

4. 执业药师负责处方的审核及监督调配，提供用药咨询与信息，指导合理用药，开展治疗药物的监测及药品疗效的评价等临床药学工作。

第三节 执业药师考试、注册、继续教育管理

一、执业药师考试管理

执业药师资格通过考试的方法取得。考试实行全国统一大纲、统一命题、统一组织。执业药师资格考试属于职业准入性考试，凡经过本考试并成绩合格者，国家发给执业药师资格证书，表明具备执业药师的学识、技术和能力。本资格在全国范围内有效。《执业药师资格考试实施办法》规定如下：

1. 人事部、国家药品监督管理局共同负责执业药师资格考试工作 日常管理工作由国家药品监督管理局负责，具体考务工作委托人事部人事考试中心组织实施。

2. 考试时间 执业药师资格考试日期定为每年 10 月，报名时间定为每年 3 月。考试以 2

年为1个周期。

3. **考试科目** 药学（中药学）专业知识（一）、药学（中药学）专业知识（二）、药事管理与法规、综合知识与技能共4个科目。中药学专业知识（一）包括中药学和中药药剂学两部分内容，中药学专业知识（二）包括中药鉴定学和中药化学两部分内容；药学专业知识（一）包括药理学和药物分析两部分内容，药学专业知识（二）包括药物制剂和药物化学两部分内容。综合知识与技能按药学和中药学专业分类，均包括外文。

4. **免试** 对聘为高级专业技术职务并具备一定学历和资历的人员可免试药学（中药学）专业知识（一）、药学（中药学）专业知识（二）两个科目，但其他考试科目必须在一个考试年度内通过。

二、执业药师注册管理

执业药师注册制度，是指对获得执业药师资格人员在执业活动前必须经过的准入控制，注册机构通过对申请注册者的资格审核，符合条件才予以注册，同意准入。国家药品监督管理局为全国执业药师资格注册管理机构。各省（区、市）药品监督管理部门为执业药师注册机构。《执业药师注册管理暂行办法》规定：

1. **注册后上岗** 持有《执业药师资格证书》的人员只有进行注册取得《执业药师注册证》方可以执业药师身份上岗执业。

2. **执业药师按执业类别、执业范围、执业地区进行注册** 执业类别分为药学、中药学两类；执业范围包括药品生产、经营、使用单位；执业地区为省、自治区、直辖市。

3. **执业药师申请注册必须同时具备下列条件** 取得《执业药师资格证书》；遵纪守法，遵守药师职业道德；身体健康，能坚持在执业药师岗位工作；经执业单位考核同意。

4. **解决了先有岗位才予以注册的问题** 办法中明确，只要符合条件，在执业范围之内就可注册，没有岗位限制（即：考试——取得资格——注册——上岗）。如果在科研、教育等单位取得资格的，可流动到生产、经营、使用单位，即可注册。

5. **延长了执业药师资格保留时间** 取得执业药师资格证书之后，只要按规定参加继续教育，可保留资格。

6. **规范注册管理** ①注册机构办理注册，应加盖注册专用章。②注册后由国家药品监督管理局发给《执业药师注册证》及其副本。③执业药师变更执业地区、执业范围、执业单位的，必须办理变更手续。

7. **再次注册** 执业药师注册有效期为3年，持证者须在有效期满前3个月申请办理再次注册手续。申请再次注册的执业药师必须有参加执业药师继续教育的记录。

8. **执业药师注册后如有下列情况之一则予以注销** ①死亡或被宣布失踪的；②受刑事处罚的；③被吊销《执业药师资格证书》的；④受开除行政处分的；⑤因健康或其他原因不能从事执业药师业务的。

三、执业药师继续教育

执业药师继续教育是针对取得执业药师资格的人员进行的有关法律法规、职业道德和专业知识与技能的继续教育。国家药品监督管理局修订并发布的《执业药师继续教育管理暂行办法》规定：

1. 明确国家药品监督管理局、执业药师考试管理中心和省级药品监督管理局在继续教育工作中的职责和分工。

2. 重申建立执业药师培训中心审批制度，凡要举办执业药师继续教育的单位必须经过省局初审，报国家局批准。

3. 实行执业药师继续教育项目审批制度，项目分指定、指导和自修三类。

指定项目为国家有关政策法规和职业道德等，是执业药师必修项目，由国家药品监督管理局考试中心立项、发布，统一组织实施。执业药师参加指定项目学习每年不得少于 7 学分。

指导项目为药学或相关专业的新理论、新知识、新技术、新方法等，为执业药师限定选修项目。指导分为二类：一类项目为举办单位面向全国举办，此类项目经执业药师考试管理中心审批并向全国公布；二类项目为举办单位面向本地区举办，由所在地区药品监督管理部门审批公布。执业药师参加指导项目学习每年不得少于 8 学分。

自修项目为执业药师自行选定的项目，如参加学术会议、专题考察、撰写论文和专著等。执业药师参加自修项目学习后，须提供相关材料，经所在省、自治区、直辖市药品监督管理局核实确认后，在继续教育登记证书上登记盖章。

4. 执业药师继续教育实行学分制，规定执业药师每年必须取得 25 学分。

5. 实行登记制度。执业药师参加继续教育学习即可取得学分，并记录在《执业药师继续教育登记证书》上，再次注册时作为参加继续教育完成情况的依据。

第四节　执业药师与从业药师资格认定

一、执业药师与从业药师资格认定

自 1994 年实施执业药师资格制度以来，执业药师管理工作取得了进展，形成了一定规模的执业药师队伍。但由于执业药师资格制度尚处于起步阶段，执业药师的人数还远远不能满足社会的需求。执业药师数量不足直接影响了处方药与非处方药分类管理制度的推进，影响了药品流通体制改革的深化。根据《执业药师资格制度暂行规定》文件精神，在严格掌握执业药师资格准入标准的前提下，国家药品监督管理局采取了有效措施扩大执业药师队伍。

（一）执业药师资格认定

1994 年和 1995 年国家人事部和原国家医药管理局、国家中医药管理局分别组成执业药师资格认定小组，按照一定的程序，对符合一定条件的药品生产、经营单位中关键岗位的药学、中药学高级专业技术人员，不经考试直接给予了资格认定，并发给资格证书。条件是：①坚持四项基本原则，遵纪守法；②1994 年 3 月 15 日以前担任药品、中药生产或经营的高级专业技术人员；③获得省（部）级医药科技成果奖，或在省（部）级刊物上发表过有代表性的医药专业论文 2 篇，或有医药行业的重要专著；④连续直接从事医药生产、经营或药学岗位工作 5 年以上，累计 10 年以上；⑤经省级医药管理部门对有关药事管理及法规方面知识考核合格。继此之后，国家药监局又在药品使用单位中开展了执业药师认定工作。

（二）从业药师资格认定

2000 年 11 月 20 日，国家药品监督管理局发出"关于在药品经营企业实行从业药师资格认定工作的通知"，决定在药品经营企业实行从业药师资格认定工作，以提高药品经营机构人员的整体素质，同时弥补执业药师数量的不足。

1. **申报条件** 在药品经营企业工作，具备以下条件之一者，均可申请通过认定取得从业药师资格：取得药学（中药学）大学本科以上学历，从事药学（中药学）专业工作满 1 年的；取得药学（中药学）大学专科学历，从事药学（中药学）专业工作满 3 年的；具有副主任药师（副主任中药师）以上专业技术职务的；取得相关专业（医学、护理学、生物学、化学）大学专科以上学历并具有高级专业技术职务，从事药学专业工作满 8 年的。

2. **认定办法** 符合上述条件的药学技术人员，经地、市级药品监督管理部门审核同意后报省、自治区、直辖市药品监督管理局审批，并进行药事管理及法规知识培训及考试考核，考试考核合格者，由省、自治区、直辖市药品监督管理局颁发国家药品监督管理局统一印制的《从业药师资格证书》，该证书在全国范围内有效。

3. **从业药师的管理** 实行从业药师资格认定工作是一种过渡性的政策措施，有效期限暂定为 2001 年 7 月 1 日至 2004 年 6 月 30 日。在此期间，各省（区、市）药品监督管理局每年对达到申报条件的从业药师进行资格认定工作，并将认定结果报国家药品监督管理局备案。符合条件的从业药师须参加执业药师资格考试，以便取得执业药师资格。2004 年 6 月 30 日以前还未取得执业药师资格的从业药师人员，不再具备相应的职责。

二、今后开展执业药师工作的思路

针对当前执业药师队伍存在的数量不足、分布不合理、队伍整体素质需要提高这三方面的问题，国家药品监督管理局采取了有效措施。通过在药品生产、流通、使用单位中开展执业药师资格认定及对部分药学技术人员开展一次性考试认定，扩大了执业药师队伍。通过做好执业药师注册工作，鼓励人才合理流动，鼓励执业药师向零售药店流动，调整执业药师分布。通过加强继续教育指导和管理，全面提高执业药师整体素质。今后开展执业药师工作的思路是：

1. 制定执业药师配备规划，明确总体目标。

2. 采取有效措施，增加执业药师的数量并不断提高素质。

3. 突出重点，加大政策导向力度。一是将推行"执业药师资格制度"与 GSP 认证工作、实行药品分类管理制度相结合，把企业配备执业药师作为 GSP 认证和"定点零售药店"的考核内容之一。二是推行"执业药师资格制度"工作与整顿、规范药品生产、经营秩序，净化药品市场，加强药品监督管理工作相结合。以药品经营企业为切入点，以药品零售企业为重点。先从沿海经济发达地区、中心城市大中型零售药店抓起，与发放《药品经营许可证》、推行 GSP 和推行药品分类管理制度相结合。药品零售企业中凡是被允许销售处方药和甲类非处方药的零售药店，必须限期配备执业药师。

4. 加强宣传力度，统一和提高认识。通过各种途径在全社会开展执业药师资格制度宣传工作，特别是在药品生产、经营、使用单位加大宣传力度，调动企业配备执业药师的积极性。

5. 加快执业药师立法工作。力争早日出台《执业药师法》，提高执业药师的法律地位。

思考与练习

1. 何谓执业药师，执业药师的职责是什么？
2. 为什么要实行执业药师资格制度？
3. 实行执业药师资格制度的意义是什么？
4. 何谓执业药师注册？

下篇　经济法规

第一章　经济法概述

第一节　经济法的概念和调整对象

一、经济法的概念

经济法是调整在国家协调经济运行过程中发生的经济关系的法律规范的总称。这一概念包含以下几层涵义：

1. 经济法作为一个独立的部门法，是由一系列经济法律规范按其固有的特征所构成的一个整体。

2. 经济法是调整经济关系的，凡不属于经济关系的社会关系则不属于经济法的调整范围。

3. 经济法调整的是在国家协调经济运行过程中发生的经济关系，而不是所有的经济关系。

二、经济法的调整对象

经济法的调整对象是国家机关、企事业单位及各类经济实体在组织领导、经营管理和协调发展经济活动中所发生的经济关系，具体包括以下几个方面：

（一）经济主体关系

经济主体关系包括两层涵义：一层是指国家从整体利益出发，在进行统筹规划、组织协调和检查监督等活动中与经济组织所发生的调控关系；另一层是经济组织从自身利益出发，在参加内部活动时与自己组织机构和成员所发生的调控关系。

（二）市场管理关系

市场管理关系是指国家为了实行社会主义市场经济，维护国家、生产经营者和消费者的合法权益而干预市场所发生的经济关系。

（三）宏观经济调控关系

宏观经济调控关系是指国家从长远利益和社会公共利益出发，对国民经济的总体活动进行调节和控制过程中与其他社会组织所发生的经济关系。

（四）劳动及社会保障关系

劳动及社会保障关系是指国家在对作为劳动力资源的劳动者实行社会保障过程中所发生的经济关系。

第二节　经济法律关系

一、经济法律关系的概念

经济法律关系，是指在国家协调经济运行过程中根据经济法的规定发生的经济权利和经济义务关系。

经济法律关系同经济法的调整对象有着密切的联系。经济法律关系是作为经济法调整对象的特定经济关系在法律上的反映，即在国家协调经济运行过程中发生的经济关系在法律上的反映。

二、经济法律关系的构成要素

经济法律关系是由经济法律关系的主体、内容、客体三个要素构成，缺少其中任何一个要素，都不能形成经济法律关系。

（一）经济法律关系主体

1. **经济法律关系主体的概念**　经济法律关系主体也叫经济法主体，是指参加经济法律关系，享有经济权利和承担经济义务的当事人。其中享有权利的一方称为权利主体，承担义务的一方称为义务主体。

作为经济法律关系主体，必须具备一定的条件：①必须进行某一特定的经济活动，即参加经济管理或者经营活动；②必须具有法定资格，即它们的存在要有法律规定或认可；③必须有独立支配的财产或经费，这是经济法律关系主体从事经济管理或经营活动的物质基础，也是履行经济义务的必要条件。

2. **经济法律关系主体的范围**

（1）国家机关：作为经济法律关系主体的国家机关主要有国家计委、财政部、物价局、税务局、工商行政管理局等国家经济管理机关。

（2）企业和其他社会组织：企业是经济法律关系最普遍的主体，其他社会组织主要包括事业单位和社会团体。前者如科研院所、学校、医院等；后者如党团组织、工会、妇联、学术团体等。

（3）企业内部机构：企业内部机构是指企业的分支机构、职能科室和生产单位，它们在参加企业内部经济管理关系时，就具有经济法主体的资格。

（4）公民：公民在从事生产经营活动时，服从有关国家机关的管理，从而取得经济法主体资格。包括：个体经营户、专业户、承包户和其他特定条件下的公民。

（二）经济法律关系内容

1. **经济法律关系内容的概念**　经济法律关系内容是指经济法律关系主体享有的经济权利和承担的经济义务。它是经济法律关系的核心，并决定经济法律关系的性质。

2. **经济权利**　经济权利是指经济法主体依法能够为或不为一定行为和要求他人为或不为一定行为的资格。经济权利主要表现为：经济职权、财产所有权、经营管理权、经济债权、请求权等。

3. **经济义务**　经济义务是指经济法主体依法为满足权利主体的要求必须为或不为一定行为的责任。经济义务主要表现为：贯彻国家的方针和政策，遵守法律法规的义务；接受或进行宏观调控的义务；全面履行合同的义务；不得滥用经济权利的义务等。

4. **经济权利与经济义务的关系**　一般来讲，在市场经济平等主体之间的法律关系中，经济权利与经济义务是互为条件的，当事人只要享受了权利，就必须承担相应的义务。但在国民经济管理法律关系中，经济权利与经济义务是相分离的，即权利主体可以只享受权利而不直接承担义务。如税收征纳关系中，国家税务机关依法享有征纳税款的权利，而纳税人只有依法缴纳税金的义务。

（三）经济法律关系客体

1. **经济法律关系客体的概念**　经济法律关系客体，是指经济法律关系主体的经济权利和经济义务所共同指向的对象。没有客体，经济权利和经济义务就缺乏目标而落空，经济法主体就无法实现一定的经济目的。

2. **经济法律关系客体的范围**

（1）经济行为：经济行为是经济法主体为达到一定的经济目的所进行的经济活动。主要包括：①经济管理行为；②完成一定工作的行为；③提供一定劳务的行为。

（2）财物：财物是具有一定经济价值，能够被人们控制，与经济法主体的经济调控行为有关联的物质财富。主要包括：①货币和有价证券；②生产资料和生活资料。

（3）技术成果：技术成果是人的脑力劳动创造的财富，它能够直接应用于生产与再生产过程并产生经济效益。主要指商标、专利和专有技术等。

（4）信息：信息是能够为人们掌握和了解的各种有用的消息、资料、知识的总称。

三、经济法律关系的运动

经济法律关系和其他社会关系一样，是随社会政治、经济的发展变化而不断变化的。经济法律关系的运动，就是经济法律关系的产生、变更和终止。

（一）经济法律关系产生、变更和终止的概念

1. 经济法律关系的产生　是指经济法律关系主体之间形成一定的经济权利和经济义务关系。

2. 经济法律关系的变更　是指经济法律关系主体、内容、客体的变化。

3. 经济法律关系的终止　是指经济法律关系主体之间的经济权利和经济义务的消灭。

经济法律关系的产生、变更和终止，都必须以一定的经济法律规范为前提，以一定的经济法律事实为依据。

（二）经济法律事实

1. 经济法律事实的概念　经济法律事实是指符合经济法律规定，能够引起经济法律关系产生、变更和终止的客观情况。

2. 经济法律事实的分类　在经济活动中，能够引起经济法律关系产生、变更和终止的经济法律事实很多，根据是否与当事人的主观因素有关，它可以分为经济行为和事件两类。

（1）经济行为：经济行为是指经济法主体为了达到一定的经济目的而进行的有意识的活动。经济行为按其性质可以分为经济合法行为和经济违法行为。这两种行为都可以引起经济法律关系的产生、变更和终止。经济合法行为是指符合法律规范的行为，如经济调控行为，企业承包、租赁经营行为，经济仲裁和审判行为等。经济违法行为是指违反法律规范的行为，如国家行政机关的不当罚款行为，经济组织污染环境的行为等。

（2）事件：事件是不依当事人的意志为转移的客观情况。事件可以是自然现象，也可以是社会现象。作为经济法律事实的自然现象多限于足以能够引起经济法律关系主体之间的经济权利和经济义务关系发生变化的自然灾害。作为经济法律事实的社会现象主要是可以引起某项管理行为发生变化的军事行动和政府禁令等。

第三节　经济法的产生和发展

人类历史上最早出现的法律多是诸法合一。但在古代法律中早已出现了调整经济关系的某些法律规范，如公元前 18 世纪古巴比仑王国的《汉穆拉比法典》，我国封建社会具有代表性的《秦律》、《唐律》、《大明律》等分别对所有权、商品生产和交换等内容作了具体规定。

一、资本主义经济法的产生和发展

在资本主义制度下，随着经济的发展，统治阶级为了防止经济失控，利用国家权力直接干预经济而制定经济法律。资本主义经济法的发展大体可分为以下四个阶段：

（一）自由竞争资本主义时期

18 世纪后半期到 19 世纪 70 年代，资本主义制度已基本形成，"诸法合一"的局面被打破，西欧各国先后制定了民法典和商法典，尤其是以 1804 年颁布的《法国民法典》为代表，

其主要内容是物法，对财产所有权作了详细规定。

（二）垄断资本主义时期

19 世纪末到 20 世纪初，各资本主义国家先后发展到了垄断资本主义。由于经济关系日益复杂，各种矛盾日益尖锐，为了缓和矛盾，统治阶级利用国家政权加以干涉进行立法。美国 1890 通过了《谢尔曼法》，1914 年制定了《克莱顿法》和《联邦贸易委员会贸易法》，统称为反托拉斯法，这是最早的经济立法。

（三）战时经济立法

准备和发动第一次世界大战到第二次世界大战期间，资本主义国家制定和颁布了很多为战争服务的经济法规，这以德国比较典型，如德国 1915 年颁布的《关于限制契约最高价格的通知》，1933 年制定的《卡特尔条例》等，标志着资本主义经济法产生。

（四）战后经济立法

第二次世界大战以后，资本主义国家为了加强对经济的干预制定了许多经济法规，如美国的《联邦统一商法典》，德国的《标准合同法》、《煤炭经济法》等。特别是日本 1979 年修订的《六法全书》，经济法被列为独立的一篇，从而完成了经济法作为独立学科的过程。

二、社会主义经济法的产生与发展

建立和发展社会经济，是社会主义国家的重要任务，法律是实现这个任务的重要工具之一。苏联十月革命胜利后，先后制定了大量的经济法规。1978 年颁布了《苏联法规汇编》纲目，把经济法规独立成篇。南斯拉夫和捷克斯洛伐克是运用经济法来管理经济比较显著的社会主义的国家，1964 年颁布的《捷克斯洛伐克社会主义共和国经济法典》，是世界上现今唯一的一部经济法典。我国社会主义经济法是在中华人民共和国成立以后产生和发展起来的，大致分为三个阶段：

（一）经济立法创建和发展阶段

建国初期到 1956 年，我国进行了大量的立法工作，法律涉及到经济的各个方面，对国民经济的恢复与发展，对农业、手工业和资本主义工商业的社会主义改造的顺利进行，对社会主义革命和建设的大发展，都起到了保障、推动和促进作用。

（二）经济立法遭到破坏时期

1957 年到 1976 年，受极"左"路线的干扰，经济法处于停滞不前的状况，虽然颁布过一些经济法规，但未得到很好的贯彻。特别是文化大革命时期，砸烂公、检、法，经济立法也遭到破坏，这一时期经济立法几乎是空白的。

（三）经济法恢复繁荣时期

1977 年至今，经济立法得到迅速发展。特别是十一届三中全会后，随着全国的工作重点转移到社会主义现代化建设上来，经济立法出现了空前繁荣的局面，尤其是实行社会主义市场经济以后，大批适应市场经济体制需要的经济法规不断涌现，从 1992 年至今主要制定了《公司法》、《反不正当竞争法》、《产品质量法》、《广告法》、《银行法》等，修正了《药品管理法》、《专利法》、《商标法》等。这些法律的制定和修正极大地促进了我国市场经济的发展，我国的经济法体系也得以不断完善。

思考与练习

1. 如何理解经济法的概念？
2. 简述经济法的调整对象。
3. 经济法律关系的构成要素有哪些？

第二章 公 司 法

第一节 概 述

一、公司的概念及特征

公司是依照公司法设立的，以营利为目的的企业法人。公司具有以下特征：

公司是由法定人数的股东共同出资经营的股份制经济组织；公司是以营利为目的的经济组织；公司是具有法人资格的经济组织；公司是严格依照《公司法》设立并进行活动的经济组织。

二、公司的分类

公司依不同标准可作出不同的分类。根据我国现行的公司立法，公司种类相对简单，主要可作如下分类：

1. 根据公司注册资本是否划分为等额股份及股份是否通过发行股票方式募集，公司可分为股份有限公司和有限责任公司。

2. 根据公司之间的控制和依附关系，公司可分为母公司和子公司。母公司是指拥有其他公司一定比例以上的股份并直接掌握其经营的公司。子公司是指半数以上的股份被其他公司掌握，并受其控制的公司。母公司和子公司均具有法人资格。

3. 根据公司的组织管辖系统，公司可分为总公司和分公司。

总公司也称本公司，是指对公司内部组织机构的业务经营、资金使用、人事安排具有统一管辖权的公司，具有独立的法人资格。分公司是指总公司所管辖的分支机构，在法律上具备独立的法人资格，但应依法履行登记程序。

三、公司法的概念和适用范围

公司法是规定公司的设立、组织、活动、解散及其他对内对外关系的法律规范的总称。1993 年 12 月 29 日，第八届全国人民代表大会常务委员会第五次会议讨论通过了《中华人民共和国公司法》（简称《公司法》），并于 1994 年 7 月 1 日起施行。该法对于我国现代企业制度的建立和公司化改革的进行，发挥了十分重要的作用。

公司法适用于依法在中国境内设立的有限责任公司和股份有限公司。外商投资公司适用公司法的一般规定，但外商投资企业法另有规定的除外。

第二节　有限责任公司

一、有限责任公司的概念

有限责任公司也称有限公司，是指股东以其出资额为限对公司承担责任，公司以其全部资产对公司的债务承担责任的企业法人。

二、有限责任公司的设立

（一）有限责任公司的设立条件

1. 股东符合法定人数。有限责任公司由 2 个以上 50 个以下股东共同出资设立（国有独资公司除外）。
2. 股东出资达到法定资本最低限额。有限公司的注册资本不得少于下列最低限额：①以生产经营为主的公司人民币 50 万元；②以商品批发为主的公司人民币 50 万元；③以商业零售为主的公司人民币 30 万元；④科技开发、咨询、服务性公司人民币 10 万元。
3. 股东共同制定公司章程。
4. 有公司名称，建立符合有限责任公司要求的组织机构。
5. 有固定的生产经营场所和必要的生产经营条件。

（二）有限责任公司的设立程序

1. **订立公司章程**　公司章程是公司组织及行为的基本准则，应由全体股东共同制定，载明法律规定必须具备的内容。
2. **缴纳出资**　股东应当足额缴纳公司章程中规定的各自认缴的出资额。股东可以用货币出资，也可以用实物、工业产权、专有技术、土地使用权作价出资。
3. **登记注册**　股东全部缴足出资后，由其代表人或代理人向公司登记机关申请设立登记。经公司登记机关核准登记，领取营业执照后，公司即告成立。

三、有限责任公司的组织机构

（一）股东会

有限责任公司的股东会是由全体股东组成的，决定公司一切重大问题的权力机构。

股东会的形式及议事规则：

股东会分为定期会议和临时会议。定期会议依公司章程的规定按期召开，每年至少 1 次。代表 1/4 以上表决权的股东和 1/3 以上董事或监事可提议召开临时会议。股东会由董事会召集，董事长主持（首次会议由出资最多的股东召集和主持），会议应提前 15 日通知全体股东。

股东会会议按照股东出资比例行使表决权。对公司增加或减少注册资本、合并、分立、变更公司形式、解散以及修改公司章程的决议，必须经代表 2/3 以上表决权的股东通过。

（二）董事会

有限责任公司的董事会是由股东会选举产生的常设的公司经营决策和业务执行机构。董事会对股东会负责。董事会成员 3~13 人，设董事长 1 人，副董事长 1~2 人，董事长为公司法定代表人。董事任期每届不超过 3 年，连选可连任。股东少、规模小的公司可不设董事会，只设 1 名执行董事。

（三）经理

经理是有限责任公司负责日常经营管理的工作机构。经理由董事会聘任或者解聘，对董事会负责，可以列席董事会议。不设董事会的，执行董事可以兼任公司经理。

（四）监事会

有限责任公司的监事会是公司经营活动的监督机构，对股东会负责。监事会的成员由股东会选举产生，人数不少于 3 人，每届任期 3 年，连选可连任。股东少、规模小的公司可不设监事会，只设 1~2 名监事。监事会由股东代表和适当比例的公司职工代表组成，董事、经理及财务负责人不得兼任监事。

四、国有独资公司

（一）国有独资公司的概念

国有独资公司是指国家授权投资的机构或者国家授权的部门单独投资设立的有限责任公司。它与一般有限责任公司的区别在于其投资主体只有一个，即国有股东，是"一人公司"。

《公司法》规定，国务院确定的生产特殊产品的公司或者属于特定行业的公司，应当采取国有独资公司形式。

（二）国有独资公司的组织机构

国有独资公司的组织机构有特殊性。它不设股东会，设立董事会，董事由国家授权投资的机构或授权部门委派或者更换，董事长、副董事长亦由其指定。董事会行使股东会的部分职权，决定公司的重大事项，但涉及公司合并、分立、解散、增减资本和发行公司债券的，必须由投资的机构或部门决定。

第三节　股份有限公司

一、股份有限公司的概念

股份有限公司，是指全部资本划分为等额股份，股东以其所持股份为限对公司承担责任，公司以其全部资产对公司的债务承担责任的企业法人。

二、股份有限公司的设立

（一）股份有限公司的设立条件

1. 发起人符合法定人数。一般情况下，股份公司的发起人应在 5 人以上，且其中应有过半数的发起人中国境内有住所。国有企业改建为股份公司的，发起人可少于 5 人，但应当采取募集设立方式。

2. 发起人认缴和向社会公开募集的股本达到法定资本最低限额，为人民币 1000 万元。

3. 股份发行筹办事项符合法律规定。

4. 发起人制定公司章程，并经创立大会通过。

5. 有公司名称，建立符合股份有限公司要求的组织机构。

6. 有固定的生产经营场所和必要的生产经营条件。

（二）股份有限公司的设立方式和设立程序

1. **发起设立方式及程序** 发起设立是指由发起人认购公司应发行的全部股份而设立公司。发起设立程序如下：①发起人订立章程；②认缴股款；③选举董事会及监事会；④进行公司设立登记；⑤公告。

2. **募集设立方式及程序** 募集设立是指由发起人认购公司发行股份的一部分，其余部分向社会公开募集设立公司。募集设立程序如下：①发起人制定公司章程；②发起人认购股份，所有发起人认购的股份不得少于公司股份总数的 35%；③发起人募股；④召开创立大会；⑤申请设立登记；⑥公告。

三、股份有限公司的组织机构

股份有限公司的组织机构可比照有限公司组织机构设置，包括股东大会、董事会和经理、监事会。可参见本章第二节相关内容。

四、股份的发行和转让

（一）股份与股票

股份是指在股份有限公司中均分公司全部资本的计量单位。它具有等额性、不可分性、有价性和可转让性。股票是指股份有限公司签发的、证明股东所持公司股份并享有股东权益的凭证。股份是股票的内容，股票是股份的表现形式。

（二）股份发行

股份发行是指股份有限公司为筹集资本而出售公司股份的行为。股份发行按其时间和目的不同分为设立发行和新股发行两类。股份的发行应符合法定的条件。股份发行必须遵循公开、公平、公正的原则，必须同股同权、同股同利；同次发行的股票，发行条件和发行价格应当相同。

股份发行的价格可以等于票面金额，也可以大于票面金额，但不得低于票面金额。股票发行价格高于票面金额的，须经国务院证券管理部门批准，所得溢价款列入公司资本公积金。

（三）股份转让

股份转让是指股票持有人通过法定程序将股票出让给受让人，使其取得股票成为公司股东的行为。一般而言，股份可自由转让，但同时也受到一定的限制：

1. **场所的限制**　股东转让其股份，必须在依法设立的证券交易所进行。

2. **主体的限制**　具体包括：①发起人持有本公司股票，自公司成立之日起 3 年内不得转让；②公司董事、监事、经理应当向公司申报所持有的本公司的股份，并在任职期内不得转让；③公司不得收购本公司的股票，但为减少公司资本而注销股份或者与持本公司股票的其他公司合并时除外；④公司不得接受本公司的股票作为抵押权的标的。

（四）上市公司

上市公司是指其发行的股票经国务院或国务院授权证券管理部门批准在证券交易所上市交易的股份有限公司。

股份有限公司申请其股票上市，必须符合法定条件和法定程序。上市公司在运行过程中，如果违反了《公司法》的有关规定或是不再具备上市条件的，由国务院证券管理部门暂停或者终止其股票上市。

五、公司债券

公司债券是公司依照法定条件和程序发行的，约定在一定期限内还本付息的有价证券。依照《公司法》，股份有限公司、国有独资公司和两个以上的国有企业或者两个以上的国有投资主体投资设立的有限责任公司，为筹集生产经营资金，可以发行公司债券。

公司债券和股票都是公司募集资本的方式，并可依法在证券交易所转让，但二者又有不同：

1. 发行主体不同。股份有限公司和有限责任公司均可以发行债券，但股票只能是股份有限公司发行。

2. 主体的法律地位不同。债券的所有人作为公司债权人享有债权，而股份所有人则作为公司股东，享有股东的权利并承担义务。

3. 利益分配不同。公司债券所有人无论公司是否盈利，都有权要求公司支付预先确定的利息，而股东只有在公司盈利时才能请求支付股息和红利。在分配利益时，公司债券优先于股份。

4. 风险责任不同。公司债权人不承担或很少承担风险责任，到清偿期限时，公司应当还本付息，若公司破产或解散，有权得到公平清偿；认购股份则是出资行为，股东无权要求返还出资，还必须承担出资范围内的有限责任，若公司解散，只能参与公司剩余财产的分配。

第四节 公司的财务会计

为了保护股东和债权人利益，便于国家对公司的监督和管理，公司必须依照法律、行政法规和国务院财政主管部门的规定，建立本公司的财务、会计制度。我国公司法中对财务、会计事项的规定主要包括财务会计报告、公积金和公益金、利润分配等方面的内容。

一、财务会计报告

财务会计报告是记载和反映公司在一定时期内生产经营活动和财务状况的各种书面报告文件，主要包括资产负债表、损益表、财务状况变动表、财务状况说明书、利润分配表以及附属明细表。

公司应当在每一会计年度终了时，合法、真实、准确、完整地制作财务会计报告，并依法经审查验证，并经公司股东会批准，供股东查阅和了解。

二、公积金和公益金

（一）公积金

公积金是公司为了增强自身经营实力和弥补亏损，依照法律和公司章程规定，从盈余或其他收入中提取的一种积累资金。公积金分为法定公积金和任意公积金。

法定公积金是法律规定必须提取的公积金，依其来源可分为盈余公积金和资本公积金。盈余公积金是从公司税后利润中提取的公积金，提取比例为当年税后利润的10%，它累计额为公司注册资本的50%以上时，可不再提取。资本公积金是直接由资本以及其他原因所形成的公积金，包括股票超过票面价格发行所得的溢价款、接受捐赠等。

任意公积金是公司根据章程规定或股东会的决议自由提取的公积金。

（二）公益金

公益金是公司依法从当年税后利润中提取的用于本公司职工集体福利的积累资金，提取比例为当年税后利润的5%～10%。

三、股利分配

公司的利润在弥补亏损、提取公积金和法定公益金后，依法按出资比例或持有的股份比例分配给股东。如果股东会或者董事会违反上述原则进行分配，必须将违反规定分配的利润退还公司。

第五节 公司的合并、分立、解散和清算

一、合并

公司合并是指两个或两个以上的公司，依照法律规定，通过订立协议而合并成一个公司的法律行为。公司合并有两种形式，即吸收合并和新设合并。公司合并必须依照下列法定程序进行：①股东会作出合并决议；②通知债权人；③签订合并协议，并编制资产负债表及财产清单；④股份有限公司参与合并，必须经国务院授权的部门或省级人民政府批准；⑤向公司登记机关依法办理登记。公司合并，登记事项发生变更的，办理变更登记；公司解散的，办理注销登记；设立新公司的，办理设立登记。

二、分立

公司分立是指一个公司依法分立成两个以上的公司的法律行为。公司分立可以采取新设分立和派生分立两种形式。公司分立程序与公司合并程序基本一致。

三、解散

公司解散即公司终止，是指公司法人资格消灭，丧失其民事行为能力的法律行为。我国公司法规定，公司因下列原因解散：①公司因不能清偿到期债务，依法宣告破产；②公司违反法律、行政法规被责令关闭；③公司章程规定的营业期限届满或者其他解散事由出现；④股东会决议解散。

四、清算

公司清算是公司宣告终止后，结束公司各种法律关系的一系列活动。因公司合并或分立引起原公司的终止不需要清算；公司破产的清算，依照《企业破产法》进行。其他原因引起公司终止的清算按下列程序进行：①成立清算组，负责执行清算事务；②通知或公告债权人；③清理和处理公司财产；④清算终结，办理注销公司登记；⑤公告。

思考与练习

1. 简述公司的概念、特征及分类。
2. 简述有限责任公司、股份有限公司、国有独资公司、上市公司的概念。
3. 试述公司的组织机构。
4. 股份发行与转让的法律规定有哪些？
5. 公司债券与股份有哪些不同？

第三章　企业破产法

第一节　概　述

一、破产的概念

破产是一个法律概念，它是指债务人不能清偿到期债务时，人民法院依法将其全部财产抵偿其所欠的各种债务，并依法免除其无法偿还的债务。这里说的"到期债务"，是指已经到了必须还债的期限；"清偿"，是指全部偿还；"不能清偿"，是指没有按期清偿的任何可能性。

二、企业破产法的概念和作用

1. 企业破产法的概念：指调整企业破产及其财产清算和分配关系的法律规范的总称。1986 年 12 月第六届全国人民代表大会常务委员会第十八次会议通过了《中华人民共和国企业破产法（试行）》（简称《企业破产法（试行）》）。它适用于国有企业。其他类型的法人企业破产还债适用《中华人民共和国民事诉讼法》中"企业法人破产还债程序"的有关规定。

2. 企业破产法的作用：①有助于企业增强危机意识，加强经营管理，提高经济效益；②有助于保护债权人和债务人的合法权益。

三、破产界限

《企业破产法（试行）》第三条规定了破产界限：企业因经营管理不善造成严重亏损，不能清偿到期债务的，依法宣告破产。企业达到破产界限，由债权人申请破产的，有下列情形之一，不予宣告破产：一是公用企业或与国计民生有重大关系的企业，政府有关部门给予资助或者采取其他措施帮助清偿债务的；二是取得担保，自破产申请之日起 6 个月内清偿债务的。

另外，债务人上级主管部门申请整顿并且经企业与债权人会议达成和解协议的，中止破产程序。

第二节　企业破产的程序

一、破产申请的提出与受理

（一）破产申请的提出

1. 债权人申请　债务人不能清偿到期债务，债权人可以申请宣告债务人破产。债权人提出破产申请时提交下列材料：①债权发生的事实及有关证据；②债权的性质、数额；③债权有无财产担保；④债务人不能清偿到期债务的有关证据。

2. 债务人申请　债务人经其上级主管部门同意后，可以申请宣告破产。债务人提出破产申请时应提交下列材料：①企业亏损情况的说明；②企业会计报表；③企业财产状况明细表和有形财产的处所；④债权债务清册；⑤上级主管部门同意其申请破产的意见；⑥人民法院认为应当提交的其他材料。

（二）破产案件的受理

1. 立案前审查　人民法院收到破产申请后，应当对债务人是否达到破产界限以及破产申请是否提供了规定的材料进行审查，并在 7 日内决定是否立案。

2. 通知与公告　人民法院受理破产案件后，应当在 10 日内通知债务人并发布公告。人民法院应在收到债务人提交的债务清册后 10 日内通知已知的债权人。债权人应当在收到通知后 1 个月内，未收到通知的应当在公告之日起 3 个月内，向人民法院申报债权，逾期未申报的，视为自动放弃债权。人民法院应对申报的债权按有无财产担保分别登记造册。

3. 破产案件受理后的法律效力　人民法院受理破产案件后，债务人丧失充当保证人的资格，已担任保证人的，应通知有关当事人不再担任；停止对债务人的其他民事执行程序；除正常经营必需外，债务人不得对部分债权人进行清偿。

二、债权人会议

（一）债权人会议的组成与召开

所有债权人均为债权人会议成员。债权人会议成员享有表决权，但有财产担保的债权人未放弃优先受偿权的除外。债务人的保证人在代替债务人清偿债务后，可作为债权人并享有表决权。债权人会议主席由人民法院从有表决权的债权人中指定。

债务人的上级主管部门可以派员列席债权人会议。债务人的法定代表人必须列席债权人会议，回答债权人的询问。

第一次债权人会议应当在债权申报期限届满后 15 日内召开，由人民法院召集和主持。以后的债权人会议在法院或者会议主席认为必要时召开，也可以在清算组或者占无担保债权总额 1/4 以上的债权人要求时召开。

（二）债权人会议的职权

1. 审查有关证明材料，确认债权有无财产担保及其数额。
2. 讨论通过和解协议草案。
3. 讨论通过破产财产的处理和分配方案。

（三）债权人会议的决议

债权人会议的决议，由出席会议的有表决权的过半数通过，并且其所代表的债权额，必须占无财产担保债权总额的半数以上，但是通过和解协议草案的决议，必须占无财产担保债权总额的2/3以上。债权人会议决议对全体债权人均有约束力。债权人认为债权人会议决议违反法律规定的，可以在该决议作出后7日内提请人民法院裁定。

三、和解与整顿

（一）和解

在债权人申请破产而发生的破产程序中，债务人的上级主管部门提出对该企业进行整顿申请后，债务人应当向债权人会议提出和解协议草案。

和解协议草案应当具有下列内容：①清偿债务的财产来源；②清偿债务的办法；③清偿债务的期限；④如果要求减少债务的，说明请求减少债务的数额。

和解协议草案经债权人会议讨论通过，经人民法院认可并发布公告后生效，破产程序中止，对企业进行整顿。

（二）整顿

企业由债权人申请破产的，在人民法院受理案件后3个月内，被申请破产企业的上级主管部门可申请对该企业进行整顿。

企业整顿能否顺利进行并达到预期目的，一个重要的方面是要制定好整顿方案。整顿方案应当具有以下内容：①对企业达到破产界限的原因分析；②调整或组建企业新领导班子的计划；③改善经营管理的措施和改造、转产措施的可行性；④扭亏增盈的办法；⑤整顿的期限（不得超过2年）和目标。企业整顿方案应当经企业职工代表大会讨论通过，应当提交人民法院和债权人会议。企业整顿的情况应当向企业职工代表大会报告，并听取意见。企业整顿期间，企业的上级主管部门应当定期向债权人会议和人民法院报告整顿情况及和解协议执行情况。

（三）整顿终结及后果

1. **企业整顿的非正常终结** 在整顿期间，企业有下列情形之一的，经人民法院裁定，终结该企业整顿，宣告其破产：①不执行和解协议的；②财务状况继续恶化，债权人会议申请终结整顿的；③有严重损害债权人利益行为的。

2. **企业整顿的正常终结** 企业整顿的正常终结有两种情况：①经过整顿，企业能够按照和解协议清偿债务的，人民法院终结对该企业的破产程序并且予以公告；②整顿期满，企业不能按照和解协议清偿债务的，人民法院应当宣告企业破产，并且依法重新登记债权。

四、破产宣告和清算

（一）破产宣告

根据《企业破产法（试行）》第二十三条规定，宣告企业破产的法定条件是下列情形之一：一是企业因经营管理不善造成严重亏损，不能清偿到期债务，应当宣告破产的；二是企业在整顿期间，由于非正常原因导致终结整顿的；三是企业整顿期满，不能按照和解协议清偿债务的。

（二）破产清算

人民法院应当自宣告企业破产之日起15日内成立清算组。清算组成员由人民法院从企业上级主管部门、政府财政部门等有关部门和专业人员中指定，并指定其中一人担任清算组组长。清算组可以聘任一定数量的会计师及其他工作人员。清算组的职权有以下六项：①全面接管破产企业，负责保管破产企业的全部财产、帐册、文书、资料和印章等；②负责破产财产的清理、估价、处理和分配；③在破产程序的范围内进行必要的民事活动；④破产企业未履行的合同，清算组可以决定解除或继续履行；⑤接受破产企业的债务人和财产持有人清偿债务或者交付财产；⑥破产程序终结后，向破产企业原登记机关办理注销登记。

（三）破产财产的分配

1. **破产财产的概念和构成** 破产财产，是指在破产宣告后，可以依法对债权人的债权进行清偿的破产企业的财产。它由下列财产构成：①宣告破产时破产企业经营管理的全部财产；②破产企业在破产宣告后至破产程序终结前所取得的财产；③应当由破产企业行使的其他财产权利。已作为担保物的财产不属于破产财产；担保物的价款超过其所担保的债务数额的，超过部分属于破产财产。破产宣告时破产企业未到期的债权，以到期债权列入破产财产，但是应当减去未到期的利息及其他损失。在人民法院受理破产案件前6个月至破产宣告之日的期间内，清算组依法追回的财产，并入破产财产。

2. **破产债权** 破产债权，是在破产宣告前成立的，可以通过破产程序从破产财产中获得清偿的债权。它主要包括：①破产宣告前成立的无财产担保的债权；②破产宣告前成立的放弃了优先受偿权的有财产担保的债权；③破产宣告时未到期的债权，视为已到期的债权，但应减去未到期的利息；④其他属于破产债权的债权。

3. **破产费用** 破产费用，是指在破产程序进行过程中所支付的各项费用，包括破产财产管理、变卖、分配等所需的费用，聘请工作人员的费用，破产案件的诉讼费用及其他必需的费用。

4. **破产财产的分配** 破产财产优先拨付破产费用后，按照下列顺序清偿：①破产企业所欠职工的工资和劳动保险费用；②破产企业所欠税款；③破产债权。破产财产不足清偿同一顺序的清偿要求的，按照比例分配。

五、破产程序终结

破产财产分配完毕，由清算组提请人民法院终结破产程序。破产程序终结后，清算组向破产企业原登记机关办理注销登记，清算组应予撤销，未得到清偿的债权不再清偿。

第三节　法律责任

人民法院受理破产案件前6个月至破产宣告之日的期间内，破产企业有下列行为之一的，对该企业的法定代表人和直接责任人员给予行政处分，构成犯罪的，依法追究刑事责任：一是隐匿，私分或者无偿转让财产；二是非正常压价出售财产；三是对原来没有财产担保的债务提供财产担保；四是对未到期的债务提前清偿；五是放弃自己的债权。

破产企业的法定代表人对企业破产负有主要责任的，给予行政处分。破产企业的上级主管部门对企业破产负主要责任的，对该上级主管部门的领导人给予行政处分。

破产企业的法定代表人和破产企业的上级主管部门领导人，因玩忽职守造成企业破产，致使国家财产遭受重大损失的，依照《中华人民共和国刑法》的规定追究刑事责任。

思考与练习

1. 简述企业破产界限的法律规定。
2. 简述债权人会议的职权。
3. 企业破产财产应如何分配？
4. 企业破产责任是如何规定的？

第四章 合 同 法

第一节 概　　述

一、合同的概念及法律特征

合同是平等主体的自然人、法人、其他组织之间设立、变更、终止民事权利义务关系的协议合作同为一种法律关系，具有如下特征：

1. 合同是一种法律行为。当事人之间因合同的订立而产生法律上的权利和义务关系。当事人的合法权益受国家法律确认和保护，当事人不履行合同规定的义务，要承担由此而产生的法律责任。

2. 合同是双方或多方的法律行为。当事人不能自己同自己签订合同，合同必须是两个或两个以上的主体参加，如此才能发生债权债务关系。

3. 合同当事人的法律地位平等。合同是当事人在平等、自愿的基础上产生的法律行为，任何一方不得强迫另一方接受自己的意见。

二、合同法的概念和适用范围

合同法是调整平等民事主体之间合同关系的法律规范的总称。1999 年 3 月 15 日第九届全国人民代表大会第二次会议通过，并于同年 10 月 1 日起施行的《中华人民共和国合同法》（简称《合同法》）是我国目前调整合同关系最重要的一部法律。《合同法》适用范围主要包括以下 15 种合同：①买卖合同；②供用电、水、气、热力合同；③赠与合同；④借款合同；⑤租赁合同；⑥融资租赁合同；⑦预揽合同；⑧建设工程合同；⑨运输合同；⑩技术合同；⑪保管合同；⑫仓储合同；⑬委托合同；⑭行纪合同；⑮居间合同。此外，《合同法》还规定，对于本法没有规定的合同也同样适用，可参照总则和分则最相类似的规定。

第二节　合同的订立

一、合同订立的概念和原则

合同的订立，是指两个或两个以上的当事人在平等自愿的基础上就合同的主要条款经过协商一致最终达成协议的法律行为。合同订立必须遵循合法的原则和平等自愿的原则。

二、合同订立的程序

《合同法》明确规定当事人订立合同必须经过要约、承诺两个阶段。

（一）要约

1. **要约**　即订约提议，指当事人一方向他方提出订立合同建议的意思表示。发出要约的一方称要约人，接受要约的他方称受要约人。

2. **要约的生效、撤回、撤销**　根据合同规定，要约到达受要约人时生效；要约可以撤回，撤回要约的通知应当在要约到达受要约人之前或者与要约同时到达受要约人；要约可以撤销，撤销要约的通知应当在受要约人发出承诺通知之前到达受要约人。

（二）承诺

1. **承诺**　即接受提议，指受要约人对要约表示完全同意的答复。

2. **承诺的生效、撤回**　承诺的意思表示到达要约人支配的范围内时生效。承诺生效时，合同即告成立。承诺可以撤回，撤回承诺的通知应当在承诺通知到达要约人之前或者与承诺通知同时到达要约人。

在现实的合同签订过程中，通常需要经过要约、新要约、再要约，直至承诺，合同当事人完成协商一致的过程，合同生效。法律有特别规定或当事人事先约定，要办理签证、公证或需经上级有关部门核准的，待手续办理完后，合同始得生效。

三、合同的形式

1. **书面形式**　书面形式是当事人之间以书面文字表述的方式订立合同。书面形式包括书面协议、合同书、信件、数据电文等。合同采用书面形式，权利义务记载明确，发生纠纷时易于取证。因此，书面形式是我国合同的主要形式。根据法律、法规规定和当事人约定合同采用书面形式的，应当采用书面形式，否则合同不能成立。

2. **口头形式**　口头形式是当事人之间以口头交谈的方式订立合同。口头形式包括面谈和电话交谈。合同采取口头形式简便易行，但发生纠纷时难以取证，不易分清责任。因此，对于不能及时清结的和标的数额较大的合同，一般不采用口头形式。

3. **其他形式**　除书面、口头形式外，表现合同内容的形式主要包括推定形式和默示形式。推定是指合同当事人通过实施某种行为来进行意见表示。默示是指合同当事人采用沉默不语的方式进行意思表示。这两种方式一般只在合同有特殊规定时才用。

四、合同的主要条款

合同的主要条款是指合同应该具备的共同性条款。它明确规定了合同当事人的权利和义务，是合同的核心内容，也是当事人履行合同的基本依据。《合同法》规定合同的主要条款有：

1. **当事人的名称或者姓名和住所**　名称是指法人或者其他组织在登记机关登记的正式称谓。住所是指其主要办事机构所在地。

2. **标的** 标的是合同当事人之间权利义务所指向的对象，包括物、行为、智力成果等，但必须是法律所允许的。

3. **数量** 数量是指标的在量的方面的限度，是用数字和计量单位来衡量标的尺度，是决定权利义务大小的标准。数量必须按照国家规定的法定计量单位计量。

4. **质量** 质量是标的的质的规定性，是标的内在素质和外观形态的综合，是产品行为的优劣程度的体现。明确、具体地规定标的的质量，对确定当事人责任的轻重和合同的履行意义重大。

5. **价款或报酬** 价款是取得标的物所应支付的代价；报酬是获得劳务所应支付的代价。价款或报酬是有偿合同的主要条款，一般由当事人协商议定，但如果属于国家定价或指导价的，必须执行国家定价或在规定幅度内确定价格。

6. **履行期限、地点和方式** 履行期限是当事人履行合同义务的起止时间，它是判断合同是否已经得到履行的一个标准。履行地点是当事人履行合同义务和接受合同义务的地点，它可以按法律或合同的约定确定，也可以根据合同的性质确定。履行方式是指当事人以什么样的方式履行自己的义务，它主要包括标的物的交付方式和价款、报酬的结算方式。

7. **违约责任** 违约责任是指合同当事人由于自己的过错而违反合同所要承担的经济责任。约定违约责任有助于督促当事人自觉履行合同义务，有利于在发生违约情况后确定责任，从而保护当事人的合法权益。

8. **解决争议的方法** 当事人之间在履行合同中发生争议的解决方法主要有三种：一是自行解决，即当事人通过协商或者调解解决；二是仲裁解决，即当事人根据仲裁协议向仲裁机构申请仲裁；三是诉讼解决，即通过任何一方当事人向人民法院起诉，由法院审理、判决。

第三节 合同的效力

一、合同效力的概念

合同的效力，又称合同的法律效力，是指法律赋予依法成立的合同具有约束当事人的强制力。合同的效力以合同的成立为前提，但合同成立后，能否发生法律效力，取决于合同是否具备了生效条件。

二、合同的有效要件

1. 行为人具有缔约的行为能力。自然人应该是年满 18 周岁，可以独立进行民事活动的完全民事行为能力人；企业和其他组织应依法成立，取得合法资格，在它权利能力范围内从事民事活动。

2. 当事人的意思表示真实。意思表示真实指行为人的意思表示能真实地反映其主观意志。

3. 不违反法律和社会公共利益。合同不得违反我国现行法律、法规，也不得违反社会秩序、道德准则和风俗习惯。

4. 合同的形式合法。

三、无效合同

无效合同是指合同虽然已经成立，但因其违反法律、法规或公共利益而得不到国家法律承认与保护的合同。无效合同主要表现在以下几个方面：

1. 一方以欺诈、胁迫的手段订立合同，损害国家利益的。欺诈、胁迫是指当事人一方故意告知对方虚假情况或者给对方施加危害，使对方产生错误认识或者发生恐惧的状态下作出意思表示的行为。在经济生活中很多以此类合同侵吞国有资产的情形，因此，这一规定可以防止合同损害国家利益。

2. 恶意串通，损害国家、集体或者第三人利益的。所谓恶意串通就是互相勾结，主观上牟取私利，客观上损害了国家、集体或者第三人的利益。

3. 以合法形式掩盖非法目的的。这一情况是合同当事人订立的合同表面上看内容、形式都是合法的，但最终是为了达到非法的目的。例如当事人为逃避债务将自己的财产赠与他人的行为。

4. 损害社会公共利益的。损害社会公共利益的合同实质是违反社会公共道德，破坏社会秩序。例如与他人签订合同出租赌博场所，这种合同不管是故意还是过失所致，都应是无效的。

5. 违反法律、行政法规的强制性规定的。合同如果违反了国家法律、行政法规的强制性规定，就会导致法制的混乱，因此这类合同无效。例如个体工商户无权经营种子、农药，却与他人签订了供应种子或农药的合同，这种合同应属于无效。

此外，合同中下列免责条款无效：一是造成对方人身伤害的；二是因故意或者重大过失造成对方财产损失的。免责条款虽然经双方当事人协议达成，但显然违背法律、行政法规的强制性规定，损害社会公共利益，应属于无效条款。个别条款的无效并不影响其他条款的效力。

四、合同的撤销

合同成立以后，出现下列情况，当事人一方有权请求人民法院或者仲裁机构变更或撤销合同：

1. 一方以欺诈、胁迫的手段或乘人之危，使对方在违背真实意思的情况下订立的合同。

2. 因重大误解订立的合同。重大误解是指当事人对合同的性质、当事人及合同标的认识的错误，使合同内容与自己的意思相悖，根本达不到缔约目的。

3. 显失公平的合同。显失公平是指一方当事人利用优势或者利用对方没有经验，致使合同规定的权利义务明显违反公平的原则。

具有撤销权的当事人应在知道或应当知道撤销事由之日起 1 年内行使撤销权。当事人请求变更的，人民法院或者仲裁机构不得撤销，变更后的合同具有法律效力。

五、合同无效或被撤销的法律后果

合同被确认无效或者被撤销后，将导致合同自始无效。虽然它不能产生当事人预期的法律效果，但并不是不产生任何法律后果。当事人应该承担相应的法律后果。

1. 返还财产　合同无效或被撤销后，因该合同取得的财产应予以返还，不能返还或没有必要返还的，应当折价补偿。

2. 赔偿损失　有过错的一方给对方造成损失时，应当赔偿对方因此所受的损失。如果双方都有过错，应按责任的主次、轻重各自承担相应的责任。

3. 追缴财产　当事人双方恶意串通，利用合同损害国家利益或社会利益的，应当由有关机关追缴双方所取得的财产，收归国家所有。

第四节　合同的履行和担保

一、合同的履行

（一）合同履行的概念

合同履行是指合同当事人双方根据合同规定的内容全面履行自己的义务。合同的履行是当事人双方签订合同的出发点和归宿，是实现其目的的手段。

（二）合同履行的基本原则

1. 全面履行原则　指当事人按照合同约定的主体、标的、数量、质量、价款等，在适当的履行期限，以适当的履行方式，全面完成履行义务。

2. 诚实信用原则　指当事人在履行合同义务时，要诚实、守信、善意，不滥用权利，不逃避义务。同时，根据合同的性质、目的和交易习惯履行通知、协助、保密等义务。

3. 促进交易原则　指合同生效后，如果当事人就合同的某些条款没有约定或者约定不明确时，应当按照便于交易、利于交易的原则进行履行。

（三）合同履行规则

1. 合同某些条款没有约定或约定不明确时的履行规则

（1）质量要求不明确的，按照国家标准、行业标准履行；没有国家标准、行业标准的，按照通常标准履行。

（2）价款或者报酬不明确的，按照订立合同时履行地的市场价格履行；依法应当执行政府定价或者政府指导价的，按照规定履行。

（3）履行地点不明确，给付货币的，在接受货币一方所在地履行；交付不动产的，在不动产所在地履行；其他标的，在履行义务一方所在地履行。

（4）履行期限不明确的，债务人可以随时履行，债权人也可以随时要求履行，但应当给对方必要的准备时间。

（5）履行方式不明确的，按照有利于实现合同目的的方式履行。

（6）履行费用的负担不明确的，由履行义务一方负担。

2. 合同执行政府定价或政府指导价，履行过程中遇价格发生变动时的履行规则

（1）合同交付期限内价格调整时，按交付时的价格执行。

（2）逾期交付标的物的，遇价格上涨时，按原价格执行；价格下降时，按新价格执行。

（3）逾期提货或逾期付款的，遇价格上涨时，按新价格执行；价格下降时，按原价格执行。

二、合同的担保

（一）合同担保的概念及特征

合同的担保是指合同当事人为保障合同的切实履行，根据法律规定或双方约定而采取的具有法律效力的保证措施。它有如下法律特征：

第一，合同担保是一种法律行为，也是按当事人的意愿形成的一种法律关系，任何人不能强令他人提供担保。

第二，合同担保具有附属性，它随主合同的成立、终止而成立、终止，主合同无效，担保合同也无效。

第三，合同的担保具有预防性，当主合同的当事人不履行合同义务时，担保关系的义务人便依据约定的担保措施承担法律责任。

（二）合同担保的形式

1. **保证**　保证是指保证人和主合同一方当事人约定，当被保证人不履行义务时，保证人按照约定履行义务或承担责任的行为。保证人承担保证责任后，有权向被保证人追偿。

保证人责任重大，必须是具有代为清偿债务能力的法人、其他组织或者公民。以下单位不能成为保证人：①国家机关，但经国务院批准为使用外国政府或者国际经济组织的贷款进行转贷的除外；②学校、幼儿园、医院等以公益为目的的事业单位、社会团体；③企业法人的分支机构、职能部门，但企业法人的分支机构有法人书面授权的，可以在授权范围内提供保证。

2. **抵押**　抵押是指合同一方当事人或第三人不转移对法定财产的占有，将该财产作为履行合同义务的担保。当抵押人不履行合同义务时，抵押权人有权依法以该财产折价或者以拍卖、变卖该财产的价款优先受偿。

作为抵押的财产必须符合法定条件。抵押期间，抵押人转让已办理登记的抵押物的，应当通知抵押权人并告知受让人转让物已经抵押的情况，否则转让行为无效。

3. **质押**　质押是合同一方当事人或第三人将其动产或权利凭证交给合同另一方当事人占有，以该动产或权利作为履行合同义务的担保。当出质人不履行合同义务时，质权人有权依法以权利凭证兑现的价款或者以转让权利获得的收益优先受偿，或者以质物中的财产权抵偿债务。质押与抵押的区别在于：①质权人有权占有出质物，而抵押权人则不占有抵押物；②质权人享有利息的权利，而抵押权人只能由法院扣押了抵押财产后才享有收取利息的权利；③质权人享有最终独立决定拍卖或变卖质押财产的权利，而抵押权人在与抵押人协商不成时，只能向法院提起诉讼才能实现抵押权；④质押因转移质押财产的占有而产生保管义务与相应的权利，抵押因不转移抵押物的占有，不产生保管问题。

4. 留置　留置是指合同当事人一方依合同的约定合法占有对方财产，在对方不履行合同义务时，有权对其财产扣留、处置。它是一种典型的法定担保形式，无须当事人约定。留置只适用于保管、运输、加工承揽合同。当债务人未按合同约定的期限履行债务，债权人可以行使留置权，但要符合法律规定的程序：①债权人有权扣留已到期未履行义务的债务人的财产；②债权人应在留置财产后，通知债务人在2个月内履行债务；③债务人超过2个月仍不履行的，债权人可将留置物折价，依法拍卖、变卖；④留置物折价或者拍卖、变卖后，其价款超过债权数额的部分归债务人所有，不足部分由债务人清偿。

5. 定金　定金是合同当事人约定的，一方向另一方交付一定金额的款项，作为履行合同的担保。合同按约履行，定金应收回或抵作价款；给付定金的一方不履行合同义务时，无权请求返还定金；收受定金的一方不履行合同义务时，应双倍返还定金。定金应当书面约定，约定的数额不得超过合同标的额的20%。当事人应当约定支付定金的期限，定金合同从实际交付之日起生效。定金与预付款都具有先行给付的性质，但二者又有区别。

第五节　合同的变更、转让及终止

一、合同的变更

合同变更是指合同有效成立后，尚未履行或尚未完全履行以前，当事人对合同的内容所进行的修改。其法律特征如下：

1. 合同变更一般需要双方当事人协商一致。如果当事人对合同变更的内容约定不明确的，推定为未变更。

2. 合同变更只是对原合同的部分内容的变动或修改。

3. 合同变更须遵守法定的方式。法律、行政法规规定变更合同应当办理批准、登记手续的，依照其规定办理。

二、合同的转让

合同转让是指合同当事人一方依法将合同的权利和义务全部或部分转让给第三人。它可分为合同权利的转让、合同义务的转让及合同权利义务的一并转让。合同转让具有如下法律特征：

1. 合同转让是合同主体的变化。

2. 合同转让并不改变原合同权利义务内容。

3. 合同转让应当经过对方同意或者通知对方才产生法律效力。涉及审批手续的还须办理审批手续。

《合同法》第九十条规定："当事人订立合同后合并的，由合并后的法人或者其他组织行使合同权利，履行合同义务。当事人订立合同后分立的，除债权人和债务人另有约定外，由分立后的法人或者其他组织对合同的权利和义务享有连带债权，承担连带债务。"

三、合同终止

合同终止是指合同关系基于一定的法律事实的出现而归于消灭，合同确立的权利义务关系不复存在。

《合同法》第九十一条规定："有下列情形之一的，合同的权利义务终止：①债务已经按照约定履行；②合同解除；③债务相互抵消；④债务人依法将标的物提存；⑤债权人免除债务；⑥债权债务同归于一人；⑦法律规定或当事人约定的其他情形。"

合同终止，不影响合同中结算和清理条款的效力，不影响当事人请求损害赔偿的权利。

第六节 违约责任

一、违约责任的概念

违约责任是指当事人不履行合同义务或者不完全履行合同规定的义务所应承担的法律责任。违约责任制度在合同法律制度体系中占有极其重要的地位。

二、承担违约责任的条件

有违约行为是承担违约责任的唯一条件。违约行为是指当事人一方不履行合同义务或者履行合同义务不符合约定条件的行为。违约行为具有下列特征：①违约行为的主体是合同的当事人。②违约行为是一种客观的违反合同的行为。③违约行为侵害的是合同对方的债权。

三、承担违约责任的方式

（一）强制履行

强制履行是指当事人不履行合同义务或履行合同义务不符合约定时，对方有权请求违约方按合同约定履行义务。其法律特征如下：①强制履行是一种补救措施，不仅强调弥补受害人所遭受的损失，而且更有利于实现当事人订约的目的。②是否请求强制履行是债权人享有的一项权利。③强制履行可以与违约金、损害赔偿并用。

强制履行并非适用于一切情况，在下列情况下不适用：①法律上或者事实上不能履行。②债务的标的不适于强制履行或履行费用过高。③债权人在合理的期限内未请求履行。

（二）无偿补救

无偿补救，是指一方当事人履行标的不符合合同约定，依照法律或者对方要求采取无代价补救措施，以达到合同约定的条件。无偿补救的措施主要有修理、更换、重作、退货、减少价款或报酬等。守约方可以根据具体情况加以选择。

（三）赔偿损失

赔偿损失，是指当事人一方不履行合同给对方造成损失时，依法支付一定数额货币以弥补对方损失。

赔偿损失属于补偿性的，赔偿额的确定，以违约所造成的实际损失为根据，包括合同履行后可以获得的利益，而与违约方的主观过错程度没有直接联系，但法律有特别规定的除外。当事人可以在合同中约定违约产生的损失赔偿额的计算方法。

（四）违约金

违约金是指由当事人事先约定的，在违约方不履行合同时支付给对方当事人一定数额的货币。

违约金事实上是一种赔偿违约造成的损害的补偿金，合同当事人双方约定的违约金的数额过分高于或过分低于违约所造成的实际损失的，当事人可以请求人民法院或者仲裁机构予以适当减少或者增加。

违约金是对违约所致赔偿损失额的预定。当一方违约时，对方必须证明违约确已给自己造成了损失，才能支付违约金，否则不存在支付违约金的问题。

（五）定金

定金是担保的一种形式，它也可以作为违约责任形式。当事人既约定违约金，又约定定金的， 一方违约时，对方可以选择适用违约金或者定金各款，违约金与定金不能并罚。

四、违约责任的免除

违约是承担违反合同责任的基本条件，但并非任何不履行合同的行为都要承担违约责任，在特殊情况下，当事人虽然没有履行合同却可以不承担法律责任，这主要有两种情况：一是不可抗力，二是免责条款。

不可抗力，是指不能预见、不能避免并且不能克服的客观情况，如地震、水灾、战争、暴乱等。其具体范围无法在法律中作详细规定，所以合同法允许当事人约定不可抗力事件的范围，当事人一方因不可抗力不能履行合同的，根据不可抗力的影响，部分或全部免除责任，但法律另有规定的除外。当事人迟延履行合同后发生不可抗力的，违约方不能免除责任。当事人一方发生不可抗力不能履行合同时，应当及时通知对方，以减轻可能给对方造成的损失，并应当在合理的期限内提供证明，如果没有及时通知对方，而给对方造成损失，应当承担这种损失责任。

免责条款是指当事人在合同中约定的免除或者限制其未来责任的条款，免责条款作为合同的组成部分其内容必须符合法律的规定。《合同法》明确规定，造成对方人身伤害和因故意或者重大过失造成对方财产损失的，合同中免责条款无效。

思考与练习

1. 什么是合同，它有哪些特征？
2. 简述合同的形式、主要条款和订立程序。
3. 什么是无效合同，它有哪些表现形式？
4. 抵押和质押有哪些区别？
5. 承担违约责任的方式有哪些？

【案例一】

案由：某毛纺织厂因购销合同纠纷提起上诉案。

案情介绍：1990～1992 年，原 W 市毛涤厂（该厂 1992 年 1 月与 W 市第三毛纺织厂合并）和 W 市第三毛纺织厂多次向某毛纺织厂供应涤条，累计价款 1194 万余元。双方供货、提货时均记载了毛涤的数量和价款，但未签订书面合同，也未约定付款的具体期限。在此期间原 W 市毛涤厂、W 市第三毛纺织厂多次向某毛纺织厂催收部分未付货款，未曾提出清偿全部货款及利息的要求，同时，仍陆续向某毛纺织厂供应毛涤。某毛纺织厂在提货期间，也多次向原 W 市毛涤厂、第三毛纺织厂支付了部分货款，但仍欠 5905968.05 元至今未付。为此，W 市毛涤厂及第三毛纺织厂在合并后于 1994 年 2 月 22 日向该省高级人民法院提起诉讼，要求某毛纺织厂清偿全部货款和利息，并赔偿其经济损失。该院判决：①某毛纺织厂付给 W 市毛纺织厂（即原 W 市毛涤厂及第三毛纺织厂）5905968.05 元；②某毛纺织厂付给 W 市毛纺织厂违约金 29.5298 万元；③某毛纺织厂付给 W 市毛纺织厂利息损失 210.4892 万元等。

某毛纺织厂不服一审判决，向最高人民法院上诉。最高人民法院判决，维持原审第一项判决，撤销第二项、第三项，改为某毛纺织厂向 W 市第三毛纺织厂赔偿利息损失 972712.94 元，并偿付逾期付款滞纳金 967397.56 元，第一项、第二项合计 7846078.55 元。

【案例二】

案由：广西 A 公司诉广西某外贸公司、B 公司购销合同定金纠纷案。

案情介绍：广西某外贸公司（以下简称外贸公司）于 1991 年在某邻国设立驻该国办事处。1994 年 4 月，外贸公司授权董某在该国开展商务活动，全权负责在当地办理注册公司、银行开户等有关手续。1994 年 5 月初，B 公司经与董某协商达成联营协议，由办事处负责从国外进货，由 B 公司负责国内销货。

1994 年 5 月底，B 公司、办事处与 A 公司达成一份购销合同：由 B 公司、外贸公司向 A 公司供应泰国产 3 号烟片胶 3000 吨，每吨 8620 元，总货款为 2586 万元。1994 年 6 月 20 日前在 A 市港口堆场仓库交货。自合同签订后 5 天内由需方 A 公司按总货款的 30%作为定金汇入外贸公司帐号，货到后需方按 30%货款支付后再提货，提货后按实际件数 5 天内全部结清。若供方未按时供货，延付时间按月息 5%支付给需方，若需方不能按时提货则处相同罚金。超过 10 天供方未供货则由供方按双倍定金一次性返还给需方作为经济赔偿。

合同签订以后，A 公司加盖公章，办事处加盖了办事处的公章。董某还与公司业务人员一起会见了外贸公司总经理李某，谈及此事，李某未作否认表示。6 月 1 日，A 公司按约将定金用特种转帐支票 775.8 万元存入南宁外贸公司驻某邻国办事处在中国银行的帐户，该户系董某以办事处名义开设。办事处给 A 公司开具了收据。合同约定的交货期限到期以后，外贸公司及 B 公司未按期供货，逾期 10 天后仍未供货。外贸公司于 6 月 20 日解除董某的职务并将 680 万元定金退回 A 公司帐户，称该合同系办事处未经授权所签订，属无效合同，公司已退回定金，不再有任何责任。B 公司亦从 95.8 万元定金中给 A 公司退回 20 万元。A 公司要求按合同约定以双倍返还定金的要求未得到满足，向人民法院提起诉讼，要求双倍返还定金 775.8 万元，支付违约金 129.3 万元及资金利息。

处理结果：法院审理判决如下：除由外贸公司已返还的 700 万元以外，再返还 851.6 万元给 A 公司；B 公司应退还 75.8 万元及利息 53544 元给外贸公司等（注：该合同还约定经济责任由外贸公司承担）。

【案例三】

案由：S 省华大公司诉 P 省大力公司购销自行车合同纠纷案。

案情介绍：华大公司五金门市部在 1994 年 1 月 11 日以前是华大公司的非独立核算分支机构，1994 年 1 月 11 日取得法人资格。华大公司、大力公司均为独立法人。

1993 年开始，华大公司五金门市部与大力公司开始有自行车业务关系，签有购销或代销自行车的协议多份。至起诉时，五金门市部处仍有大力公司委托代销的中华牌自行车 1500 辆。1993 年 11 月 25 日，由华大公司委托授权，五金门市部与大力公司签订购销 5000 辆自行车的协议。华大公司为需方，大力公司为供方。根据协议，大力公司于 1994 年 1 月底以前将全部自行车合计 5000 辆交付华大公司；华大公司应于 1993 年年底以前一次性交付大力公司 250 万元银行承兑汇票。双方还约定了具体的品牌、数量、质量等。合同签订以后，华大公司已于 1993 年 12 月 1 日一次性交给大力公司银行承兑汇票 3 张，承兑期限分别为 1994 年 1 月 50 万元，2 月 100 万元，4 月 100 万元，合计 250 万元，大力公司则分别于 1994 年 1 月 1 日、5 日共交付华大公司 3000 辆自行车，约定余额 2000 辆一直未发。至起诉时，大力公司已将全部汇票承兑。

1994 年 1 月 20 日，取得法人资格的五金门市部与大力公司又签订了一份自行车代销协议。双方约定，由大力公司向五金门市部提供自行车，五金门市部负责代销，具体的品牌、数量均以五金门市部的电话、电报为准；双方还约定了详细的结算办法及由大力公司根据市场变化调整自行车价格等条款。大力公司在合同签订以后，根据五金门市部的电话、电报分别于 1994 年 2 月 1 日、15 日、21 日总计向五金门市部发放自行车 3000 辆。至起诉时，尚未结算完毕。

1994 年 2 月 25 日，五金门市部与大力公司签订了一份《补充协议》。双方约定，大力公司为供方，五金门市部、华大公司为需方，所有购销及代销自行车进行如下价格调整：永久牌自行车每辆下调 50 元，中华牌自行车每辆下调 70 元，其余品牌每辆下调 100 元。1994 年 9 月，华大公司向法院提起诉讼，要求法院判令被告大力公司返还其多承兑的 100 万元，并赔偿空仓损失 2500 元，连环合同造成华大公司违约赔款 81850 元，合计 10 多万元的损失。被告则认为，在购销合同履行中，双方又签订了代销协议、补充协议，且根据口头约定、电话、电报等不断变更发货计划，因此，被告的行为不应属于违约行为。S 省某市中级人民法院将五金门市部列为第三人。经过审理，S 省某市中级人民法院判令被告大力公司支付原告华大公司所要求的全部款项，第三人五金门市部与被告在 1994 年年底以前进行全部清算。诉讼费 1 万元由被告大力公司承担。

【案例四】

案由：湖南省洞庭粮油公司诉海发农贸公司购销茶叶合同纠纷案。

案情介绍：1989 年 10 月 30 日，洞庭粮油公司与海发农贸公司及建华公司达成口头协议：①由洞庭粮油公司售出海发公司茶叶 100 吨，均为一级茶叶，每 500 克单价 7 元；②由建华公司提发货；③发货汇款同时进行。

达成协议以后，建华公司从洞庭粮油公司处提走 100 吨一级茶叶，并发至海发公司。海发公司收货后，全部售出，但欠洞庭粮油公司的货款却迟迟不予清偿。由于海发公司长期拖欠货款，造成洞庭粮油公司 6 万余元的损失。洞庭公司请求法院判令海发公司及建华公司偿付货款，赔偿损失。

另外，法院查明如下事实：

1989 年 6 月 1 日，海发农贸公司与天成农贸公司达成 100 吨茶叶购销协议，单价每 500 克 6 元，海发公司按天成公司要求将全部货款 60 万元汇至天成公司指定的奥新公司。奥新公司收到货款后以王某同时担任天成公司和建华公司总经理为由扣除建华公司欠款 10 万元以后，将其余 50 万元退至天成公司帐户。由于天成公司不能交货，海发公司催货未果，王某遂代表建华公司与海发公司、洞庭粮油公司达成了前述购销协议。

王某作证说，达成口头协议时，并未明确谁是买方。

法院经调查取证，合议庭合议作出如下判决：①海发公司、洞庭粮油公司及建华公司的三方协议无效。②确认海发公司与洞庭粮油公司的实际购销关系。③建华公司不是购销主体，与本案没有直接法律关系。④由海发公司偿付洞庭粮油公司的全部货款及利息。⑤海发公司应赔偿洞庭粮油公司损失 4 万元，其余损失由洞庭粮油公司自行承担。其理由是：洞庭粮油公司未按法律规定与对方签订书面协议，亦应承担相应责任。

【案例五】

案由：某省国际经济技术房地产开发公司与 A 糖厂无效经济合同纠纷案。

案情介绍：1994 年 2 月 19 日，某省国际经济技术房地产开发公司（以下称国经公司）与 B 糖厂签订了一份《合作筹办 B 糖厂协议书》，约定：国经公司应于 1994 年 2 月 22 日至 8 月 15 日，分四期筹集资金 2500 万元，第一期 2200 万元要于 1994 年 2 月 22 日前交 B 糖厂；国经公司分期资金到位后，该厂向其提供 1993～1994 年度一级糖 2000 吨指标，其中 1994 年 3 月份 1000 吨，4 月份 1000 吨；价格按出厂价优惠供应。同年 22 日，国经公司业务人员饶某将前述 B 糖厂有 2000 吨优惠一级白砂糖的信息告诉了某市南北经济贸易南宁公司的关某，经关某联系，饶某与 A 糖厂副经理翁某口头商定：由国经公司将 2000 吨白砂糖卖给 A 糖厂，每吨糖价 3150 元，1994 年 3 月、4 月各供货 1000 吨；A 公司先预付货款 200 万元，提货时支付全部货款。次日，翁某与饶某等人到 B 糖厂，将 A 糖厂的 200 万银行承兑汇票交给了 B 糖厂，汇票用途写明货款。但饶某向 B 糖厂说明这是国经公司的投资款，B 糖厂收到该 200 万元款项后，以该款系国经公司与其签订的合作筹建 B 糖厂协议中规定的第一期投资款，如要优惠糖价指标及购糖，还需另付购糖款，提供白砂糖的厂家才能以优惠价供货为由，未能提供 2000 吨的白砂糖指标。经 A 糖厂催促追索，B 糖厂于同年 2 月 28 日出具了收到转来借款 200 万元的收据。同年 3 月 6 日，A 糖厂派员同国经公司负责人到 B 糖厂催要 2000 吨白砂糖未果。之后，A 糖厂曾于 1994 年 3 月 7 日至 4 月 28 日，四次向国经公司致函要求其尽快落实货源，办理提货手续。国经公司收函后均未答复，也未能提供 2000 吨白砂糖。1994 年 4 月 26 日，国经公司书面通知 B 糖厂要退还 A 糖厂 200 万元的货款。该通知称：因我公司资金紧张，原借 A 糖厂 200 万元于 1994 年 2 月 22 日投入 B 糖厂建设，现请贵厂按帐号将此款退回 A 糖厂，另按我公司与贵厂所订合同将利息算清。1994 年 5 月 11 日，B 糖厂将 200 万元退还给 A 糖厂。同年 16 日，A 糖厂以国经公司未履行双方口头购销白砂糖协议，致其不能履行与其他单位的供糖合同，造成经济损失 80 万元为由，向某省高级人民法院起诉，要求国经公司赔偿其经济损失 80 万元，并承担诉讼费用。

本案经历了一二审，最高人民法院于 1995 年 12 月 5 日判决：A 糖厂与国经公司所签订的购销白砂糖合同无效，国经公司赔偿 A 糖厂经济损失 36 万元等。国经公司在本案所发生的三方关系中有不诚信的行为，而 A 糖厂均未识破，他们是什么行为？由于 A 糖厂未调查国经公司的经营范围，A 糖厂又未了解国经公司与 B 糖厂的关系，在与国经公司饶某等一起交款给 B 糖厂时，既未签合同，饶某也未将国经公司与 B 糖厂的合同关系说明，这样 A 糖厂就未识破国经公司的真实算盘：以 A 糖厂的货款抵作向 B 糖厂的投资款，若 B 糖厂发货，则又以 200 万元系投资款而将责任推给 B 糖厂；若 B 糖厂不发货，则让 A 糖厂与 B 糖厂形成纠纷。只是 A 糖厂后采取直接与国经公司结算的办法，才使国经公司不得不退还 200 万元给 A 糖厂，但 A 糖厂亦有部分损失未能追回。

从本案中，我们应吸取什么样的教训？

【案例六】

案情介绍：1998 年 3 月，甲贸易公司与乙企业订立一汽车购销合同，约定甲方于 5 月份向乙方交付新卡车 1 辆，价款 8 万元，合同订立 10 天内，乙方交付定金 4 万元，余款提货时付清。5 月份，乙方付款提货后，在使用中发现该车系旧车翻新，主要部件经常发生故障，遂于 7 月份向甲方提出退货，甲方拒不同意，双方协商不成，乙方向法院起诉，要求甲退货，并承担违约责任，双倍返还定金共计 8 万元。经查，甲贸易公司核准的经营范围无销售汽车一项，乙方对此不知情。该车确系旧车翻新，但经维修尚可使用。

请对此案进行分析。

【案例七】

案情介绍：某百货商店（甲）与某铝制品厂（乙）于 1999 年 1 月 8 日签订了一份高压锅的供货合同。合同规定乙向甲供应 4000 个高压锅，每个 60 元，共计价款 240000 元，交货时间为当年 5 月 1 日，交货地点为甲所在地的火车站，抽样验收合格后付款。如违反合同规定应交付货款总金额 5% 的违约金。合同签订后，高压锅市场价格上涨，乙为卖高价，至 6 月底尚未交货，给甲造成经济损失 1000 元。甲要求乙赔偿经济损失，并继续供货。到 7 月 15 日，乙通知甲方现在可以供货，但不支付违约金，也不赔偿损失，否则就不予供货。甲方不同意乙的要求，遂向当地人民法院起诉。

【案例八】

案情介绍：A厂于2000年2月与印刷厂签订了一台旧设备转让合同，价款5万元。合同规定，款到后1个月内交货。同年5月，A厂购货款一次付清，可2个月后，印刷厂厂长调走，后任厂长不承认原任厂长所签合同，提出设备必须重新作价，否则不履行合同。之后，A厂曾多次派人前往催货，均遭印刷厂拒绝，致使A厂生产无法上马，并损失差旅费2000多元，银行利息1000多元。

请问：①印刷厂的做法对吗，为什么？②A厂要想保护其合法权益，有几种解决纠纷的办法？③如果A厂与印刷厂在合同中订有仲裁条款，应如何处理该合同纠纷？

【案例九】

案情介绍：某校因建造科技大楼，急需水泥，于是校房产基建科向本市A水泥厂、B水泥厂、C水泥厂发出函电。函电中表示："我校急需标号为200型的水泥90吨，如贵厂有货，请速来函电，我校愿派人前往购买。"三家水泥厂在收到函电后都先后向学校回复了函电，告知他们均备有现货，且告知了质量较好，价格合理。该学校向B水泥厂去函，称："我校愿购买贵厂90吨200型水泥，希速发货，运费由我校负责。"在发出函电后第二天上午，B水泥厂发函电告知已准备发货。当日下午，C水泥厂将40吨水泥送到。某校告知C水泥厂，他们已购买B水泥厂的水泥，因此不能接受C水泥厂送来的水泥。C水泥厂认为，某校拒收货物已构成违约。双方协商不成，C水泥厂遂诉至法院。

请问：①某校与B水泥厂之间的买卖合同是否成立，为什么？②某校同C水泥厂之间的买卖合同是否成立？试述理由。③C水泥厂的损失由推来承担？

【案例十】

案情介绍：2001年10月25日，光明学校同经星服装厂订立了一份经济合同。合同中规定，光明学校向红星服装厂定购西装500套，单价200元。合同的货款总额为10万元。作为担保的定金为货款总额的35%，违约比例为20%。光明学校按约支付了定金，然而合同履行一段时间后，已支付了定金的光明学校发生违约行为，违约部分货款额为5万元，并因此给红星服装厂造成了1.4万元的损失。

请问：①光明学校同红星服装厂的合同内容有无不符合法律规定的情况？②违约行为发生后，违约方应依法怎样承担违约责任？

第五章　商　标　法

第一节　概　　述

一、商标

1. **商标的概念**　商标是指文字、图形、字母、数字、三维标志和颜色组合，以及上述要素组合的，生产者、经营者用于把自己的商品或者服务与他人的商品或者服务区别开的可视性标志。

2. **商标的分类**　①按商标的构成分，可分为文字商标、图形商标、组合商标、立体商标、非形象商标；②按商标的使用者分，可分为制造商标、销售商标、服务商标、集体商标，此外还有证明商标、防御商标、备用商标、驰名商标等几种特殊的商标称谓，并与邻接标志发生一定的关系。

3. **商标的作用**　①有利于保护注册商标专用权，维护生产者、经营者的合法权益；②有利于监督产品和服务质量，维护消费者合法权益；③有利于保护正当竞争和发展市场经济。

二、商标法

1. **商标法的概念**　商标法是规定商标的组成、注册、使用、管理和商标专用权的保护等法律规范的总称。我国在 1982 年 8 月 23 日第五届全国人大常委会第二十四次会议通过了《中华人民共和国商标法》（简称《商标法》），曾于 1993 年、2001 年两次修订，从而进一步改善了我国商标制度，并与国际上通行做法相衔接，以适应我国发展社会主义市场经济的需要。

2. **商标法的作用**　①有利于保护注册商标专用权，维护生产者、经营者的合法权益；②有利于监督产品和服务质量，维护消费者的合法权益；③有利于保护正当竞争和发展市场经济。

三、商标权

1. **商标权的概念**　商标权又称商标专用权，是指商标所有人对其注册商标享有的独占使用权。它属于知识产权的范畴，是工业产权的一种，具有工业产权的一般特征，即具有专有性、时间性和地域性。

2. **商标权人的权利**　①独占使用权，即商标权人在核定使用的商品或服务项目上独占使用其注册商标的权利；②禁止权，即商标权人禁止他人使用自己注册商标以及其他侵害其商标权行为的权利；③转让权，即商标权人依法有偿或无偿转让其注册商标的权利；④许可使用权，即商标权人依法将自己的注册商标许可他人使用的权利。

3. **商标权人的义务**　①使用其注册商标的义务；②标明"注册商标"字样或标明注册标记或 R 的义务；③保证使用注册商标的商品质量的义务。

第二节　商 标 注 册

一、商标注册的概念和原则

1. **商标注册的概念**　商标注册是指商标使用人依照法定的条件和程序向商标管理机关提出注册申请，经商标管理机关依法审查核准注册，授予商标注册人享有商标专用权的行为。

2. **商标注册的原则**　我国对商标的注册采取自愿注册和强制注册相结合的原则。我国和世界上许多国家的商标法都允许使用经过注册的商标或使用未经过注册的商标，在注册办法上采取自愿的原则。但与人民生活关系比较密切，直接涉及人民健康的极少数商品必须申请商标注册，未经核准注册，不得在市场上销售。依照《商标法实施细则》的规定，国家规定并由国家工商行政管理局公布的人用药品和烟草制品，以及由国家工商行政管理局公布必须使用注册商标的其他商品，必须使用注册商标。

二、商标注册的条件

1. **商标注册申请人应具备的条件**　商标注册的申请人必须是依法成立的企业、事业单位、社会团体、个体工商户、个人合伙以及符合《商标法》第九条规定的外国人或者外国企业。

《商标法》第九条规定："外国人或者外国企业在中国申请商标注册的，应当按其所属国和中华人民共和国签订的协议或者共同参加的国际条约办理，或者按对等原则办理。"

2. **申请注册的商标应具备的条件**　①具有法定的构成要素，即商标只能由文字、图形、字母、数字、三维标志和颜色组合，以及上述要素的组合；②具有显著特征，便于认别，即商标与商品或服务项目上的其他标志应有明显区别；③不得与已注册的商标混同，即不得与使用在同种或类似商品上已注册的商标相同或者近似；④不得违反商标法的禁用规定。

下列标志不得作为商标使用：①与中华人民共和国的国家名称、国旗、国徽、军旗、勋章相同或者近似的，以及同中央国家机关所在地特定地点的名称或者标志性建筑物的名称、图形相同的；②与外国的国家名称、国旗、国徽、军旗相同或者近似的，但该国政府同意的除外；③与政府间国际组织的名称、旗帜、徽记相同或者近似的，但经该组织同意或者不易误导公众的除外；④与表明实施控制予以保证的官方标志、检验印记相同或者近似的，但经授权的除外；⑤与"红十字"、"红新月"的名称、标志相同或者近似的；⑥带有民族歧视性的；⑦夸大宣传并带有欺骗性的；⑧有害于社会主义道德风尚或者有其他不良影响的。

县级以上行政区划的地名或者公众知晓的外国地名，不得作为商标。但是，地名具有其他含义或者作为集体商标，证明商标组成部分的除外；已经注册的使用地名的商标继续有效。

三、商标注册的申请

申请商标注册的，应当按规定的商品分类表向商标主管部门填报使用商标的商品类别和商品名称。同一申请人在不同类别商品上使用同一商标的，应当按商品分类表分别提出注册申请。注册商标需要扩大使用到同一类其他商品上的，应当另行提出注册申请。注册商标需要改变文字、图形、注册人的名义和地址或其他注册事项的，应当提出变更申请。

四、商标注册的审查与核准

商标注册的审查与核准包括以下几个程序：

1. 初步审查。我国商标法采取形式审查和实质审查相结合的制度。形式审查的内容主要是审查申请人、申请文件、申请手续是否符合法定程序；实质审查的内容主要是审查商标是否具备法定条件，商标是否与他人已申请在先或已注册的商标相同或近似。

2. 公告。申请注册的商标，凡符合商标法规定的，由商标局审查后予以公告；否则驳回申请不予公告。我国对两个或两个以上相同或相近似的商标的初步审查予以公告的原则是采用申请在先的原则，并以使用在先原则作补充。根据《商标法》规定，两个或两个以上的申请人，在同一种商品或者类似商品上以相同或者近似的商标申请注册的，初步审查并公告申请在先的商标；同一天申请的，初步审查并公告使用在先的商标。

3. 商标异议。商标异议是指对初步审查的商标提出反对意见，要求商标局对该申请商标予以撤销。《商标法》规定，对初步审查的商标，自公告之日起3个月内，任何人均可提出异议，无异议或经商标局的裁定异议不能成立的，始于核准注册，反之，不予核准注册。当事人如果对商标局的裁定不服，可以在收到通知15天内向商标评审委员会申请复审，由商标评审委员会作出终局决定，并书面通知申请人。

4. 核准注册。初步审查公告的商标，3个月内无人提出异议或经裁定异议不能成立的，予以核准注册，发给注册证，并予公告，商标注册申请人即取得商标专用权。

第三节　注　册　商　标

一、注册商标的概念

经过商标局依法核准注册并刊登在商标公告上的商标称为注册商标。注册商标由商标注册人使用，享有专用权，他人不得侵犯。当非注册商标与注册商标相同或者相近似并用于相同或者相近似的产品上时，非注册商标应立即停止使用。

二、注册商标的期限和续展

注册商标专用权具有时间性。我国《商标法》规定：注册商标的有效期为10年，自核准注册之日起计算。注册商标有效期满，需要继续使用的，应当在期满前6个月向商标局申请续展注册，在此期间未能提出申请的，可以给予6个月的宽展期。宽展期仍未提出申请的，注销其注册商标，商标专用权即告丧失。注册商标每次续展的期限为 10 年，续展的次数不限。因此，只要商标注册人愿意，其注册商标专用权可以一直延续下去。

三、注册商标的转让和使用许可

1. 注册商标的转让　注册商标的转让，是指注册商标所有人依法将其注册商标的专用权转移给另一方的行为。注册商标的转让一般有合同转让和继受转让两种形式。合同转让是指转让人与受让人通过签订合同的形式取得商标专用权，这是注册商标转让的主要形式。继受转让是指受让人通过法律上的继承关系而享有注册商标专用权。转让注册商标，转让人与受让人应当共同向商标局提出申请，经商标局核准后，予以公告。注册商标专用权转让后，受让人必须保证使用该注册商标的商品质量，维护商标的信誉，保护消费者的利益。

2. 注册商标的使用许可　注册商标的使用许可，是指注册商标所有人将其注册商标通过签订使用许可合同，许可他人使用其注册商标的行为。被许可人只享有注册商标的使用权，而不享有注册商标的所有权。依照《商标法》规定，许可人应当监督被许可人使用其注册商标的商品质量，被许可人应当保证使用其注册商标的商品质量。经许可使用他人商标的，必须在使用注册商标的商品上标明被许可人的名称和商品产地。商标使用许可合同应当报商标局备案。

四、注册商标争议和注册不当商标的裁定

注册商标争议的裁定是指先注册的商标所有人认为后注册的商标与自己先注册的商标相同或者近似且用在同一种或类似商品上时，可以自该商标核准注册之日起 1 年内，提请商标评审委员会裁定撤销该注册商标。但对核准注册前已经提出异议并经裁定的商标，不得再以同一事实和理由又申请注册商标争议裁定。

注册不当商标是指已经注册的商标违反商标法关于禁用文字、图形规定的或者是以欺骗手段和其他不正当手段取得注册的。对于注册不当商标，任何单位和个人都可以提请商标评审委员会裁定撤销该注册商标。商标局也可以主动作出撤销决定。

商标评审委员会就商标争议和注册不当商标所作出的维持或者撤销注册商标的裁定为终局裁定。

第四节　商标使用的管理和商标专用权的保护

一、商标使用的管理

商标使用的管理是指国家商标主管机关依法对于注册商标和未注册商标的使用进行监督管理的活动。国务院工商行政管理局商标局主管全国商标注册和管理的工作，地方各级工商行政管理局负责地方的商标管理工作。加强商标管理，对于促进生产、经营者保证商品或服务质量和维护商标信誉，保护消费者利益，保障社会主义市场经济的健康发展，具有重要意义。

（一）注册商标使用的管理

对注册商标使用的管理包括以下几项：

1. 使用注册商标应当标明"注册商标"字样或者标记或 R 标记。

2. 使用注册商标，有下列行为之一的，由商标局责令限期改正或撤销其注册商标：①自行改变注册商标的文字、图形或其组合的；②自行改变注册商标的注册人名称、地址或者其他注册事项的；③自行转让注册商标的；④连续 3 年停止使用注册商标的。

3. 使用注册商标，其商品粗制滥造，以次充好，欺骗消费者的，由各级工商行政管理部门分不同情况，责令限期改正，并可以予以通报或者处以罚款，或者由商标局撤销其注册商标。

4. 国家规定必须使用注册商标的商品，其商标未经注册而进行销售的，由工商行政管理部门责令限期申请注册，可以并处罚款。

5. 注册商标被撤销或者期满不再续展的，自撤销或者注销之日起 1 年内，商标局对与该商标相同或者近似的商标注册申请不予核准。

（二）未注册商标使用的管理

使用未注册商标有下列行为之一的，由地方工商行政管理部门予以制止，并可予以通报或者处以罚款：①擅自加注册商标标识，冒充注册商标的；②商标的文字、图形及其组合违反商标标识禁用规定的；③商品粗制滥造，以次充好，欺骗消费者的。

凡使用未注册商标的，必须在商品上或包装上标明企业名称或地址，否则其商品不得在市场上销售。

（三）商标印制管理

商标应由指定的商标印制单位印制；商标印制委托人应当出具必备的证明文件；任何人不得非法印制或买卖商标标识。

二、商标专用权的保护

商标专用权的保护是指国家运用法律手段制止和制裁一切商标侵权行为，以保护商标权人对其注册商标的独占使用权。

（一）商标专用权的保护范围

注册商标的专用权以核准注册的商标和核定使用的商品为限。这就将注册商标的保护限定在核准注册的商标和核定使用的商品范围内，不得任意改变或扩大保护范围。

（二）商标侵权行为

商标侵权行为是指侵害他人注册商标专用权的行为。凡是有《商标法》规定的下列行为之一的，均属商标侵权行为：

1. 未经商标权人许可，在同一种商品或者类似商品上使用与其注册商标相同或者相似的商标的。

2. 销售明知是假冒注册商标的商品的。

3. 伪造、擅自制造他人注册商标标识，或者销售伪造、擅自制造的注册商标标识的。

4. 给他人注册商标专用权造成其他损害的行为。包括：①经销明知或者应知是侵犯他人注册商标专用权商品的；②在同一种或者类似的商品上，将与他人注册商标相同或者近似的文字、图形作为商品名称或者商品装潢使用，并足以造成误认的；③故意为侵犯他人的注册商标专用权的行为提供仓储、运输、隐匿等便利条件的。

（三）对商标侵权行为的处理

对侵犯注册商标专用权的行为，任何人都可以向侵权人所在地或者侵权行为地县级以上工商行政管理机关控告或者检举，被侵权人也可以直接向人民法院起诉。

工商行政管理机关对商标侵权行为可采取下列处理：①责令侵权人立即停止侵权行为，采取措施制止侵权行为，包括责令侵权人立即停止销售；收缴并销毁侵权商标标识；消除现存商品上的侵权商标；收缴直接专门用于商标侵权的模具、印板和其他作案工具；根据情况，责令并监督销毁侵权物品。②责令赔偿被侵权人的损失，赔偿额为侵权人在被侵权期间因侵权所获得的利润或者被侵权人在被侵权期间因被侵权所受到的损失。③侵犯商标专用权，未构成犯罪的，工商行政管理部门还可以处以罚款。当事人对工商行政管理部门的处理决定不服的，可以在收到通知 15 天内，向人民法院起诉，期满不起诉又不履行的，由有关工商行政管理部门申请人民法院强制执行。

商标侵权行为构成犯罪的，除赔偿被侵权人的经济损失外，由司法机关依法追究刑事责任。

思考与练习

1. 什么是商标，它有哪些作用？
2. 商标权人的权利和义务各有哪些？
3. 我国商标注册的条件有哪些？
4. 简述注册商标的转让和使用许可的法律规定。
5. 侵犯商标专用权的行为有哪几种？

【案例一】

案由：A 烟厂诉 B 烟厂商标许可使用合同纠纷案。

案情介绍：A 烟厂生产的"湘叶"牌香烟因质量好而畅销许多省市，为名牌香烟，于 1991 年正式注册成为注册商标。为了更好地利用商标的价值，1991 年 10 月 4 日 A 烟厂与 B 烟厂达成许可使用合同。该合同约定：A 厂准许 B 厂在其产品上使用 A 厂的注册商标"湘叶"；由 A 厂派遣技术人员帮助被许可人 B 厂改进技术，被许可人应保证其产品达到本合同规定的技术标准，否则 A 厂有权单方解除合同；B 厂按使用"湘叶"商标后所得利润的 30% 给 A 厂作为使用费和技术服务费。合同还规定了双方的其他权利义务。合同签订后，未按《商标法》规定报送商标局备案，也未附送有关部门的证明文件。在合同履行过程中，B 厂因经营管理不善，工人责任心不强，虽然 A 厂派了技术人员帮其改进技术，仍达不到双方共同确定的技术标准，于是 A 厂于 1992 年 1 月 4 日通知 B 厂解除合同，并强调不得继续使用其注册商标。之后，A 厂多次发现 B 厂继续生产和销售使用"湘叶"商标的香烟，多次交涉未果。1992 年 2 月至 3 月，市工商行政管理局多次责令 A 厂将其许可合同副本送交存查，并要求被许可人附送国家烟草主管机关批准生产的证明文件。除 B 厂附送了国家烟草主管机关批准其生产的证明文件外，工商行政管理局的其他要求没有得到履行。1992 年 3 月市工商行政管理局报请商标局撤销 A 厂的"湘叶"注册商标。4 月商标评审委员会裁定维持商标局作出的撤销决定。A 厂重新申请注册"湘叶"商标被商标局驳回申请，责令其更换注册商标后方可继续生产香烟。

5 月 5 日，A 厂向市中级人民法院起诉，要求判令 B 厂赔偿因侵犯其商标注册专用权而造成的损失。市人民法院作出判决：因 A 厂与 B 厂的许可使用合同未履行法定程序而无效，驳回 A 厂的诉讼请求；B 厂不得继续使用"湘叶"作为其香烟的商标。

请思考：A 厂因违反商标法规定，不仅被撤销其已具有一定知名度的注册商标，且未能保护自己的合法权益，这带给我们什么教训？

【案例二】

案由：宜宾杞酒厂诉宜宾影业贸易总公司商贸部等商标侵权案。

案情介绍："中国杞酒"系四川省宜宾杞酒厂生产的保健酒。其中"杞"字商标经国家商标局核准注册，其注册商标的专用期限从 1994 年 3 月 28 日至 2004 年 3 月 27 日。1994 年 5 月 15 日，宜宾杞酒厂在宜宾影业贸易总公司贸易部发现有侵犯其商标专用权的"沱牌杞酒"在销售。该批酒系四川省射洪县沱牌曲酒厂 1994 年 4 月 28 日生产。宜宾杞酒厂遂于 1994 年 5 月 27 日向四川省宜宾地区中级人民法院起诉。四川省射洪县沱牌曲酒厂于 1994 年 5 月 27 日接到四川省宜宾影业贸易总公司商贸部的电话后即停止"沱牌杞酒"的生产，并派专人来宜宾调查。"沱牌杞酒"是四川省射洪县沱牌曲酒厂于 1994 年 4 月 13 日才投入生产的新型保健酒，共计生产 13775 件，销售 10546 件。沱牌曲酒厂称该酒的投入生产是经过四川省卫生厅批准的，有四川省卫生厅的批文在案，销售期间该酒让利较多，盈利较少。

双方在宜宾地区中级人民法院的主持下达成调解协议：①被告向原告口头道歉；②四川省射洪县沱牌曲酒厂立即停止"沱牌杞酒"的生产和销售及商标的印刷，库存的"沱牌杞酒"商标全部在调解书生效后 1 个月内全部销毁等；③四川省射洪县沱牌曲酒厂赔偿四川省宜宾杞酒厂损失 11 万元，诉讼费 20530 元由四川省射洪县沱牌曲酒厂自愿承担。

请思考：沱牌曲酒厂因商标法律意识不强，过失侵犯宜宾杞酒厂的注册商标专用权，给自己造成数十万元的损失，且以大让利销售并取得一定声誉的"沱牌杞酒"不能再生产和销售，既有有形的损失，也有无形的损失。那么，四川省射洪县沱牌曲酒厂在本案中明显的认识错误是什么？该酒厂的巨大损失告诉我们在开发新产品、创立名牌之前应做的基础工作是什么？

【案例三】

案由：台湾某食品股份有限公司诉中国大陆 A 食品厂、B 食品厂商标侵权案。

案情介绍：1991 年 7 月 10 日，台湾某食品股份有限公司（以下简称台湾公司），经中国专利代理（香港）有限公司代理，向中国商标局申请"仙贝"商标注册，被中国商标局批准其享有"仙贝"商标专用权，有效期10年，核定使用商品第30类，即饼干、米果、即食面、糖果、蛋卷、马铃薯淀粉制品、咖啡。此后，台湾公司投资500余万元在大陆30余家电视台、报刊播放、刊登"仙贝"广告，取得较高的知名度和较大的"仙贝"产品销售量。在台湾公司"仙贝"注册商标有效期内，大陆A食品厂未经台湾公司的许可，生产了香米果、咖喱牛肉、虾米三种以"阿里仙贝"为商标名称的米果类食品，并在长沙等地销售，且"阿里仙贝"为其主要生产产品；B食品厂自1992年7月起开始生产和销售商品名称为"新东洋仙贝"的米果类食品，并试生产了"百利仙贝"准备进行销售，在此期间，B食品厂以电传方式向长沙等地要约定货"新东洋仙贝"。1993年2月1日，台湾公司向某市中级人民法院起诉。诉讼期间，中级人民法院派员往两被告处调查其"仙贝"产品的生产、销售及利润情况，两被告均不予以配合，拒绝提供会计帐目等证据。

在中级人民法院宣判后，两被告不服，向该省高级人民法院起诉。经高级人民法院调解，台湾公司与两大陆食品厂均达成了台湾公司不再追究其经济责任，侵权方保证不再有类似侵权行为而结案。

请思考：本案被告A食品厂和B食品厂采取的侵权手段是使用与台湾公司"仙贝"商标相类似的商标。为了防止或便于制止这类侵权行为，除法院的救济以外，我们在商标注册时还可采取什么法律措施使这种侵权行为无法律漏洞可钻？这种注册方法有什么优点？

【案例四】

案由：某市化肥厂诉某市沙河化肥厂商标侵权案。

案情介绍：1992年，某省某市化肥厂和该市沙河化肥厂双方签订了一份商标使用许可合同。合同规定：某市化肥厂的注册商标"益农牌"供沙河化肥厂命名用，期限自签订合同当日1992年7月14日至1992年11月30日止；期满经双方协商一致后，方可续订。沙河化肥厂使用"益农牌"注册商标按化肥销售收入总金额2.5%向某市化肥厂支付商标使用费，而其在许可期间生产的化肥须经某市化肥厂的化验室检验合格方可出厂。在使用该注册商标期间，为维持"益农牌"化肥产品的信誉，遵守"益农牌"注册商标使用管理规定，合同自1992年7月14日开始生效。

合同签订后，沙河化肥厂生产的化肥经某市化肥厂化验室检验合格后使用"益农牌"商标在市场上销售，并在产品包装袋上注明"某市化肥厂监制"。沙河化肥厂也陆续向某市化肥厂交纳商标使用费。1992年11月30日，合同期满时，双方又续订了一份商标使用许可合同补充协议，将原许可使用合同期限延至1993年11月30日，其余合同条款按照原合同执行。前后两份商标使用许可合同由某市化肥厂报国家商标局备案。商标使用许可合同期满后，沙河化肥厂生产的化肥以"丰收牌"、"益农牌"商标混用出厂。1994年10月，沙河化肥厂向国家商标局申请注册商标"丰收牌"。国家商标局于1995年4月核准沙河化肥厂的注册商标为"丰收牌"。同年4月开始，沙河化肥厂在启用"丰收牌"注册商标的同时，在其化肥包装袋上左侧加印"原小益农牌"字样。1995年10月，某市化肥厂发现沙河化肥厂的化肥包装袋上印有"原小益农牌"，认为沙河化肥厂的行为侵犯其"益农牌"注册商标专用权，要求被告立即停止侵权，停止使用所有印有"原小益农牌"字样的化肥包装袋。之后，因双方就沙河化肥厂行为是否侵权看法不一，协商不成，某市化肥厂于 1996 年 1 月 13 日诉至某市中级人民法院。

本案经历了一审、二审，最后二审判决：沙河化肥厂应停止侵犯某市化肥厂的注册商标专用权，在本判决生效之日起禁止使用印有"原小益农牌"字样的化肥包装袋；沙河化肥厂赔偿某市化肥厂经济损失 10 万元，此款沙河化肥厂应在本判决生效之日起 10 日之内一次性偿付某市化肥厂。案件受理费由沙河化肥厂负担。

本案中沙河化肥厂因对商标法律制度的不了解而侵犯他人商标权导致被判赔 10 万元的例子，提示我们应提高法律修养，不致因法律认识的错误而遭受损失。本案中沙河化肥厂为什么被判侵权？这是因为：注册商标专用权是一种财产权，不容侵犯，他人未经许可不得使用。只有原商标所有人才有权依据法律程序变更商标。沙河化肥厂的主要错误有两点：①其包装与"益农牌"极为相似，又印有"原小益农牌"字样，极易使人误认为是注册商标"益农牌"，属于与注册商标近似的情况；②"原小益农牌"的字面含义即对"小益农牌"的变更，表明现商标与原商标同为一所有人。而被告也承认，购买者均知道"小益农牌"就是"益农牌"。故该短语字面含义与购买者的认识相结合可以导出，沙河化肥厂的包装足以使其继续享有"益农牌"的无形资产（信誉），因而侵权。

【案例五】

案情介绍：某市照相机厂与一家五金配件厂有多年的协作关系。照相机厂为集中力量生产照相机，准备将本厂生产的三角架扩散到五金配件厂生产，双方经过多次协商，就有关生产经营问题达成协议。五金配件厂要求照相机厂将其注册商标"立明"转让给五金配件厂，双方订立了商标转让合同，由两家分别拥有用于照相机和三角架的"立明"注册商标权。五金配件厂取得"立明"注册商标后，经济效益明显提高，三角架的产量和销售量大为增加，但它却未按合同规定向照相机厂支付转让费，照相机厂多次与其交涉未果，因而向当地工商行政管理局申诉请求处理。

请思考：工商行政管理部门应作何处理，这样处理的理由和法律依据是什么？

【案例六】

案情介绍：甲厂使用"洁丽牌"注册商标生产浴液，1 年以后发现乙厂也使用"洁丽牌"未注册商标生产浴液，且质量优于甲厂，以致影响了自己产品的销售，当年正常销售利润损失 6.2 万元。甲厂与乙厂交涉，要求乙厂停止这种行为，并赔偿损失。乙厂声明他们使用该商标生产浴液已达 2 年之久，并无假冒侵权之意，属于以质取胜的正当竞争。无奈，甲厂请本市工商行政管理部门给予处理。

请思考：

①乙厂的行为属于何种性质，为什么？

②工商管理部门对此应如何处理？

③假如事后双方达成注册商标许可使用协议，他们应遵循我国《商标法》的哪些规定？

【案例七】

案情介绍：山东省潍坊市举办风筝节，某纺织厂设计了一种款式新颖的短衫，在风筝节期间投放市场，销售甚佳。后来许多厂家相继仿做，对某纺织厂的产品销路影响很大。为了维护工厂利益，该厂于1998年6月21日向商标局提出了"潍坊牌"商标的注册申请。在有关部门受理期间，某服装厂继续生产与某纺织厂该产品样式完全相同的短衫，并使用了"潍坊牌"商标（仅文字相同，图形、字形均不相同）。纺织厂即向工商行政管理部门提出保护其商标专用权的申请。1998年6月30日商标局驳回纺织厂的商标注册申请。服装厂认为纺织厂既然没有取得注册商标，所以继续进行生产。

请思考：

①商标局驳回纺织厂商标注册申请是否正确，理由是什么？

②纺织厂向工商行政管理部门提出的保护权益请求是否应予受理，理由是什么？

③服装厂在纺织厂的商标注册申请被驳回后是否可以继续生产带有该种商标的产品，为什么？

【案例八】

案情介绍：甲厂于1994年初开始使用"兰陵牌"注册商标生产汽车轮胎，并于同年年底开始投产生产胶鞋等相关产品。但在此时，甲厂发现乙厂未经商标注册早已在产销"兰岭牌"胶鞋。甲厂遂派员与乙厂交涉，发生争议。甲厂主张：乙厂未经商标注册而产销胶鞋，其行为本身已构成违法；同时，乙厂使用的"兰岭牌"商标又与甲厂的"兰陵牌"轮胎商标相近似，其行为是商标侵权行为。乙厂则主张：自己早在1992年已使用该胶鞋商标，其商标使用在先，并且甲厂试制投产的胶鞋也未经注册而使用了"兰陵牌"商标，故构成侵权的恰恰是甲厂。此后，甲乙双方将其争议交当地工商行政部门处理。在提交争议后，双方又于同日内就各自的胶鞋产品向商标局提交了商标注册申请。

请思考：

①如双方当事人所述均属实，甲乙双方的主张是否有法律依据？

②如果甲乙双方同时提交的商标注册申请均符合形式审查的要求，商标局依法将核准谁的申请，为什么？

第六章　广　告　法

第一节　广告法概念

《中华人民共和国广告法》（简称《广告法》），1994 年 10 月 27 日第八届全国人民代表大会常务委员会第十次会议通过，1994 年 10 月 27 日中华人民共和国主席令第 34 号公布，1995 年 2 月 1 日起施行。

一、制订广告法的目的与意义

制订广告法的目的，是为了规范广告活动，促进广告业的健康发展，保护消费者的合法权益，维护社会经济秩序，发挥广告在社会主义市场经济中的积极作用。本法明确规定了有关广告准则、广告活动、广告审查及法律责任。目前市场上广告行为比较混乱，各种违法广告屡禁不止，广告内容不真实，胡编乱吹，诱使不明真相的人上当受骗，严重侵犯了消费者的合法权益，特别是违法药品广告更是祸国殃民。新修订的《药品管理法》依据《广告法》、《消费者权益保护法》等法律，对药品广告的监督管理也作了具体、明确的规定。

二、《广告法》的适用对象

《广告法》的适用对象是在中华人民共和国境内从事广告活动的广告主、广告经营者、广告发布者。

广告是指商品经营者或者服务提供者承担费用，通过一定媒介和形式直接或间接地介绍自己所推销商品的或者所提供服务的商业广告。

广告主，是指为推销商品或者提供服务，自行或者委托他人设计、制作、发布广告的法人、其他经济组织或者个人。

广告经营者，是指受委托提供广告设计、制作、代理服务的法人、其他经济组织或者个人。

广告发布者，是指为广告主或者广告主委托的广告经营者发布广告的法人或者其他经济组织。

三、广告活动应遵循的原则

广告主、广告经营者、广告发布者从事广告活动，应当遵守法律及行政法规，遵循公平、诚实、信用的原则，广告应当真实、合法，不得含有虚假内容，不得欺骗和误导消费者。

县级以上人民政府工商行政管理部门是广告监督管理机关。

第二节　广　告　准　则

因为广告大多经大众传播媒介发送，而且广告的发布者总是希望广告覆盖面越大越好，很多广告家喻户晓，所以《广告法》对广告内容作了具体、明确的规范，以有利于人民的身心健康，促进商品和服务质量的提高，保护消费者的合法权益，遵守社会公德和职业道德，维护国家的尊严和利益。

一、广告中应清楚标明的内容

广告中应清楚标明以下内容：商品的性能、产地、用途、质量、价格、生产者、有效期限、允诺或者对服务的内容、形式、质量、价格、允诺有表示的，应清楚、明白。

推销商品、提供服务附带赠送礼品的，应标明赠送的品种和数量。

使用数据、统计资料、调查结果、文摘、引用语，应准确、真实并标明出处。烟草广告中心须标明"吸烟有害健康"。

涉及专利产品或专利方法的，专利号和专利种类应清楚标明。

广告应具有识别性，能够使消费者辨明其为广告。

二、广告禁止的内容和行为

（一）广告禁止下列内容

1. 使用中华人民共和国国旗、国徽、国歌。
2. 使用国家机关和国家机关工作人员的名义。
3. 使用国家级、最高级、最佳等用语。
4. 妨碍社会安定、危害人身财产安全、损害社会公共利益。
5. 妨碍社会公共秩序和违背社会良好风尚。
6. 含有淫秽、迷信、恐怖、暴力、丑恶的内容。
7. 有民族、种族、宗教、性别歧视的内容。
8. 妨碍环境和自然资源保护。
9. 法律、行政法规规定禁止的其他情形。

（二）广告禁止下列行为

1. 广告内容不得损害未成年人和残疾人的身心健康。
2. 不得贬低其他生产经营者的商品或者服务。
3. 大众传播媒介不得以新闻报道形式发布广告。通过大众传播媒介发布的广告应有广告标记，与其他非广告信息相区别，不得使消费者产生误解。
4. 禁止利用广播、电影、电视、报纸、期刊发布烟草广告。
5. 禁止在各类等候室、影剧院、会议厅室、体育比赛场馆等公共场所设置烟草广告。

6. 食品、酒类、化妆品广告的内容必须符合卫生许可的事项，并不得使用医疗用语或者易与药品混淆的用语。

7. 农药广告不得有下列内容：

（1）无毒、无害等表明安全性的绝对化断言的。

（2）含有不科学的表示功效的断言或者保证的。

（3）含有违反农药安全使用规程的文字、语言或者画面的。

（4）法律、行政法规规定禁止的其他内容。

三、药品广告

《广告法》对药品广告有相应的条款规定，但《药品管理法》作为管理药品的专门法律，则规定得更加明确、具体。为使大家对社会和公众特别关心的药品广告问题有一个清楚的了解，本章结合《药品管理法》有关药品广告的条款一并向大家介绍。

（一）发布药品广告须经药品监督管理部门批准

《药品管理法》规定："药品广告须经企业所在地省、自治区、直辖市人民政府药品监督管理部门批准，并发给药品广告批准文号；未取得药品广告批准文号的，不得发布。处方药可以在国务院卫生行政部门和国务院药品监督管理部门共同指定的医学、药学专业刊物上介绍，但不得在大众传播媒介发布广告或者以其他方式进行以公众为对象的广告宣传。"此处"企业所在地"是指申请发布药品广告的药品生产、经营企业所在地或者药品经销代理企业所在地。

（二）药品广告内容必须真实合法

《药品管理法》规定："药品广告的内容必须真实、合法，以国务院药品监督管理部门批准的说明书为准，不得含有虚假的内容。药品广告不得含有不科学的表示功效的断言或者保证；不得利用国家机关、医药科研单位、学术机构或者专家、学者、医师、患者的名义和形象作证明。非药品广告不得有涉及药品的宣传。"

药品的说明书包含有关药品的安全性、有效性等基本科学信息。主要包括以下内容：药品名称、性状、药理毒理、药代动力学、适应症、用法用量、不良反应、禁忌症、注意事项、有效期限、批准文号、生产企业情况等。药品说明书中哪些内容必须在药品广告中体现和反映，哪些内容可以不体现，目前的规定还不是十分明确，造成了审查与监督的漏洞。另外，一些生产企业擅自增加或者篡改说明书的内容，违法进行虚假宣传；也有一些药品的说明书本身就有不规范的地方。这都是造成目前药品广告内容不规范的原因。因此，规范药品广告的管理，必须按照规范的药品说明书，即国家药品监督管理部门批准的药品说明书的内容进行审核。

任何药品都有特定的适应病症，有特定的功能主治。世上没有包治百病的药品，由于影响治疗疾病的因素很多，如诊断、病程、体质等差异，同一种药品用于同一种病可能得到不同的结果，所以，没有一种药品可以保证对某种病有100%的疗效。因此，法律不允许有违反科学的表示功效的断言。药品管理法还增加了"不得利用国家机关、医药科研单位、学术机构或者专家、学者、医师、患者的名义和形象作证明"的规定。为了杜绝某些其他产品的企业投机取巧、混淆是非、张冠李戴的行为，药品管理法还规定："非药品广告不得有涉及药品的宣传。"

（三）药品监督、工商管理部门共同监管药品广告

《药品管理法》规定："省、自治区、直辖市人民政府药品监督管理部门应当对其批准的药品广告进行检查，对违反《药品管理法》和《广告法》的广告，应当向广告监督管理机关通报并提出处理建议，广告监督管理机关应当依法做出处理。"

长期以来，药品广告监管部门为药品广告审查部门，工商行政管理部门为包括药品广告在内的广告监督管理机关。在药品广告审查与监督两权分离体制下，加强审查部门与监督部门的协调、合作，对加大对违法药品广告的查处力度具有现实意义。因此，省级药品监督管理部门除了负责药品广告审查工作之外，还要对其批准后已经发布的药品广告进行检查，对于在检查中发现的违反《药品管理法》和《广告法》的药品广告，应当向同级广告监督管理机关（即同级工商行政管理部门）通报并提出处理建议。

第三节 广 告 活 动

广告主、广告经营者、广告发布者之间在广告活动中应依法订立书面合同，明确各方的权利和义务。

一、对广告主的广告活动的规定

1. 广告主委托设计、制作、发布广告，应当委托具有合法经营资格的广告经营者、广告发布者。

2. 广告主所推销的商品或者所提供服务应符合其经营范围，不能超出经营范围做广告。

3. 广告主应当具有或者提供真实、合法、有效的下列证明文件：

（1）营业执照以及其他生产、经营资格的证明文件。

（2）质量检验机构对广告中有关商品质量内容出具的证明文件。

（3）确认广告内容真实性的其他证明文件；发布药品广告，还应提供国家药品监督管理局的批准发布广告文件。

二、对广告经营者、广告发布者广告活动的规定

1. 从事广告经营的，应具有必要的专业技术人员和制作设备，并依法办理公司或者广告经营登记；广播电台、电视台、报刊出版单位的广告业务，应由其专门从事广告业务的机构办理，并依法办理兼营广告的登记。

2. 广告经营者、发布者依据法律法规查验有关证明文件，核实广告内容，不合格的，不得提供设计、制作、代理服务，不得发布广告。

3. 按照国家有关规定，建立、健全广告业务的承接登记、审核、档案、管理制度。

4. 广告收费合理、公开，并向物价及工商行政部门备案。

5. 广告发布者向广告主、广告经营者提供的媒介覆盖率、收视率、发行量等资料应当真实。

6. **法律及行政法规规定禁止生产、销售的商品或者提供的服务，以及禁止发布广告的商品或者服务，不得设计、制作、发布广告。**

7. 有下列情形之一的不得设置户外广告：

（1）利用交通安全设施、交通标志的。

（2）影响市政公共设施、交通安全设施、交通标志使用的。

（3）妨碍生产或者人民生活，损害市容市貌的。

（4）国家机关、文物保护单位、名胜风景点和建筑控制地带。

（5）当地县级以上地方人民政府禁止设置户外广告的区域。

8. 户外广告的设置规划和管理方法，由当地县级以上地方人民政府组织广告监督管理、城市建设、环境保护、公安等有关部门制定。

第四节　广告的审查

广告由法律法规规定的有关行政主管部门审查，如药品广告由省级药品监督管理局审查。

利用广播、电影、电视、报纸、期刊及其他媒介发布药品、医疗器械、农药、兽药等商品的广告和法律法规规定应当进行审查的其他广告，均应进行审查。

任何单位和个人不得伪造变造或者转让广告审查决定文件。

第五节　法　律　责　任

本法规定的法律责任主要有行政责任、刑事责任和民事责任。

一、行政责任

本法对下列情形追究行政责任：①利用广告对商品或者服务作虚假宣传的，由广告监管机关责令停止发布，并以等额广告费用在相应范围内公开更正消除影响，并处广告费用1倍以上5倍以下罚款，对负有责任的广告经营者、发布者没收广告费用，并处广告费用1倍以上5倍以下罚款，情节严重的，依法停止其广告业务。②大众传播媒介以新闻报道等形式作广告而误导消费者的，由广告监督管理机关责令广告发布者改正，处以1千元以上1万元以下的罚款。③利用广播、电影、电视、报纸、期刊发布烟草广告或者在公共场合发布烟草广告的，责令停止发布，没收广告费用，处广告费1倍以上5倍以下罚款。④广告主提供虚假证明文件的，伪造变造或者转让广告审查决定文件的，处以1万元以上10万元以下罚款。

二、刑事责任

本法对下列情形追究刑事责任：①利用广告对商品或者服务作虚假宣传，构成犯罪的。②广告涉及本法规定禁止内容，构成犯罪的。③广告主提供虚假证明文件，构成犯罪的。④广告监督管理机关和广告审查机关的工作人员玩忽职守、滥用职权、徇私舞弊，构成犯罪的。

三、民事责任

本法对下列情形追究民事责任：①发布虚假广告欺骗误导消费者，使消费者合法权益受到损害的。②在广告中损害未成年人或者残疾人身心健康的。③假冒他人专利的。④贬低其他生产经营者的商品或服务的。⑤广告中未经同意使用他人名义、形象的。⑥其他侵犯他人合法民事权益的。

思考与练习

1. 我国制订《广告法》的目的与意义是什么？
2. 药品广告如何审批，处方药能否在大众传播媒介发布广告？
3. 药品广告的内容应遵守哪些规定，对药品广告如何监督管理？

【案例一】

案情介绍：杨先生多次看到上海卫视等多家电视台播出的健妮健瘦鞋广告，广告中宣传穿该鞋后，腰腿痛都好了，还有健妮实业公司有关人员说穿该鞋可治疗颈椎病、腰椎病、高血压，效果非常好。另外，该鞋还有治疗便秘等神奇功效。于是在百盛购物中心的健妮健瘦鞋专柜购买了一双健妮健瘦鞋。其说明书中写道："该鞋兼有改善高血压、失眠、痛经等症的功效。"经了解，发现健妮健瘦鞋取得的有关批文中没有改善失眠、痛经等症状的内容，而杨先生按说明书穿鞋后，失眠等症状也未有改善。

案情分析：上海健妮夸大宣传疗效，说明书与批准的说明书内容不符，在部分电视广告片中利用国家机关和患者名义、形象进行宣传的做法，法院认为违反了《产品质量法》、《广告法》、《医疗器械广告审查标准》的有关规定。

【案例二】

案情介绍：刘某在河南购买了治疗近视的药品"明目消朦片"。购药时，刘某与厂家签订协议，同意厂家对本人病历作真实的宣传，厂家赠刘某"明目消朦片"1盒。同年7月，刘某发现自己的身份和姓名被登在一张小报的药品广告上，并吹嘘"用了此药后，视力大幅度提高"。刘随即向金水区法院提起诉讼，称自己目前的视力并无好转，眼镜根本不能摘除，要求厂家赔礼道歉，并赔偿精神损失费。

处理结果：河南省郑州市金水区人民法院对郑州一名学生状告药厂虚假广告案做出一审判决：药厂在报刊上刊登声明，向刘某道歉，并赔偿其精神损失费3000元。

【案例三】

案由：假药致一少女皮肤严重损害案。

案情介绍：钱某的前臂、小腿等处长了三四块寻常型牛皮癣，虽也到医院治过，但未根治。1993 年 8 月，天津市某报刊登的一则广告吸引了她。广告称：武警某支队门诊部首家引进国外特效牛皮癣注射液，通过肌内注射对牛皮癣有独特疗效，无副作用，一般患者注射 2～6 次就可痊愈。于是钱某于 8 月 31 日前去就诊。给她看病的姓王，他让钱每隔 5 日注射 1 支所谓的国外特效注射液（实际是进口的"康宁克痛"），每支剂量 400 毫克。当打到第 5 支时，钱某身上的牛皮癣反倒比以前更多了，可王"大夫"还让她继续注射。10 月 17 日，当打完第 9 针时，钱某全身出现浮肿，后背起了许多脓疱。20 日开始发高烧。29 日，钱某的爱人再次去找"大夫"，告知钱某的病情恶化。30 日，门诊部派了两人陪钱到其他医院就诊。经诊断，张某患了脓疱型牛皮癣，系注射了大剂量的激素类药物"康宁克痛"所致，且生命危在旦夕。

该案例违反《广告法》中哪些规定？请详细分析说明。

第七章　产品质量法、消费者权益保护法、反不正当竞争法

第一节　产品质量法

一、产品质量法概述

（一）产品质量法的概念和调整对象

产品质量法，是调整产品生产、流通、交换、消费领域中因产品质量而产生的社会关系的法律规范的总称。产品质量法所调整的社会关系包括：

1. **产品质量监督管理关系**　是指国家对企业的产品质量进行监督管理过程中所产生的产品质量管理关系。这类社会关系的主体，一方是依照法律规定行使监督管理职权的产品质量监督管理机关；另一方是从事产品生产经营活动的组织或个人。

2. **产品质量责任关系**　是指产品的生产者、销售者与产品的用户、消费者之间因产品缺陷而产生的产品质量责任关系及权利义务关系。这类社会关系的主体，一方是产品的生产者、销售者；另一方则是产品的用户、消费者。

我国现行的《产品质量法》是 1993 年 2 月 22 日由第七届全国人民代表大会常务委员会第三十次会议通过的，自 1993 年 9 月 1 日起施行。这是我国第一部全面、系统地规定产品质量的基本法律，也是调整我国产品质量关系的一项基本法律，在加强产品质量的监督管理，保护用户、消费者的合法权益，维护社会经济秩序等方面必将起到重要的作用。

（二）产品质量法的适用范围

我国《产品质量法》第二条规定了产品质量法的适用范围：①适用的地域为中华人民共和国境内。②适用的主体是在中华人民共和国境内的公民、企业、事业单位、国家机关、社会组织以及个体工商业经营者等。③适用的产品是以销售为目的，通过工业加工、手工制作等生产方式所获得的具有特定使用性能的物品。未经加工的天然形成的产品，如原矿、原煤、石油、天然气，以及初级农产品，如农、林、牧、渔等产品，不适用该法。建设工程如建筑物、工程等不动产不适用该法。符合上述要求的在中国境内销售的进口产品适用该法。

二、产品质量监督管理

产品质量监督管理，是指国家质量技术监督行政部门以及地方质量技术监督行政部门依据法定的行政权力，以实现国家职能为目的，对产品质量进行管理的活动。

（一）产品质量监督管理体制

我国产品质量监督管理体制，按照《产品质量法》规定，包括国务院和县级以上地方人民政府，每一级的产品质量监督管理部门均可分为两类：一类是专门的监督管理部门，即隶属于人民政府的产品质量监督管理部门；另一类是各级人民政府的有关部门。

1. 国务院和县级以上人民政府产品质量监督管理部门　即国家质量检验检疫总局和县级以上人民政府设立的质量技术监督局等，是依法代表国家对产品质量进行监督管理的职能部门，负责全国和本行政区域内的产品质量监督管理工作。

2. 国务院和县级以上人民政府有关部门　是指国务院行业主管部门和县级以上地方人民政府设置的行业主管部门，这些部门在各自的职责范围内负责本行业、本行政区关于产品质量方面的行业监督和生产经营性管理工作。

（二）产品质量监督管理制度

根据《产品质量法》及其他法律的规定，目前，关于产品质量的监督管理有三项制度，即产品质量出厂检验制度、质量认证制度和产品质量监督检查制度。

1. 产品质量出厂检验制度　是指任何产品在出厂前都必须经过检验，只有经过检验质量合格才能出厂销售的制度。出厂检验，既可由企业自行设立的检验机构进行，也可由企业委托的其他检验机构进行。检验的依据可以是国家法律、法规、标准，也可以是企业标准以及企业与他人订立的经济合同中规定的要求。但是，可能危及人体健康和人身、财产安全的工业产品，必须依据保障人体健康和人身、财产安全的国家标准、行业标准进行检验，未制定国家标准、行业标准的，则依据保障人体健康和人身、财产安全的要求进行检验。国家禁止企业以不合格产品冒充合格产品。

2. 质量认证制度　质量认证制度分为企业质量体系认证制度和产品质量认证制度。

（1）企业质量体系认证制度：是指国务院产品质量监督管理部门或其授权的部门认可的认证机构，依据国际通用的"质量管理和质量保证"系列标准，对企业质量体系进行审核，通过颁发认证证书的形式，证明企业质量体系和质量保证能力符合相应要求的一种制度。企业根据自愿原则申请企业质量体系认证，经过质量体系认证的企业在申请生产许可证、产品质量认证及申请其他质量认证时可免于质量体系审查。

企业质量体系认证是目前国际上通行的一种产品质量监督管理制度，推行这一制度的目的，一是对内加强企业内部的质量管理，实现质量方针和质量目标；二是对外提高企业的信誉，向需方提供质量担保，增强企业在市场上的竞争能力。

（2）产品质量认证制度：是依据产品标准和相应的技术要求，经认证机构确认并通过颁发认证证书和准许使用认证标志的方式来证明产品符合相应标准和技术要求的一种制度。《产品质量法》规定，国家参照国际先进的产品标准和技术要求，由企业自愿申请产品质量认证。认证合格，由认证机构颁发证书，准许企业在产品或包装上使用产品质量认证标志。

我国的产品质量认证分为强制性产品认证和合格认证。强制性产品认证，指对涉及人身健康及安全、动植物生命和健康以及环境保护和公共安全的产品，依照国家强制性标准所进行的用以证明产品符合要求的认证活动。合格认证，指对一般产品依照国家标准或行业标准所进行的用以证明产品符合标准要求的认证活动。

实行产品质量认证，也是目前国际上通行的做法，其基本作用就是由第三方向社会各方提供客观、公正的质量信息，提高市场透明度，保证市场机制作用的发挥。不论是对生产经营者推销产品，还是对消费者选择购物以及国家监督管理，产品质量认证均具有重要的积极作用。

3. **产品质量监督检查制度**　产品质量的监督检查，是指国务院以及地方各级产品质量监督管理部门，依法对生产领域、流通领域的产品质量所进行的强制性监督检查活动。产品质量监督检查制度，是国家对产品质量进行管理的一项基本制度。

《产品质量法》明确规定："国家对产品质量实行以抽查为主要方式的监督检查制度。"对可能危及人体健康和人身、财产安全的产品，如食品、药品、医疗器械、压力容器，影响国计民生的重要工业产品，如农药、化肥、建筑钢筋、水泥、计量器具，用户、消费者、有关组织反映有严重质量问题的产品，如掺杂使假产品、以假充真产品进行抽查。抽查时，根据需要可以对产品进行检验，但不得向企业收取检验费用。

三、生产者、销售者的产品质量义务

生产经营者的产品质量义务，概括地讲，就是保证产品质量符合要求。

（一）生产者的产品质量义务

1. **生产者应保证产品的内在质量**　《产品质量法》规定了三项要求：

（1）保证产品不存在缺陷。产品存在危及人身、财产安全的不合理的危险，或者产品不符合保障人体健康和人身、财产安全的国家标准、行业标准时，产品被认为存在缺陷。产品存在缺陷，不仅妨碍、影响产品的正常使用，而且极易造成人身、财产损害。因此，保证产品不存在缺陷，是产品生产者的首要质量义务。

（2）保证产品具备应当具备的使用性能，但是，对产品存在使用性能的瑕疵作出说明的除外。生产者提供的产品应当符合明示采用的产品标准中规定的使用性能，未制定相应标准的，其使用性能应当符合公众普遍认为应当具备的使用性能。

（3）符合在产品或在其包装上注明采用的产品标准，符合以产品说明、实物样品等方式表明的质量状况。

2. **生产者应当提供必要的、真实的、明确的产品标识**　除裸装的食品和其他根据产品的特点难以附加标识的裸装产品可以不附加产品标识外，其他任何产品或产品包装上均应有标识。产品标识应符合下列要求：

（1）有产品质量检验合格证明。

（2）有中文标明的产品名称及生产厂厂名、厂址等。

（3）根据产品特点和使用要求，需要标明产品规格、等级、所含主要成份的名称和含量的，相应予以标明。

（4）限期使用的产品，标明生产日期、安全使用期或失效日期。

（5）使用不当易造成产品本身损害或可能危及人身、财产安全的产品，应有警示标志或者中文警示说明。

3. **产品包装上的义务**　剧毒、危险、易碎、储运中不能倒置以及有其他特殊要求的产品，其包装必须符合相应的要求，有警示标志或者中文警告说明、储运注意事项。

4. **生产者的其他义务**　生产者不得生产国家明令淘汰的产品；不得伪造产地，冒用他人的厂名、厂址；伪造或冒用认证标志、名优标志等质量标志；生产者生产产品，不得掺杂、掺假，不得以假充真，以次充好，不得以不合格产品冒充合格产品。

（二）销售者的产品质量义务

1. **进货时的质量验收义务**　《产品质量法》规定，销售者应执行进货检查验收制度，验明产品合格证明和其他标识。进货时的质量验收，是产品流转过程中的一项重要工作。通过进货时的质量验收，可以确定当产品由一生产经营者之手转至另一生产经营者之手时的质量状况，是确保销售者进货的质量，区分销售者和生产者责任的重要手段。

2. **进货后的质量保持义务**　销售者在进货后，向顾客出售产品之前的一段时间内，应当负责保持产品的质量水平。销售者应当根据产品的特点及经营状况，采取必要的防雨、防晒、防霉等措施和方法，保持产品的质量。

3. **销售时的质量保证义务**　销售者最重要的义务，是保证所销售的产品质量符合要求。实际上，销售者进货时的质量验收义务和进货后的质量保持义务都是服务于这一义务的。具体讲，销售者对于所销售的产品所承担的质量义务是：①保证销售的产品不失效、不变质；②保证销售的产品具备必要的产品标识；③保证销售的产品不掺杂、不掺假，不存在以假充真、以次充好、以不合格产品冒充合格产品的情况。销售者还应该不伪造产地，不伪造或者冒用他人的厂名、厂址，不伪造或者冒用认证标志、名优标志等质量标志。

四、违反产品质量法的法律责任

违反产品质量法的法律责任，是指产品的生产者、销售者违反产品质量义务时应承担的法律制裁。

（一）民事责任

产品质量责任的发生，以该产品是否存在质量问题为前提条件。一般可分为一般性的质量问题和严重的质量问题，反映在法律上，出现了两个基本概念：瑕疵，缺陷。

"瑕疵"一词，在立法上没有明确界定，广义地说，产品不符合其应当具有的质量要求，即构成瑕疵。狭义地说，瑕疵仅指一般性的质量问题，如产品的外观、使用性能等方面。"缺陷"一词在《产品质量法》第三十四条有明确的规定："本法所称缺陷，是指产品存在危及人身、他人财产安全的不合理的危险；产品有保障人体健康和人身、财产安全的国家标准、行业标准的，是指不符合该标准。"产品的设计、原材料采用、制造装配、指示等都可能发生缺陷。立法工作者对上述两个术语的解释是："产品的瑕疵与产品的缺陷有着不同的含义……显著区别是产品是否存在着危及人身、财产安全的不合理的危险。也可以这样说，产品存在除危险之外的其他质量问题，是产品存在瑕疵。"

1. **产品瑕疵责任**　产品瑕疵责任，是指产品的生产者、销售者违反其所担保的产品质量要求，提供的产品质量存在瑕疵，使得使用者无法使用或无法正常使用该产品，因而对买方应承担的降价、修理、更换、退货、赔偿经济损失的责任。

（1）产品瑕疵责任的特征：产品质量瑕疵责任是违约责任，《产品质量法》规定，对违反产品质量瑕疵责任的，无论是否造成损害后果，都应当承担责任。需要说明的是，承担责任的主体必须是与消费者或用户之间存在合同关系。由于消费者或用户与生产厂家之间存在着合同关系，因此，销售者承担了产品质量违约责任后，属于生产者或其他销售者责任的，销售者有权向生产者、供货者追偿。

（2）承担产品瑕疵责任的条件：按照《产品质量法》的规定，承担产品质量瑕疵担保责任的条件有三个：一是产品质量不具备产品应当具备的使用性能而事先未作说明的；二是产品质量不符合在产品或者其包装上注册采用的产品标准的；三是产品质量不符合产品说明书、实物样品等对产品质量状况所作说明或表明的。

（3）承担产品瑕疵责任的方式：销售者提供的产品质量存在瑕疵，应当负责修理、更换、退货；给用户、消费者造成损失的，应当负责赔偿损失。

2. 产品缺陷责任　产品缺陷责任，是指产品质量存在缺陷，给他人人身或财产造成损害时，产品的生产经营者应当承担的赔偿损失的责任。

（1）产品缺陷责任的主要特征：产品质量缺陷责任是侵权责任，责任的产生非因产品质量问题本身，而是因产品存在的质量问题即缺陷造成了他人的人身或财产损害。产品缺陷责任由国家法律强制规定，在任何情况下不得以当事人之间的协议变更。

（2）承担产品缺陷责任的条件：我国《产品质量法》对产品缺陷责任的承担针对生产者和销售者作了不同的规定。

对生产者实行严格责任原则，如果生产者或销售者提供的产品存在缺陷，缺陷产品造成了损害，并且损害和产品中存在的缺陷具有因果关系，产品损害赔偿责任即告成立，而不要求其主观上有过错。但生产者能够证明有下列情形之一的，不承担赔偿责任：第一，未将产品投入流通的；第二，产品投入流通时，引起损害的缺陷尚不存在的；第三，将产品投入流通时的科学技术尚不能发现缺陷存在的。这是实行严格责任原则前提下生产者的法定免责条件。

对销售者实行过错责任原则，由于销售者的过错使产品存在缺陷，造成人身、他人财产损害的，销售者应当承担赔偿责任。销售者不能指明缺陷产品的生产者，也不能指明缺陷产品的供货者的，销售者无论有无过错，应当承担赔偿责任。

关于受害人的赔偿请求权与生产者、销售者之间的追偿权，我国《产品质量法》是这样规定的：因产品存在缺陷造成人身、他人财产损害的，受害人可以向产品的生产者要求赔偿，也可以向产品的销售者要求赔偿。属于生产者的责任，销售者赔偿的，销售者有权向生产者追偿；属于销售者的责任，生产者赔偿的，生产者有权向销售者追偿。

（二）行政责任

质量技术监督部门、工商行政管理部门依据各自的职权，对违反《产品质量法》的行为可以责令纠正，并给予下列行政处罚：警告、罚款、没收违法生产销售的产品和没收违法所得，责令停止生产、销售，吊销营业执照。

（三）产品质量犯罪及其刑事责任

在司法实践中，违反《产品质量法》的刑事责任主要发生在以下场合：①生产、销售假药、劣药，已经危害或足以危害人体健康的；②生产、销售不符合卫生标准的食品，造成严重食物中毒事故的；③在食品、饮料、酒类中掺入有毒、有害物质，造成伤亡事故的；④生产销售假农药、假化肥、假种子，造成严重后果的；⑤生产或销售不符合卫生标准的化妆品和不符合保障人身健康、财产安全标准的医疗器械、医用卫生材料、电器、压力容器、易燃易爆产品等。

根据《刑法》规定，对生产、销售伪劣商品犯罪行为负有追究责任的国家机关工作人员，徇私舞弊，不履行法律规定的追究职责，情节严重的，应追究刑事责任。

为了惩治生产、销售伪劣商品的犯罪，保障人体健康和人身、财产安全，保护用户、消费者合法权益，维护社会经济秩序，1993年7月2日第八届全国人民代表大会常务委员会第二次会议通过了《关于惩治生产、销售伪劣商品犯罪的决定》，对产品质量犯罪行为及其刑事责任作了专门的、具体的规定。《关于惩治生产、销售伪劣商品犯罪的决定》既是对《刑法》的补充和完善，也是对《产品质量法》的补充和完善，使我国的产品质量责任制度进一步得以全面建立。

第二节　消费者权益保护法

一、消费者权益保护法概述

（一）消费者、消费者权益保护法的概念

消费者，是指为生活消费需要而购买、使用商品或接受服务的个人和单位。消费者具有以下法律特征：①消费者的消费性质专指生活消费，但有一个例外，即农民购买、使用直接用于农业生产的生产资料，如化肥、种子、农药，参照消费者权益保护法执行。②消费者的消费客体是商品和服务。③消费者的消费活动表现为购买、使用商品和接受服务。④消费者不仅是指个人，即自然人，也包括进行生活消费的单位和集体。法人、其他组织均不属于消费者的范畴，不受本法的保护。

消费者权益保护法，是调整在保护消费者权益过程中发生的社会关系的法律规范的总称。

我国目前的《消费者权益保护法》是1993年10月31日第八届全国人大常委会第四次会议通过的，该法已于1994年1月1日起施行。这是我国制定的第一部专门保护消费者权益的法律。消费者权益保护法的颁布，是我国第一次以立法的形式，全面明确消费者的权利。该法的制定和实施，对保护消费者的合法权益，维护社会经济秩序，促进社会主义市场健康发展，具有十分重要的意义。

（二）消费者权益保护法的适用范围

1. 消费者为生活消费需要购买、使用商品或者接受服务，其权益受本法的保护。

2. 经营者为消费者提供其生产、销售的商品或者提供服务，应遵守本法。其法律特征是：

①经营者提供商品或服务是以营利为目的。

②经营者是相对于消费者而言的，是与消费者相对应的另一方当事人，包括生产者、销售者和服务者。经营者的经营活动，包括商品生产、商品销售和提供有偿服务。

有些事业单位和社会团体尽管其设立宗旨不包含盈利的目的，但若其向消费者提供了商品和有偿服务，仍应视为经营者，适用消费者权益保护法的规定。如医院，尽管是事业单位，但其向患者提供了有偿服务，因而在与患者的法律关系中具有经营者的身份。

3. 农民购买、使用直接用于农业生产的生产资料，参照本法执行。这说明，消费者权益保护法也把一部分生产消费纳入调整范围。

消费者权益保护法调整对象是生活性消费，将农业生产性消费纳入该法调整，属于法律的特殊适用。这种特殊适用，一方面是因为农民的生产性消费与消费者的生活性消费有很多相似之处，另一方面是鉴于我国的具体情况，对农业生产提供了特殊的法律保护。

二、消费者的权利

消费者的权利，从广义上讲，是指消费者根据《消费者权益保护法》的规定，在消费领域中享有的各种权利，它是消费者利益在法律上的表现。狭义上讲，是指消费者在消费领域中所具有的权利。在法律上赋予消费者多少权利，意味着消费者在多大程度上得到国家法律的保护。根据我国《消费者权益保护法》的规定，消费者的权利主要有以下几个方面：

1. **安全保障权**　是指消费者在购买、使用商品和接受服务时享有的保障其人身、财产安全不受损害的权利。安全保障权包括人身安全权和财产安全权两个方面的内容。安全保障权是消费者最基本的权利，也是宪法和民法赋予公民的人身权、财产权在消费领域的具体体现。

2. **知悉真情权**　即消费者享有知悉其购买、使用商品或者接受服务的真实情况的权利。这项权利的规定包含两层意思：一是消费者在购买、使用商品或接受服务时，有权询问、了解商品或服务的有关情况；二是经营者提供的商品或服务的情况必须是真实的。如果经营者隐瞒真实情况或提供虚假情况，则构成欺诈，所做出的民事行为无效。

3. **自主选择权**　指消费者根据自己的意愿独立自主地选择商品或服务的权利。该权利包括以下几个方面：①自主选择提供商品或者服务的经营者；②自主选择商品品种或者服务方式；③自主决定购买或者不购买任何一种商品，接受或者不接受任何一项服务；④自主选择商品或服务时，有权进行比较、鉴别和挑选。

4. **公平交易权**　指消费者在购买商品和接受服务时，享有公平交易的权利。这一规定包括两方面内容：①消费者有权获得质量保障、价格合理、计量正确等公平交易条件；②消费者有权拒绝经营者的强制交易行为。

5. **求偿权**　是指消费者在因购买、使用商品或者接受服务而受到人身、财产损害时，依法享有获得赔偿的权利。享有求偿权的消费者，包括四种类型：①商品的购买者；②商品的使用者；③服务的接受者；④第三人。第三人是指除商品的购买者、使用者或者服务的接受者之外的，因为偶然原因而在事故发生现场受到损害的其他人。

6. **依法结社权**　是指消费者享有的依法成立维护自身合法权益的社会团体的权利。我国宪法也明确规定：中华人民共和国公民享有依法结社的权利。消费者为保护自己的利益而成立的中国消费者协会和地方各级消费者协会就是宪法规定在消费者权益保护法中的具体化。

　　7. **获得知识权**　是指消费者所享有的获得有关消费和消费者权益保护方面的知识的权利。这是从知悉真情权中引申出来的一种权利。其目的是使消费者更好地掌握有关商品、服务和消费市场的知识，以及消费者权益保护方面的知识，从而使消费者正确地使用商品，提高自我保护意识和能力。

　　8. **维护尊严权**　维护尊严权也是我国宪法、民法中规定的一项公民权利，是指消费者在购买商品和接受服务时所享有的人格尊严、民族风俗习惯得到尊重的权利。

　　9. **监督批评权**　是指消费者对商品和服务的质量、价格、计量、侵权行为等问题以及保护消费者权益工作，有向有关经营者或机构提出批评、建议或进行检举、控告的权利。

　　上述九项消费者的权利是《消费者权益保护法》保护的主要内容，任何经营者、国家和社会团体都有义务保障其权利的实现，否则要承担相应的法律责任。

三、经营者的义务

　　在消费法律关系中，经营者是与消费者相对应的主体。消费者所享有的权利，从某种意义上讲就是经营者的义务。经营者的义务是指经营者在经营活动中应当依照法律履行的责任。依据《消费者权益保护法》，经营者负有下列义务：

　　1. **依法定和约定履行义务**　这一义务包括了两个方面：一是履行法定的义务。即经营者提供商品和服务，应遵守《产品质量法》、《食品卫生法》、《药品管理法》、《化妆品卫生监督条例》、《计量法》、《物价管理条例》、《商标法》、《广告法》等相关法律、法规规定的义务。二是履行约定义务。经营者和消费者有约定的，应当按照约定履行义务，但双方的约定不得违反法律、法规的规定。在市场交易中，经营者与消费者之间的关系实质上是一种合同关系（买卖合同、承揽合同、委托合同、服务合同等）。对合同约定的义务，经营者应当全面履行。

　　2. **接受消费者监督的义务**　经营者应当听取消费者对其提供的商品或者服务的意见，接受消费者的监督。这是基于消费者的监督批评权提出的对经营者的要求。

　　3. **保证商品和服务安全的义务**　经营者应当保证其所提供的商品和服务符合保障人身、财产安全的要求。对可能危及人身、财产安全的商品和服务，应当向消费者作出真实的说明和明确的警示，并说明和标明正确使用商品或者接受服务的方法以及防止危害发生的方法。这是与消费者保障安全权相对应的经营者的义务。

　　4. **提供商品和服务真实信息的义务**　经营者应当向消费者提供有关商品或者服务的真实信息，不得作引人误解的虚假宣传。经营者对消费者就其提供的商品或者服务的质量和使用方法等问题提出的询问，应当做出真实、明确的答复。商店提供商品应当明码标价。

　　5. **标明真实名称和标记的义务**　经营者在提供商品和服务时，应当标明其真实名称和标记。租赁他人柜台或者场地的经营者，亦应标明其真实名称和标记。这样，有利于消费者索赔。同时，这也是《反不正当竞争法》、《产品质量法》的重要内容。

　　6. **出具购货凭证或服务单据的义务**　经营者提供商品和服务，应当按照国家有关规定或商业惯例向消费者出具购货凭证或服务单据；消费者索要购货凭证或服务单据的，经营者必须出具。

7. 保证商品或服务质量的义务　经营者应当保证在正常使用商品或提供服务的情况下说明其提供的商品或服务应当具备的质量、性能、用途和有效期限；但消费者在购买该商品或接受服务前已经知道存在瑕疵的除外。

8. 履行"三包"或其他责任的义务　"三包"指包修、包换、包退。经营者提供商品或者服务，按照国家规定或与消费者的约定，承担包修、包换、包退或者其他责任的，应当按照国家规定或约定履行，不得故意拖延或无理拒绝。国家对家用电器等大件消费品规定必须实行"三包"。除了国家的规定外，经营者为推销商品声明"三包"的，或承诺对消费者实行"三包"的，都必须按规定或约定履行。

9. 不得以格式合同等方式损害消费者权利的义务　为保障消费者公平交易权的实现，经营者不得以格式合同、通知、声明、店堂告示等方式作出对消费者不公平、不合理的规定，或者减轻、免除其损害消费者合法权益应当承担的民事责任。格式合同、通知、声明、店堂告示等含有上述内容的，其内容无效。

10. 不得侵犯消费者人格权的义务　经营者侵犯消费者人格权的义务包括：①不得对消费者进行侮辱、诽谤；②不得搜查消费者的身体及其携带的物品；③不得侵犯消费者的人身自由。

四、消费者权益保护机构及其职责

（一）工商行政管理机关及其职责

《消费者权益保护法》规定，各级人民政府工商行政管理部门是对消费者权益提供保护的主要部门。工商行政管理部门通过企业登记管理、市场监督管理、商标管理、广告管理、个体私营经济管理、经济监督等维护消费者的合法权益。

（二）技术监督机关及其职责

技术监督机关也是保护消费者权益的机构，其通过制定有关保障消费者人身、财产安全的标准，为维护消费者的人身、财产安全权提供良好的条件；通过对各种违反技术监督法律、法规的行为进行监督检查，并对确认的违法行为进行行政处罚，从而维护消费者的合法权益。

（三）其他国家机关及其职责

其他国家机关，包括负有保护消费者权益职责的行政执法机关以及对经营者负有行业管理职责的行政部门，即行业主管部门。如卫生监督管理机关通过对食品进行监督管理，保证食品卫生；对药品进行监督管理，保证药品的疗效、安全；对化妆品进行监督管理，保证化妆品的卫生，从而维护消费者的合法权益。进出口商品检验机关根据国家授权，依法对进出口商品实施检验，防止伪劣商品流入市场，保证进出口商品的质量，从而维护消费者的合法权益。物价管理机关根据《价格法》的规定，查处价格欺诈等行为，维护消费者合法权益。行业主管部门通过其所负有的职能，对经营者加强管理，防止发生损害消费者合法权益的行为，对出现的问题积极进行查处，不断加强有关消费者权益的服务职能。

（四）消费者自我保护组织及其职责

消费者自我保护组织，简称消费者组织，是指依法成立的对商品和服务进行社会监督的保护消费者合法权益的社会团体，包括消费者协会和其他消费者组织。在我国，消费者协会是消费者组织的主要形式。根据《消费者权益保护法》的规定，消费者协会履行下列职能：向消费者提供消费信息和咨询服务；参与有关行政部门对商品和服务的监督、检查；就有关消费者合法权益的问题向有关行政部门反映、查询、提出建议；受理消费者的投诉，并对投诉事项进行调查、调解；就损害消费者合法权益的行为，支持受损害的消费者提起诉讼等。

五、争议的解决及经营者的法律责任

（一）争议解决的途径

消费者与经营者发生的消费者权益争议，属于平等主体之间民事争议，可以通过下列途径解决：①与经营者协商和解；②请求消费者协会调解；③向有关行政部门申诉；④根据与经营者达成的仲裁协议提请仲裁机关仲裁；⑤向人民法院提起诉讼。

（二）承担损害赔偿责任的主体

1. 消费者在购买、使用商品时，其合法权益受到损害的，可以向销售者要求赔偿。销售者赔偿后，属于生产者或供货者责任的，可以向生产者或供货者追偿。

2. 消费者在接受服务时，其合法权益受到损害的，可以向服务者要求赔偿。

3. 消费者的合法权益受到损害的，在原企业变更后，可以向变更后承受其权利义务的企业要求赔偿。

4. 使用他人营业执照损害消费者合法权益的，消费者可以向违法经营者或执照的持有人要求赔偿。营业执照具有专属性，不得租用、借用或买卖，租用、借用或买卖的，营业执照持有人和直接经营者对外承担连带责任。

5. 消费者在展销会、租赁柜台购买商品或接受服务，其合法权益受到损害的，可以向销售者或服务者要求赔偿；展销会结束后或柜台租赁期满后，可以向展销会的举办者、柜台的出租者要求赔偿。举办者、出租者赔偿后，有权向销售者或服务者追偿。

6. 消费者因虚假广告受到损害的，可以向经营者要求赔偿。广告的经营者不能提供经营者的真实名称、地址的，应当承担赔偿责任。

（三）法律责任

对侵害消费者合法权益的行为人应承担怎样的法律责任，《消费者权益保护法》第七章作了明确规定。

1. **民事责任**　经营者提供商品或者服务有下列情形之一的，应当按照《产品质量法》等规定承担民事责任：①商品存在缺陷的；②不具备商品应当具备的使用性能而出售时未作说明的；③不符合在商品或者其包装上注明采用的商品标准的；④不符合商品说明、实物样品等方式表明的质量状况的；⑤生产国家明令淘汰的商品或者销售失效、变质的商品的；⑥销售的商品数量不足的；⑦服务的内容和费用违反约定的；⑧对消费者提出的修理、重做、更换、退货、补足商品数量、退还货款和服务费用或赔偿损失的要求，故意拖延或无理拒绝的；⑨法律、法规规定的其他损害消费者权益的情形。

经营者致人伤亡，造成财产损害，侵犯消费者的人格尊严、人身自由，违反约定，提供商品或者服务有欺诈行为的，应承担民事责任。

经营者承担民事责任的方式有：赔偿损失、停止侵害、恢复名誉、消除影响、赔礼道歉、修理、重做、更换、退货、补足商品数量、退还货款和服务费、支付违约金等。

2. 行政责任　根据《消费者权益保护法》及其他有关法律规定，侵权者应当承担行政责任的方式有：改正、警告、没收违法所得、罚款、停业整顿、吊销营业执照等。

3. 刑事责任　侵害消费者合法权益的行为达到一定的严重程度，构成犯罪的，要受到刑事制裁。《消费者权益保护法》对此作了相应的规定，即经营者提供商品或服务，造成消费者或其他受害人人身伤害或死亡，构成犯罪的，依法追究刑事责任。以暴力、威胁等方式阻碍有关行政部门工作人员依法执行公务的，国家机关工作人员玩忽职守或包庇经营者侵害消费者合法权益，情节严重，构成犯罪的，将依法追究其刑事责任。

第三节　反不正当竞争法

一、反不正当竞争法概述

（一）不正当竞争的概念

竞争是市场经济的基本运行机制，是保持市场活力、推动经济发展的重要因素。在市场交易中应遵循自愿、平等、公平、诚实信用原则以及公认的商业道德，否则，即会构成不正当竞争行为。

不正当竞争，是指经营者违反法律规定，损害其他经营者的合法权益，扰乱社会经济秩序的行为。

（二）反不正当竞争法的概念

反不正当竞争法，是调整在制止不正当竞争行为过程中所发生的社会关系的法律规范的总称。

我国《反不正当竞争法》是1993年9月2日第八届全国人民代表大会常务委员会第三次会议通过的，自1993年12月1日起实行。《反不正当竞争法》是一部规范市场行为，确定竞争规则的重要法律，对保障社会主义市场经济健康发展，创造公平竞争的良好经济环境，奠定了法律基础，也为制止不正当竞争行为，保护经营者和消费者合法权益提供了法律武器。

（三）我国《反不正当竞争法》的调整范围

1. 行为方面　制止经营者的不正当竞争行为，是反不正当竞争法的基本内容。各国所认定的不正当竞争行为的范围宽窄不一，我国从现实经济生活及其发展的需要出发，着重规范经济生活中出现的违反商业道德的不正当竞争行为，同时对一些初露端倪的限制竞争行为也加以约束，而将目前尚不突出的经济垄断留待以后专门立法处理。

2. 主体方面　我国《反不正当竞争法》适用的主体范围广泛，既约束、规范市场经营者，也约束、规范政府的行为；既有对违法经营者的惩处，又有对执法机关滥用职权、玩忽职守行为的处罚。

二、不正当竞争行为

目前，我国《反不正当竞争法》规定的不正当行为可分为违反商业道德的不正当竞争行为和限制竞争的不正当竞争行为两类。

（一）违反商业道德的不正当竞争行为

1. 采用欺骗性标志从事市场交易的行为　是指经营者采用假冒或仿冒的或其他虚假的标志从事市场交易，引起公众误解，使消费者误购，牟取非法利益的行为。该行为是最常见、最普遍的不正当竞争行为，它以制造假冒伪劣产品为突出特征。

根据我国《反不正当竞争法》的规定，欺骗性标志交易行为的表现形式有：①假冒他人的注册商标；②擅自使用知名商品特有的名称、包装、装潢，或者使用与知名商品近似的名称、包装、装潢，造成与他人的知名商品相混淆，使购买者误认为是该知名商品；③擅自使用他人的企业名称或者姓名，引人误认为是他人的商品；④在商品上伪造或者冒用认证标志、名优标志等质量标志，伪造产地，对商品质量作引人误解的虚假表示。

2. 商业贿赂行为　是指经营者为了争取交易机会或市场优势，暗中给予能够影响市场交易的有关人员以财物或其他报偿的行为。从上述概念中可以看出商业贿赂有以下特征：①商业贿赂的主体是从事市场交易的经营者；②进行商业贿赂的经营者在主观上只能是故意；③商业贿赂的手段是帐外秘密给付财物或其他报偿手段；④进行商业贿赂的目的是争取交易机会或市场中的优势。

我国《反不正当竞争法》第八条规定：经营者不得采用财物或者其他手段进行贿赂以销售或者购买商品。经营者销售或者购买商品，可以以明示方式给对方折扣，也可以给中间人佣金。从这一规定可以看出，我国《反不正当竞争法》规定了禁止商业贿赂的行为，即禁止回扣，但允许折扣和佣金的存在。因此，我们应当明确回扣、折扣、佣金三个概念之间的区别。

回扣是经营者的一方在帐外暗中给对方单位或者个人以财物，如货币、有价证券等，发生在交易的双方之间。折扣是经营者一方（卖方）向对方作出的让利，也是发生在交易双方之间，但它是明示的，并且双方都如实入帐。佣金是经营者付给为其提供服务的中间人酬金，它发生在经营者与中间人之间。

3. 虚假宣传行为　是指经营者利用广告或其他方法，对商品的质量、制作成份、性能、用途、生产者、有效期限、产地等进行引人误解的虚假表示，以推销产品的行为。构成虚假宣传行为必须达到足以引起一般公众误解的程度。在广告中适度的美化和夸张不构成虚假宣传的不正当竞争行为。

　　虚假宣传行为与采用欺骗性标志交易行为的区别是，前者采用的手段是利用虚假广告等宣传手段，经营者的虚假表示存在于广告或其他除商品包装、标签以外的宣传方式中。后者是利用假冒或仿冒各种标志进行的虚假表示。

　　4. 侵犯商业秘密行为　商业秘密，是指不为公众所知悉、能为权利人带来经济利益、具有实用性并经权利人采取保密措施的技术信息和经营信息。技术信息和经营信息包括设计、程序、产品配方、制作工艺、制作方法、管理诀窍、客户名单、货源情报、产品策略、经营状况等。

　　根据我国《反不正当竞争法》的规定，侵犯商业秘密行为的表现形式有以下几种情形：①盗窃、利诱、胁迫或者其他不正当手段获取权利人的商业秘密；②披露、使用或者允许他人使用以前项手段获取的权利人的商业秘密；③违反约定或者违反权利人有关保守商业秘密的要求，披露、使用或者允许他人使用其所掌握的商业秘密。

　　此外，第三人明知或者应知前款所列违法行为，仍获取、使用或者披露他人的商业秘密，视为侵犯商业秘密。

　　《反不正当竞争法》将侵犯商业秘密行为作为不正当竞争行为加以禁止，补充完善了我国知识产权保护法律制度，同时，也为防止人才流动过程中引起的侵犯商业秘密的行为提供了法律依据。

　　5. 不正当有奖销售的行为　有奖销售，是指经营者以向购买者提供物品、金钱或其他经济上的利益为手段销售商品或提供服务的行为。它主要包括附赠式和抽奖式两种。需注意的是，经政府或政府主管部门依法批准的有奖募捐及其他彩票发售活动不在此列。

　　有奖销售实质上是一种让利销售，是企业的一种正当促销手段，但经营者不得从事下列有奖销售，否则，即构成不正当竞争的有奖销售：①采用谎称有奖或故意让内定人员中奖的欺骗方式进行有奖销售；②利用有奖销售的手段推销质次价高的商品；③抽奖式的有奖销售，最高奖的金额超过5000元。

　　6. 诋毁竞争对手的行为　是指经营者故意捏造、散布虚伪事实，损害竞争对手的商业信誉、商品声誉的行为。

　　商业诋毁有以下几个特征：①该种行为的行为主体是经营者。非经营者如记者或专业人员等所报道或学术文章所依据的事实有误，观点有偏差等，不构成该行为。如属于蓄意诋毁经营者信誉，经营者可依据民法的规定要求其赔礼道歉或赔偿损失，而不适用《反不正当竞争法》。②该行为在主观上只能是故意。③诋毁竞争对手商誉的方式为捏造、散布虚假事实。如果经营者所散布的事实并非虚假，虽然对竞争对手的信誉造成损害，也不构成不正当竞争行为。

（二）限制竞争的不正当竞争行为

　　限制竞争的行为，是指经营者之间为消除其间的竞争而联合起来共同对竞争进行限制的行为，以及一些在市场交易中处于特殊地位的经营者或者政府机关利用其特殊地位而实施的限制性竞争行为。限制竞争的行为主要包括以下五种：

　　1. 利用独占地位限制竞争行为　是指公用企业或者其他依法具有独占地位的经营者，限定他人购买其指定的经营者的商品，以排挤其他经营者的公平竞争的行为。可见，这一行为的主体有两类：一类是公用企业，主要包括供电、供水、供热、供气、邮政、通讯、交通等行业的经营者；另一类是其他依法具有独占地位的经营者，主要指垄断企业。

该行为的具体表现有：①限定用户只能与自己进行交易；②限定用户只能购买其指定的经营者的商品；③强制用户不与自己的竞争对手交易；④强制安排他人之间进行交易；⑤阻碍他人之间建立正常的交易关系。

2. 滥用行政权力限制竞争行为　是指政府机构所属部门滥用行政权力，限定他人购买其指定的经营者的商品，限制其他经营者正当地竞争活动，限制外地商品进入本地市场或本地商品流向外地市场的行为。这类不正当竞争行为的主体是政府及其所属部门，但不包括中央政府。

这类不正当竞争行为的危害性极大，阻碍社会经济资源的合理配置，造成不合理的社会经济结构，使被保护者和被排斥者均失去改善经营管理、改进技术的积极性，使经济失去活力。

3. 降价排挤行为　是指经营者以排挤竞争对手为目的，以低于成本的价格销售商品的行为。

此种行为有两项构成要件：一是以挤跨竞争对手为目的；二是以低于成本的价格销售商品。但有下列情况之一的，不属于不正当竞争行为：①降价销售鲜活商品；②处理有效期限即将到期的商品或者其他积压的商品；③季节性降价；④清偿债务、转产、歇业降价销售商品。

4. 搭售行为　是指经营者利用其市场优势地位，在提供商品和服务时，违背交易相对人的意愿，搭售其他商品或附加其他不合理交易条件的行为。附加其他不合理交易条件包括很多种，如限制转售价格、限制转售地区、限制转售客户等。

5. 串通投标行为　是一种联合限制竞争行为，指在招标过程中，投标者之间或投标者与招标者之间恶意串通以限制公平竞争的行为。

其主要类型有：①投标者之间串通，抬高标价或者压低标价，共同损害招标者的利益；②投标者和招标者相互勾结，排挤竞争对手，损害其他投标人的利益。

三、不正当竞争行为的监督检查

县级以上人民政府工商行政管理部门是对不正当竞争行为进行监督检查的专门机关，此外，国家鼓励、支持和保护一切组织和个人对不正当竞争行为进行社会监督。

监督检查部门在监督检查不正当竞争行为时，有权行使下列职权：①按照规定程序询问被检查的经营者、利害关系人、证明人，并要求提供证明材料或与不正当竞争行为有关的其他资料；②查询、复制与不正当竞争行为有关的协议、帐册、单据、文件、记录、业务函电和其他资料；③检查与不正当竞争行为有关的财物。

监督检查部门工作人员在监督检查不正当竞争行为时，应当出示检查证件，否则，被检查的经营者有权拒绝。

四、不正当竞争行为的法律责任

不正当竞争行为具有民事侵权性和社会危害性，我国《反不正当竞争法》就不正当竞争行为规定了行政责任、民事责任和刑事责任三种法律责任。

1. 行政责任　行政责任的方式主要有责令停止违法行为、责令改正、消除影响、罚款、没收非法所得、吊销营业执照等形式。

2. 民事责任 承担民事责任的方式主要包括损害赔偿和停止侵害。赔偿的范围是被侵害的经营者的损失，其损失难以计算的，赔偿额为侵权人在侵权期间因侵权所获得的利润，并应承担被侵害的经营者因调查所支付的合理费用。

3. 刑事责任 《反不正当竞争法》规定可追究刑事责任的行为有：①侵犯商标专有权的行为；②销售伪劣商品的行为；③进行商业贿赂的行为；④监督检查不正当竞争行为的国家机关工作人员滥用职权、玩忽职守的行为；⑤监督检查不正当竞争行为的国家机关工作人员徇私舞弊的行为。

思考与练习

1. 生产者、销售者对产品质量有哪些义务？
2. 违反产品质量义务的，要承担哪些法律责任？
3. 消费者有哪些权利，经营者有哪些义务？
4. 什么是消费者组织，消费者协会有哪些职能？
5. 消费者权益争议的解决有哪些途径？
6. 什么是不正当竞争？
7. 商业贿赂行为的概念是什么，回扣和折扣是不是商业贿赂行为，为什么？
8. 虚假的商品标示行为和虚假宣传行为是不是一回事？请说明理由。

【案例一】

案由：左某销售自配"白酒"，致人死亡、残疾案。

案情介绍：左某承包了一个酒家，为牟取暴利，他伙同其合伙人李某，从一家化工厂购回含甲醇很高的工业酒精，掺水后加入香精勾兑成8100斤"白酒"。消费者王某为其父生日在左某店中购已装瓶的"白酒"10斤，在其父过生日家宴上饮酒后，王某双目失明，其父经抢救无效死亡，来贺亲友6人中毒，经抢救后脱险。试根据《产品质量法》、《消费者权益保护法》的规定，分析左某、李某违反了产品质量的哪项规定，侵犯了消费者哪项权利？

案情分析：左某承包酒家，从事着给消费者提供商品和服务的经营活动，在此事件中，左某销售自配白酒给消费者王某，属于《产品质量法》所调整的因产品质量缺陷而产生的产品质量责任关系。我国《产品质量法》规定，生产者有保证产品质量的义务，产品应不存在危及人身、财产安全的不合理的危险；销售者有保证所销售的产品质量的义务，销售的产品应不掺杂，不掺假，不存在以假充真、以次充好、以不合格产品冒充合格产品的情况。左某用含甲醇很高的工业酒精自配"白酒"，销售给消费者，违反了《产品质量法》规定的销售者的产品质量义务，应承担相应的产品质量损害赔偿责任，产品质量行政责任，因其情节严重，并应依《关于惩治生产、销售伪劣商品犯罪的决定》，追究其刑事责任。

我国《消费者权益保护法》规定，消费者在购买、使用商品和接受服务时享有人身、财产安全不受损害的权利。据此规定，左某等人侵犯了消费者的人身安全权。商品和服务是否能满足安全方面的要求，是消费者首先关心的问题，消费者的人身安全权，也是消费者的一项基本权利。食品、化妆品、药品、电器及某些用具等，在其消费和使用过程中与人的生命健康息息相关，如果这些商品或相应的服务在安全、卫生方面存在缺陷，轻则使消费者产生某种疾病或者身体受到伤害，重则导致残疾甚至死亡。这种现象发生之后，必然给消费者生理上、心理上造成极大的痛苦，出现与当初选择消费时背道而驰的结果。为杜绝此类危害消费者权益的事件发生，法律规定了消费者的人身安全权，使宪法和民法通则赋予公民的人身权在消费领域得到具体体现。本案中消费者王某等人的人身安全权显然受到侵犯，他可依有关规定寻求法律救济，获得包括损害赔偿在内的多种民事救济。

【案例二】

案由：侯某购买一稳压保护器，致一家三口触电案。

案情介绍：1994 年 1 月 10 日，侯某从东源商场购买了 1 个山东某电器厂生产的天乐牌超低压延时保护器，安装后使用仅 2 小时，侯某一家三口都在接触冰箱时触电，险些造成事故，不得不取下停用。该保护器产品说明书上赫然印着"按国家安全性检验标准检验，本产品符合国家标准"字样。但经有关部门检测，该保护器通电后，冰箱散热片、冷冻室均带电。侯某为家人安全起见，诉请厂家采取措施保证安全。

请分析，侯某这样做的法律依据是什么？

案情分析：我国《产品质量法》强调指出："可能危及人体健康和人身、财产安全的工业产品，必须符合保障人体健康和人身、财产安全的国家标准、行业标准；未制定国家标准、行业标准的，必须符合保障人体健康和人身、财产安全的要求。"保障安全、健康，这是最基本的要求，所以要实行强制性标准，强制性标准必须执行。对家用电器来说，不允许有漏电、爆炸、自燃等危险存在。另外，我国《消费者权益保护法》第七条第二款规定："消费者有权要求经营者提供的商品和服务符合保障人身、财产安全的要求。"可见，本案中侯某要求生产厂家对漏电的电冰箱保障安全，是于法有据的。

【案例三】

案由：鲁某购买一子母电话机的子机无通信功能案。

案情介绍：1994 年 1 月，鲁某从广东成华电子器材厂贸易部购买了该厂生产的 TL－6706 子母电话机 1 台。安装之后，发现其中子机无说明书上所说的通信功能，遂到该贸易部联系。交涉未果，鲁某向有关部门投诉。

请问，鲁某投诉的法律依据是什么？

案情分析：我国《产品质量法》规定，产品质量符合以下三项要求即为合格产品：①不存在危及人体健康和人身、财产安全的不合理的危险；有保障人体健康和人身、财产安全的国家标准、行业标准的，应当符合该标准。②具有产品应当具备的使用性能；但是，对产品存在使用性能的瑕疵作出说明的除外。③符合在产品或者其包装上注明采用的产品标准，符合以产品说明、实物样品等方式表明的质量状况。产品不具备上述的任一质量条件，销售者应当负责修理、更换、退货；给购买产品的用户、消费者造成损失的，销售者应当赔偿损失。对本案来说，通信功能是电话子机应具备的使用性能，鲁某购买的电话机显然不符合合格产品的质量要求。根据我国《消费者权益保护法》的规定，消费者在购买商品或接受服务时，有权获得质量保障的公平交易条件，质量保障是消费者在购买商品或接受服务时对经营者的基本要求。综上所述，鲁某以公平交易权受到侵害投诉是正确的，有关部门应予支持。

【案例四】

案由：覃某因患疖疮，服用利福平胶囊，致中毒死亡案。

案情介绍：中年农民覃某因右小腿患疖疮，到乡医院就诊，大夫给开了6粒利福平胶囊，他遵医嘱服下后，全身发黄并有血尿。家属急忙把他送到县人民医院，诊断为药物性溶血症。但因中毒严重，抢救无效死亡。其妻程某，因丈夫之死造成精神恍惚，摔得头颅骨折。夫妻二人共花医疗费9千多元。经地区药检所对覃某吃剩的利福平进行化验，证明是假药，里面掺有可导致溶血的染料酸性橙。另据调查，其他15名服用这批假药的患者，也都出现溶血现象。程某为乡医院这种视生命为儿戏的做法所激怒，愤而向有关部门投诉，要求惩处有关责任者并赔偿其损失。

请问，程某的损害赔偿主张应予支持吗？

案情分析：本案是因医院使用假药造成的一起严重医疗事故，导致消费者（患者）死亡。按《消费者权益保护法》第十一条的规定：消费者在接受服务过程中受到人身、财产损害的，享有依法获得赔偿的权利。《药品管理法》第九十三条规定：药品生产企业、经营企业、医疗机构违反本法规定，给药品使用者造成损害的，依法承担赔偿责任。本案中程某可就其丈夫覃某死亡系服用假药所致的事实，依据我国《药品管理法》、《医疗事故处理办法》等法律法规的规定，向乡医院索取赔偿。

【案例五】

案由：朱某购买的"纯毛呢"衣料名不符实案。

案情介绍：消费者朱某在利华商场购买一块衣料，标价牌上写的是纯毛呢，朱某向售货员询问，售货员肯定地对她说："没错，这布就是纯毛的。"朱某买后让内行人辨认，认为是混纺布。朱某又带布料到有关部门鉴定，确认含毛量只有30%。

试分析，利华商场的行为违反了哪些法律规定？

案情分析：利华商场的行为首先违反了我国《产品质量法》。《产品质量法》明确规定，销售者进货时负有质量验收义务，应验明产品合格证明和其他标识；销售者销售时负有质量保证义务，保证销售的产品不失效、不变质，保证销售的产品具备必要的产品标识，保证销售的产品不掺杂，不掺假，不以假充真、以次充好、以不合格产品冒充合格产品，不伪造产地、厂名、厂址、认证标志等。据此规定，利华商场有义务对销售的商品提供必要的产品标识，对产品的名称、厂名、厂址、产品规格、等级、所含主要成份的名称及含量等作出说明，并应保证其作出的说明和标识真实、明确，符合产品真实的质量状况，否则，便违反了其应承担的法定义务。

我国《消费者权益保护法》规定：消费者在购买商品或接受服务时享有知情权。生产者、销售者应对商品和服务的有关情况作明确的说明和表示，使消费者了解到商品或服务的真实情况，在诚信、公平的条件下作出消费决策。而生活中，却常常可见生产者、销售者均将消费者的知情权置之不理，对商品的质量、价格、性能、用途、生产日期、有效期限等作欺骗性的表示和说明。本案中，销售者即是采取以次充好的手法对布的原料和质量作欺骗性的说明，引诱消费者上当的。消费者朱某正是在销售者提供的这种不真实的商品情况的误导下，作出了实际上违背自己意愿的消费决策，因知情权受到侵害而损害了消费利益。

【案例六】

案由：李某用王某送的健身棒运动时致肌肉拉伤案。

案情介绍：某运动器材制造厂新研制了一批健身棒，但在出厂检验时发现因材料不过关致使产品存在缺陷，使用中可能会发生危及人身安全的事故，于是将该批产品全部作为废品放置本厂废料库中待处理。王某借在该厂当临时工看守废料库之便，私自拿走3根健身棒，除留一根自用外，还送给其好友张某、李某各1根。后来李某在用王某送的健身棒作健身运动时，健身棒突然断裂，致使李某肌肉严重拉伤。

请问，李某是否可依《产品质量法》、《消费者权益保护法》请求赔偿？

案情分析：本案中，李某不享有消费者的人身安全权。首先，虽然该厂的健身运动器材存在缺陷，并造成了损害的后果，且后果与产品缺陷存在因果关系，但《产品质量法》规定了生产厂家能证明下列情形之一的，不承担赔偿责任：第一，未将产品投入流通的；第二，产品投入流通时，引起损害的缺陷尚不存在的；第三，将产品投入流通时的科学技术尚不能发现缺陷存在的。该器材厂显然符合第一种情形的规定，依《产品质量法》应不承担赔偿责任。其次，虽然表面看来，李某因使用某运动器材厂生产的健身棒而受害，似乎符合《消费者权益保护法》第七条第一款的规定，即"消费者在购买、使用商品或接受服务时享有人身、财产安全不受损害的权利"，但通览全法，李某的消费者身份是值得商榷的。消费者有其特定的含义，他是在消费过程中与经营者形成的特殊的权利义务关系，这种权利或法律关系的发生，在消费者一方来说，是由消费行为引起的，在经营者一方来说，是由经营行为引起的。《消费者权益保护法》规定的消费方式包括"购买、使用商品或者接受服务"。所谓购买，就是指消费者出于生活消费的目的，通过流通渠道在支付相应价款后获得商品。使用就是根据商品的性质和用途按一定方式用于生活消费的过程。购买是人们直接有偿获得商品的手段，使用则是人们实际消耗商品的行为和过程。《消费者权益保护法》规定的使用是以直接或间接的购买为前提的，即使用者本人或其他人是以有偿的方式获得商品的。本案中的李某使用的健身棒并非通过购买或间接购买的有偿方式获得，不适用《消费者权益保护法》的有关规定，李某请求赔偿的法律依据不充分。

【案例七】

案由：两位男性患儿在手术过程中因医护人员玩忽职守而被"调包"施以错误手术案。

案情介绍：两位男性患儿，4岁的冲冲和5岁的龙龙到某医院就诊，经该院诊断，冲冲患先天性心脏病，需做法乐氏四连症心内修补术，龙龙需做扁桃体摘除术，并安排在同一日手术。由于医护人员玩忽职守，手术过程中发生了令人震惊的"调包儿戏"：本该做心脏手术的冲冲的扁桃体被摘除；本该摘除扁桃体的龙龙被全身麻醉后施以开胸手术，由于在3个多小时的手术中被输进了大量异型血液导致严重的输血反应，经全力抢救后才保住了生命。事故发生后，龙龙的父母悲痛欲绝，后以医院侵害了龙龙的人身安全权向有关部门投诉。

龙龙父母的做法有法律依据吗？

案情分析：龙龙父母的做法是有法律根据的，符合《消费者权益保护法》第七条关于消费者在接受服务时享有人身安全不受损害的权利的规定。"接受服务"是消费者进行消费的重要方式。本法所称服务，是指一切与生活消费有关的、有偿提供给潜在消费者利用的任何种类的服务，具体包括交通运输、旅游服务、饮食卫生、美容美发、医疗、保险、修理业等所有涉及消费者生活消费的服务领域。医疗卫生机构是提供服务的重要经营者，在防治疾病、保护人民身体健康方面具有重要作用。患者到医院就医，就成为接受医院提供的医疗服务的消费者，依法享有消费者的人身安全权。本案中 5 岁的龙龙心脏是健康的，却因医护人员的严重失职无端挨了一刀，胸腔被打开，身体健康受到直接伤害，输血反应后果难以预料。医院所作所为严重侵犯了龙龙享有的人身安全权。此外，根据《民法通则》规定，5 岁的龙龙是无民事行为能力人，由其父母代理民事活动，也是于法有据的。

【案例八】

案由：安徽太和某医药公司第七批发部以给买方经办人员贿赂的手段销售药品案。

案情介绍：经查，该批发部于 1994 年至 1995 年期间，以按标价回扣 15% 和提供免费旅游及给当事人旅游费用的方式，将价值 40 余万元的药品销售给枝江县人民医院、松滋县第二人民医院等单位。其中，1994 年组织买方有关人员免费旅游一次；1995 年 3 月 30 日、4 月 2 日，由该批发部业务员郭某经手直接提供现金给枝江县人民医院业务经办人 2000 元、给松滋县第二人民医院业务经办人 2600 元作旅游费用。1995 年 4 月 3 日，在向天门市第一人民医院销售药品时，向买方经办人员提供标价 15% 的回扣。

违法依据：根据以上查证，天门市工商局认定该批发部已违反了《反不正当竞争法》第八条关于"经营者不得采用财物或者其他手段进行贿赂以销售或者购买商品"的规定。根据《反不正当竞争法》第二十二条的规定，天门市工商局对该批发部作出了罚款 18000 元的决定。

案情分析：本案中第七批发部作为经营者，以给予买方经办人员回扣的方式推销药品的行为，具备商业贿赂行为的基本特征，正是《反不正当竞争法》所禁止的不正当竞争行为。

目前在现实经济生活中，商业贿赂行为大量存在，在药品销售领域尤为严重。本案中第七批发部在推销药品过程中一贯采用商业贿赂手段，而且贿赂的方式也名目繁多，如组织买方有关人员免费旅游或向买方经办人提供旅游费用等，反映出当前商业贿赂行为的一些特点。对此，《反不正当竞争法》第八条有比较全面的规定，关于贿赂的方式，反不正当竞争法规定为"财物或者其他手段"，这样就包括了组织免费旅游等许多新的贿赂方式。因此天门市工商局对该批发部违法行为定性是正确的，所做的处罚也是必要的。

【案例九】

案由：沈阳市电信局在为用户安装住宅电话时，只允许用户购买使用其指定品牌的电话机案。

案情介绍：自 1993 年 1 月起，沈阳市电信局在为用户安装住宅电话时，只允许用户购买、使用其指定品牌的电话机，而限制用户购买、使用其他电话机。《反不正当竞争法》实施后，沈阳市电信局仍未纠正这一行为。1993 年 12 月 1 日至 1994 年 3 月 15 日，该局在为用户安装电话时，限定用户购买其指定的 TEL、泰丰、德利美等 5 个牌号的电话机，以此方式强迫用户接受以上品牌的电话机 2129 部，获利 48285 元。

违法依据：沈阳市工商局经调查认定，沈阳市电信局的行为违反了《反不正当竞争法》第六条"公用企业或者其他依法具有独占地位的经营者，不得限定他人购买其指定的经营者的商品，以排挤其他经营者的公平竞争"的规定，构成公用企业限制竞争行为。依据《反不正当竞争法》第二十三条的规定，沈阳市工商局对沈阳市电信局作了责令停止违法行为，罚款 5 万元的处罚。

案情分析：这是个情节相对简单的案例，沈阳市工商局的处罚，做到了事实清楚、证据充分、定性准确、处罚适当。

此案中，违法行为人沈阳市电信局限定用户购买、使用其指定的 5 个牌号的电话机，由此引申出一个问题是，既然沈阳市电信局给了用户一定的选择权，并未将电话机限定为 1 种，为什么认定其行为属限制竞争行为？这是因为，虽然该局指定了 5 个牌号的电话机，但是仍有为数众多的电话机生产企业被排挤在了公平竞争之外，用户虽有一定程度的选择权，但其选择自由仍然受到了极大的限制，其选择 5 种以外的电话机的权利被剥夺了。而在一个平等竞争的市场上，只要是符合技术标准要求、按规定能够销售的产品，都有供消费者自由选择的权利，消费者也有权自主选择所有品牌的商品。因此，沈阳市电信局限定用户购买、使用 5 个牌号的电话机，并不影响其行为的限制竞争性。

【案例十】

案由：某啤酒厂对啤酒生产日期作引人误解的虚假标示案。

案情介绍：某啤酒厂在啤酒瓶贴上将 1994 年 1 月至 2 月生产的啤酒标注为 1994 年 3 月 1 日生产，该厂将这批啤酒运往其他地区分别销售给糖酒副食品集团总公司、日用杂品公司和商贸公司三个单位，共计 12 火车皮，600 吨（50 万瓶），每瓶 1.2 元，总价值 60 万元。

违法依据：1994 年 3 月 4 日，群众将该厂的行为举报到工商行政管理机关。工商行政管理机关经过调查，查清了上述事实，认定该厂的行为违反了《反不正当竞争法》，决定责令该啤酒厂停止其违法行为，责令该啤酒厂在这批啤酒的瓶贴上加盖"保质期为 1994 年 4 月 30 日"的印章后销售，并对该啤酒厂处以罚款。

案情分析：啤酒是限期食用的商品，该啤酒厂将 1994 年 1 月至 2 月生产的啤酒在瓶贴上标注为 1994 年 3 月 1 日生产，其目的是为了延长啤酒的销售时间，增加销售量。这种行为既损害消费者权益，又破坏市场秩序，损害其他经营者的合法权益或妨害诚实经营者的正当经营，其不正当竞争的恶性十分明显。但《反不正当竞争法》有两个条款规范引人误解的欺骗性市场行为，一是第五条第四款规定的"禁止在商品上伪造或者冒用认证标志、名优标志等质量标志，伪造产地，对商品质量作引人误解的虚假标示"；二是第九条第一款规定的"经营者不得利用广告或者其他方法对商品的质量、制作成份、性能、用途、生产者、有效期限、产地等作引人误解的虚假宣传"。对本案应适用哪一条处理更为恰当、准确，关键要把握这两条规定的实质内容和不同之处。

第五条的规定是同《产品质量法》相衔接的，其实际内容与《产品质量法》所细列的内容是一样的，包括产品的安全标准、使用性能、用途、规格、等级、生产日期、有效期限等具体内容，所以本案中对生产日期作虚假标示应属于第五条第四款规范的内容，第九条第一款也将对商品的有效期限等作引人误解的虚假宣传行为纳入规范，所不同的是该款规定的是"利用广告或其他方法"作虚假宣传，是在商品或其包装、装潢之外的宣传。因此，本案应适用《反不正当竞争法》第五条第四款定性，并适用《产品质量法》的有关规定处罚。

【案例十一】

案由：保定市某农民因使用假劣农药致棉花枯死案。

案情介绍：河北省保定市某农民，种 13 亩棉花，在棉花拔杆期因施用江苏省金坛某农药厂的"久效磷"，导致棉花枯死 85%，该农民遭受严重经济损失。经与供销社多次交涉，问题没得到解决。

请问，通过哪些途径可以使该农民的损失得到补偿？

【案例十二】

案由：陈某一家因饮用矿泉水导致痢疾案。

案情介绍：陈某从某食品店买回 1 箱矿泉水，其瓶贴上标明"纯天然矿泉水，无任何污染，符合国家质量标准"等字样。可没想到，陈某一家三口喝了该矿泉水后，全都患了痢疾。经有关部门对矿泉水进行化验，发现其细菌含量超过国家标准 1200 多倍，并有大量大肠杆菌、痢疾杆菌等。

请问，陈某一家因饮用该矿泉水受到身体损害和经济损失（包括医疗费、误工损失），能否要求赔偿，依据是什么？

【案例十三】

案由：李某定于某日搭乘飞机参加订货会，航空公司因乘客少为由多次延迟起飞时间，给李某造成损失。

案情介绍：今年 1 月 5 日，李某搭乘某航空公司从某市飞往北海的航班参加一个订货会，临登机前，候机大厅里的广播突然宣布："飞往北海的航班因周转原因推迟 30 分钟起飞。"李某和其他乘客们好不容易熬过 30 分钟，可广播里又宣布再次推迟起飞，推迟时间为半小时。过了半小时，广播里再次宣布，飞机推迟起飞，起飞时间不确定。有的乘客去问询处查询，值班人员不耐烦地说："不是已经广播了吗？"后来，李某才知道，推迟起飞根本就不是什么周转原因，而是去北海的乘客才有 20 多位，乘客少，飞机起飞损失太大，是在等人呢。就这样，共因 8 次"周转原因"，一直推迟到 1 月 7 日，在乘客的反复交涉下，加上 5 日、6日、7 日 3 天的乘客，飞机才飞往北海。李某因迟到，订货会已近结束，原约定签订的几十万元的合同成为泡影。

请问，航空公司的这一做法是否正确，李某遭受的损失是否应得到赔偿，法律依据是什么？

【案例十四】

案由：陈某购买的电视机不久就出现故障，多次维修也未修好案。

案情介绍：陈某从某市广播电视服务公司购买 21 英吋彩电 1 台，价格 2250 元，是合肥某无线电厂的产品，但使用 1 个多月就坏了，请经销单位保修时，以无此机型零件为由拖了 1 个月也未予修理。陈某托人从合肥带回所需零件请他们换上，结果只看了 1 天又坏了。送到经销单位后又换了几个零件，花费 200 元，电视收看时图像萎缩、跳动的毛病也没修好。陈某向经销单位提出调换新机的要求，被经销单位拒绝。陈某多次向该厂售后服务科、技术部门、厂领导反映请求给予修复退换，但未得到答复。

请根据《产品质量法》、《消费者权益保护法》分析本案中经营者违反了什么法定义务？

【案例十五】

案由：海珠得利电器厂假冒仿制激光唱机案。

案情介绍："东大尼索"是珠海市东大集团股份有限公司东大电器厂生产的东大尼索牌激光唱机的注册商标。该品牌的激光唱机以功能齐全、高质高保真、价格适宜而畅销国内外市场，并荣获广东省高科技成果评比金奖。为牟取暴利，海珠得利电器厂假冒仿制一批"东大尼索 HCD－988 型电脑记忆带遥控激光唱机"投放市场。消费者购机后发现该激光唱机质量低劣，向有关部门投诉。经过周密调查，工商部门查封了海珠得利电器厂生产的假劣激光唱机 111 台，机芯和标有"东大电器厂"名称的机壳千余套，以及盗用东大电器厂名义印制的一大批宣传材料。

请分析，本案中海珠得利电器厂的行为触犯了我国的哪几部法律，为什么？

【案例十六】

案情介绍：脚癣患者高某等人，一次从电视广告上看到贵州某药厂生产的"脚癣一次净"药水疗效神奇，一次解除病痛，永不复发，且厂家承诺"无效退款"。于是高某从乐亭县医药公司购买了此药并按说明书的要求施治，结果毫无效果。高某去函向厂方询问，厂方回函避而不谈"达不到预期效果可以退款"的许诺，对患者提出的有关此药水质量的询问也不予答复，而是让患者"继续参照说明书进行治疗"。患者高某认为，既有"一次净"的疗效保证，就不应让患者依说明治疗后再二次治疗，既然治疗无效，就应退款。

请问，贵州某药厂作为经营者没有履行什么法定义务？

【案例十七】

案由：消费者赵某购买的瘦肉重量不足案。

案情介绍：消费者赵某以每公斤 11 元的价格从某农贸市场购买 2 公斤瘦肉，拿到公平秤上复称，发现重量不足，即向消费者协会投诉。由于消费者对该摊位投诉较多，消协遂会同技术监督部门将摊主何某使用的 10 公斤杆秤拿到计量所进行检定。检定结果是：①重点纽松动，秤砣底部有明显打磨痕迹；②一纽每公斤少 20 克，二纽每公斤少 70 克；③0.5 公斤定量砣比标准砣少 5.3 克。判定该杆秤为不合格计量器具。

请问，何某的行为侵害了赵某的什么权利？

第八章 税 收 法

第一节 概　　述

一、税收的概念和特征

税收是国家为了实现其职能，凭借政治权力，按照法定标准，向经济组织或公民强制、无偿地征集一定货币或实物，参与国民收入分配的一种方式。目前，我国税收收入占国家财政收入的90%以上，是国家财政收入主要的固定的来源。

税收具有下列特征：

1. **强制性**　税收是国家通过法律规定征收的，纳税人必须依照规定按时足额纳税，否则将受到法律制裁。税收的强制性是国家无偿取得财政收入的可靠保证。

2. **无偿性**　税收的征收是不附加任何条件的缴纳，国家在征税的时候无需向纳税人支付任何报酬。而且，税款一经征收即转归国家所有，不再偿还。

3. **固定性**　税收是国家按照法律预先规定的征收对象、纳税人及征收数额或比例征税的。税收的固定性是它区别于其他财政收入的标准。税收的固定性是相对的。

二、税法的概念和构成要素

税法是由国家制定的调整税收征纳关系的法律规范的总称。税法的构成要素又称税法的基本内容，具体包括以下几方面：

1. **税收主体**　税收法律关系中的主体分为征税主体和纳税主体。征税主体是指代表国家行使征税职权的各级税务机关和其他征税机关。纳税主体又称纳税义务人或纳税人，是指税法规定的负有直接纳税义务的单位或个人。不同的税种有不同的纳税人，同一税种也可能有不同纳税人。

2. **征税对象**　征税对象又称征税客体，是征税、纳税主体权利和义务共同指向的对象，即税法对什么进行征税。如所得税的征收对象是所得额。

3. **税种、税目**　税种是税的种类，如所得税、增值税等。税目是各税种中具体规定的应纳税项目，是征税对象的具体化。如营业税把征税对象划为交通运输业、建筑业等九个税目。

4. **税率**　税率是纳税额占征税对象数额的比例。它是计算应纳税额的主要尺度，是税法中的核心要素。税率的高低，直接关系到国家的财政收入和纳税人的负担。我国现行的税率主要有三种：①比例税率；②累进税率；③定额税率。

5. **纳税期限** 纳税期限是纳税人按照税法规定缴纳税款的期限。具体纳税期限由主管税务机关依法据情核定。纳税人必须在规定的期限内缴纳税款。

6. **减税免税** 减税免税是国家对某些纳税人和征税对象给予鼓励和照顾的一种特殊规定。

7. **罚则** 罚则也称法律责任，是对违反税法规定的征纳税人员采取的措施。

第二节 我国的主要税种

一、现行税种

我国税法体系中的税收种类包括以下内容：

1. **流转税** 流转税的征税伴随商品交换和非商品服务进行，计税依据是商品价格和服务收费，税额计入商品价格或服务收费。它包括增值税、土地增值税、营业税、消费税和关税。

2. **所得税** 所得税的征税对象是纳税人的全年所得额或收益额，税额的多少取决于纳税人的所得额。它包括企业所得税、外商投资企业和外国企业所得税、个人所得税及农业税。

3. **财产税** 财产税的征税对象是房产等财产的价值额或租价额，税额只与财产的数量或价值联系，既可就财产的占有征税，也可以就财产的转移征税。它包括房产税和契税。

4. **特定行为税** 特定行为税是对某些法定行为的实施征收的一种税，具有鲜明的政策性和灵活性。它包括固定资产投资方向调节税、屠宰税、车船使用税、印花税、城市维护建设税和筵席税。

5. **资源税** 资源税是对从事开发矿山资源、开发盐及开发和使用土地的单位和个人征收的一种税，是对资源级差收入的征税。它包括资源税、城镇土地使用税和耕地占用税。

二、主要税种

（一）增值税

增值税是以法定增值额为征税对象的一种税。所谓增值额，是指企业或个人在生产经营过程中的各个环节中新创造、新增加的价值。

1. **纳税主体** 在我国境内销售货物或者提供加工、修理、修配、劳务以及进口货物的单位或个人。

2. **征税对象** 纳税人取得商品的生产、批发、零售和进口收入中的增值额。

3. **税率** 采用比例税率。基本税率为17%；部分货物实行低税率；出口货物除国务院有规定外，实行零税率。

（二）营业税

营业税是对在我国境内从事供应应税劳务、转销无形资产或者销售不动产的单位和个人就其营业额征收的一种税。

1. **纳税主体** 在我国境内从事交通运输、金融保险、邮电通讯、建筑安装、文化娱乐以及转让无形资产或销售不动产的单位或个人。

2. **税目和税率** 交通运输业、建筑业、邮电通讯业、文化体育业的税率为3%；服务业、转让无形资产、销售不动产、金融保险业的税率为5%；娱乐业税率为5%～20%。

（三）消费税

消费税是对特定的消费品和消费行为征收的一种税。

1. **纳税主体** 在中国境内生产、委托加工和进口应税消费品的单位和个人。

2. **征税范围** 包括11类产品：烟、酒及酒精、化妆品、护肤护发品、贵重首饰及珠宝玉石、鞭炮和焰火、汽油、柴油、汽车轮胎、摩托车、小汽车。

3. **税率** 采用比例税率和定额税率。11类应税消费品税率不同，比例税率从3%至45%，啤酒、黄酒、汽油、柴油适用不同的定额税率。

（四）企业所得税

企业所得税是对我国境内企业的生产经营所得和其他所得征收的一种税。

1. **纳税主体** 所有实行独立核算的企业，包括国有企业、集体企业、联营企业、股份制企业以及有生产、经营所得和其他所得的其他组织。

2. **征税对象** 纳税人每一纳税年度的收入总额，减去准予扣除与纳税人取得收入有关的成本、费用和损失后的余额。

3. **税率** 采用比例税率，为33%。

（五）个人所得税

个人所得税是对在我国境内的公民个人从中国境内和境外取得的所得征收的一种税。

1. **纳税主体** 有两类：一类是在中国境内有住所或者无住所而在境内居住满1年的个人，在中国境内和境外所得均要缴纳个人所得税；一类是在中国境内无住所又不居住或者无住所而在境内居住不满1年的个人，只就其从中国境内取得的所得负有纳税义务。

2. **征税对象** 为下列11个征税项目：①工资、薪金所得；②个体工商户的生产经营所得；③对企事业单位的承包经营、承租经营所得；④劳务报酬所得；⑤稿酬所得；⑥特许权使用费所得；⑦利息、股息、红利所得；⑧财产租赁所得；⑨财产转让所得；⑩偶然所得；⑪经国务院财政部门确定征税的其他所得。

3. **税率** 实行超额累进税率与比例税率相结合的税率体系。①工资、薪金所得适用5%～45%的超额累进税率；②个体工商户的生产、经营所得和对企事业单位的承包、租赁经营所得，适用5%～35%的超额累进税率；③稿酬等其他税率适用20%的比例税率。另外还有工资、薪金所得，以每月收入额减去费用800元后的余额为应纳税所得额；稿酬所得按应纳税额减征30%等规定。

第三节　税收征收管理法

税收征收管理法是调整税收征收管理活动的专项法律。1992 年 9 月，第七届全国人大常委会第二十七次会议通过了《中华人民共和国税收征收管理法》（简称《税收征收管理法》），该法对税务机关的管、征、查、处均作了明确规定，对加强税收法制工作具有重要意义。

一、税务管理

税务管理是税收征收管理的重要内容，包括税务登记、帐簿凭证管理和纳税申报等内容。税务登记是纳税人在开业、变更或终止时应依法向税务机关办理登记的法定手续。

从事生产、经营的纳税人、扣缴义务人必须按照国务院财政、税务主管部门的规定设置帐簿，根据合法、有效凭证记帐进行核算。还必须按规定购领、使用发票，按规定保管期限保管帐簿、记帐凭证、完税凭证及其他有关资料。纳税人或扣缴义务人必须在法律、行政法规规定或税务机关依照法律、行政法规的规定确定的申报期限内办理纳税申报，报送纳税申报表、财务会计报表，或报送代扣缴、代收代缴税款报告表，以及税务机关根据实际需要要求纳税人报送的其他纳税资料。

二、税款征收

税款征收是税务机关依照税收法律、法规规定，将纳税人应当缴纳的税款组织征收入库的一系列活动的总称。它是税收征收管理工作的中心环节。

税务机关应依法征收税款，不得违反法律、行政法规的规定开征、停征、多征或少征税款。纳税人未按规定期限缴纳税款的，扣缴义务人未按规定期限解缴税款的，税务机关除责令限期缴纳外，从滞纳税款之日起，按日加收滞纳税款 20‰的滞纳金。

三、税务检查

税务检查是税务机关依据税法规定对纳税人和扣缴义务人应纳税款的计算、缴纳是否正确及时而进行事后审查和监督的一种方法。纳税人、扣缴义务人必须自觉接受税务检查，如实反映情况，及时提供有关资料，不得隐瞒、阻挠和刁难。

四、法律责任

（一）违反税收征收管理规定的法律责任

纳税人或扣缴义务人未按照规定的期限申报办理税务登记、变更或注销登记的，未按照规定设置、保管帐簿或保管记帐凭证和有关资料的，未按规定将财务、会计制度或财务、会计处理办法报送税务机关备查的，均属违反税收征收管理规定的行为。上述行为，由税务机关责令限期改正，逾期不改正的，可处以 2 千元以下的罚款，情节严重的，处以 2 千元以上 5 千元以下或 1 万元以下的罚款。

（二）偷税、抗税的法律责任

1. **偷税及其法律责任**　偷税是指行为人采取伪造、变造、隐匿、擅自销毁帐簿或记帐凭证，在帐簿上多列支出，少列、不列收入，或者进行虚假的纳税申报，不缴或者少缴应纳税款的行为。行为人偷税额在 1 万元以下或者偷税额占应纳税额 10% 以下的，除追缴偷税款外，处以偷税额 5 倍以下的罚款。行为人偷税额占应纳税额的 10% 以上并且偷税额在 1 万元以上的，或者因偷税被税务机关给予两次行政处罚又偷税的，除追缴其偷税额外，依照《关于惩治偷税、抗税犯罪的补充规定》第一条的规定处罚。

2. **抗税及其法律责任**　抗税是指以暴力、威胁等方法拒不缴纳税款的行为。抗税行为情节轻微，未构成犯罪的，由税务机关追缴其拒缴的税款，处以拒缴税款的 5 倍以下的罚款。抗税行为情节严重，构成犯罪的，依照抗税罪追究刑事责任。

（三）税务机关及其工作人员违法的法律责任

税务机关及其工作人员利用职权营私舞弊，违反税法规定，任意减税、免税，串通进行偷税活动或受贿的，应依法承担经济责任、行政责任；情节严重构成犯罪的，依法追究其刑事责任。

思考与练习

1. 税收的概念及特征是什么？
2. 税法的构成要素有哪些？
3. 简述几种主要税种的法律规定。
4. 简述税收征收管理的主要内容。

第九章　价　格　法

第一节　概　　述

《中华人民共和国价格法》（以下简称《价格法》），1997 年 12 月 29 日经第八届全国人民代表大会常务委员会第二十九次会议通过，自 1998 年 5 月 1 日起施行。

一、制定《价格法》的目的和意义

1. 制定《价格法》是创造价格合理形成的公平竞争环境，优化市场资源配置的需要。市场配置资源的作用主要是通过反映市场供求状况和资源稀缺程度的价格信号引导实现的。形成合理价格的基本条件是公平竞争的市场环境，而公平竞争的市场环境又必须通过法律进行规范。

2. 制定《价格法》是规范市场经济秩序，保护消费者和经营者的正当权益，推动企业转换经营机制，增强活力的需要。一方面，绝大多数商品和服务实行市场调节价，由经营者制定价格，并通过法律保障经营者的定价自主权；另一方面，目前市场价格行为还很不规范，乱涨价、价格欺诈、价格误导等不正当价格行为比较普遍，需要通过法律加以约束。

3. 制定《价格法》是增强政府调控价格能力、加强和改善宏观调控的需要。为了克服和弥补市场机制的缺陷与不足，政府有必要依法对市场价格进行有效的宏观调控和必要的适度干预，同时也需要通过制定价格法律规范政府本身的价格行为。

二、《价格法》的适用对象

1.《价格法》适用于中华人民共和国境内发生的价格行为。

外籍人员和外商投资企业在我国管辖范围内的价格行为适用本法。根据"一国两制"的有关法律，《价格法》不在香港特别行政区实施。

2.《价格法》的适用对象是价格行为。政府、经营者和消费者等各类市场主体的价格行为均适用《价格法》。

3. 价格行为的客体是价格。《价格法》将价格范围限定在商品价格和服务价格。商品价格包括各类有形产品、无形资产的价格，服务价格包括各类有偿服务的收费。

（1）商品价格：商品价格根据商品有无物质形态分为有形产品价格和无形资产价格。有形产品是指有实物形态和物质载体的产品，包括各类农副产品、工业生产资料和消费品、建筑产品等。无形资产是指长期使用没有实物形态的资产，包括专利权、非专利权、商标权、土地使用权等。

（2）服务价格：服务价格具体包括：①现行所称的各种经营性收费，即企业、事业单位以营利为目的，借助一定的场所、设备和工具提供经营性服务所收取的费用。如邮电资费、照像、洗理、旅游、中介代理服务费等。②现行所称的事业性收费，即政府办的事业单位在向社会提供公共服务的过程中，按照国家有关政策规定，为弥补部分服务成本而收取的费用。主要有医疗、教育、咨询、检验费用等。

三、我国的基本价格制度

《价格法》明确规定我国的基本价格制度是"实行并逐步完善宏观经济调控下主要由市场形成价格的机制"。市场形成价格是社会主义市场价格体制的核心，它要求价格回到交换中去，通过市场竞争形成。绝大多数商品和服务价格要通过经营者与经营者之间、经营者与消费者之间以及消费者之间的竞争来确定。市场形成价格的机制是一个内在的使价格趋向合理的自动调节机制。正是这种高度灵活、自动调节的价格形成机制，能够及时对商品经营者和消费者提供真实反映供求关系的价格信号，把有限的人、财、物等经济资源不断地以优化的配置流向社会生产的各个领域，促进生产结构与消费结构相适应，达到合理配置资源，按比例分配社会总劳动的目的。但市场形成价格是有局限性的，有时还带有一定的盲目性和滞后性。为此，国家必须对价格进行宏观调控，调控的重点是控制价格总水平。要通过调节供求总量去实现对微观的具体价格的调控，除极少数直接管理外，绝大部分不再由国家直接干预，主要是通过平衡宏观总量，调节商品供求，培育和发展市场经济，限制垄断，促进竞争，规范和指导企业价格行为来影响价格的形成和变动。

《价格法》规定我国有三种价格形式，即市场调节价、政府指导价、政府定价。其中市场调节价在市场价格机制中占主导地位。

市场调节价是指由经营者自主制定，通过市场竞争形成的价格。政府指导价是由政府价格主管部门或者其他有关部门，按照定价权限和范围规定基准价及其浮动幅度，指导经营者制定的价格。政府定价是由政府价格主管部门或者其他有关部门按照定价权限和范围制定的价格。

四、《价格法》执法主体

国家支持和促进公平、公开、合法的市场竞争，维护正常的价格秩序，对价格活动实行管理、监督和必要的调控。

国务院价格主管部门统一负责全国的价格工作，国务院其他有关部门在各自的职责范围内负责有关的价格工作。

县级以上地方各级人民政府价格主管部门负责本行政区域内的价格工作，县级以上地方各级人民政府其他有关部门在各自的职责范围内负责有关的价格工作。

第二节 经营者的价格行为

经营者是指从事生产、经营商品或者提供有偿服务的法人、其他组织和个人。

一、经营者在价格活动中应把握的原则和依据

1. 经营者在自主定价时，应当遵循公平、合法、诚实、信用的原则。
2. 经营者应以生产经营成本和市场供求状况为定价基本依据。

二、经营者在价格活动中享有的权利

1. 自主制定属于市场调节的价格。
2. 在政府指导价规定的幅度内制定价格。
3. 制定属于政府指导价、政府定价产品范围内的新产品的试销价格，特定产品除外。
4. 检举、控告侵犯其依法自主定价权利的行为。

三、经营者在价格活动中应承担的义务

1. 遵守法律、法规。
2. 执行依法制定的政府指导价、政府定价。
3. 明码标价。
4. 执行法定的价格干预措施、紧急措施，遵循公平、合法、诚实信用原则。
5. 向价格主管部门提供价格管理和监督检查所必需的资料。

四、《价格法》所禁止的不正当价格行为

1. 相互串通，操纵市场价格，损害其他经营者或消费者的合法权益。
2. 在依法降价处理鲜活商品、季节性商品、积压商品等商品时，为了排挤竞争对手或者独占市场，以低于成本的价格倾销，扰乱正常的生产经营秩序，损害国家利益或者其他经营者的合法权益。
3. 捏造、散布涨价信息，哄抬价格，推动商品价格过高上涨。
4. 利用虚假的或者使人误解的价格手段，诱骗消费者或者其他经营者与其进行交易。
5. 提供相同商品或者服务，对具有同等交易条件的其他经营者实行价格歧视。
6. 采取抬高等级或者压低等级等手段收购、销售商品或者提供服务，变相提高或者压低价格。
7. 违反法律、法规的规定牟取暴利。
8. 法律、行政法规禁止的其他不正当价格行为。

第三节　政府的定价行为

一、政府对下列商品和服务价格实行政府指导价和政府定价

1. 与国民经济发展和人民生活关系重大的极少数商品价格。目前，这类商品价格有原油和天然气的出厂价、粮食收购价格、棉花收购价格、重要药品价格、食盐价格等。

2. 资源稀缺的少数商品价格。如金银矿产品的收购价。但政府定价时，考虑资源稀缺这个因素，价格可适当高些，一方面鼓励生产、增加供给，另一方面限制消费、减少需求。

3. 自然垄断经营的商品价格。自然垄断主要是指由于自然条件、技术条件以及规模经济的要求而无法竞争或不适宜竞争形成的垄断。这类商品如自来水、燃气、集中供热、供电网等。如果实行市场调节价，由于市场卖方竞争不充分，用户无选择余地，交易双方处于一种不平等的地位，容易形成垄断高价。

4. 重要的公用事业。主要指为适应生产和生活需要经营的具有公共用途的服务行业，如公共交通、电信等。

5. 重要的公益性服务。主要指涉及公众利益的服务行业，如学校、医院、博物馆、公园等。这些行业带有一定的教育、福利、保健性质，不宜以利润最大成为经营主体的行为目标。

二、政府指导价、政府定价的依据

制定政府指导价、政府定价，应当依据有关商品或者服务的社会平均成本和市场供求状况、国民经济与社会发展要求以及社会承受能力，实行合理的购销差价、批零差价、地区差价和季节差价。

政府价格主管部门和其他有关部门制定政府指导价、政府定价，应当开展价格、成本调查，听取消费者、经营者和有关方面的意见。

政府价格主管部门开展对政府指导价、政府定价的价格成本调查时，有关单位应当如实反映情况，提供必需的帐簿、文件以及其他资料。

制定关系群众切身利益的公用事业价格、公益性服务价格、自然垄断经营的商品价格等政府指导价和政府定价，应当建立听证会制度，由政府价格主管部门主持，征求消费者、经营者和有关方面的意见，论证其必要性、可行性，它是价格决策民主化和科学化，消费者直接参与定价的重要形式。实行听证会制度，邀请社会各方面代表参加，有利于沟通经营者与消费者之间的联系，加深相互理解，促使经营者加强经营管理，提高消费者的心理承受能力，使价格决策形成多方制约的格局，提高政府制定价格的科学性、全面性，减少盲目性、片面性，使定价更加符合实际。

三、我国政府对药品价格的管理

《药品管理法》根据我国实际，规定了政府对药品价格实行政府指导价和政府定价的管理形式。

（一）政府制定药品价格时所遵循的基本原则

政府制定药品价格时所遵循的基本原则是要以社会平均成本为依据，反映市场供求状况，考虑社会承受能力。

（二）政府定价药品范围

1. 列入国家基本医疗保险用药目录的药品。
2. 生产经营具有垄断性的药品。

（三）政府对药品价格的监督管理措施

1. 药品生产企业、经营企业和医疗机构必须执行政府定价、政府指导价，不得以任何形式擅自提高价格。禁止暗中给予、收受回扣等违法行为。

2. 药品的生产企业、经营企业和医疗机构应当遵守国务院价格主管部门关于药价管理的规定，制定和标明药品零售价格，禁止暴利和损害用药者利益的价格欺诈行为。

3. 药品的生产企业、经营企业和医疗机构应当依法向政府价格主管部门提供其药品的实际购销价格和购销数量等资料。

4. 医疗机构应当向患者提供所用药品的价格清单；医疗保险定点医疗机构还应当按照规定的办法如实公布其常用药品的价格。

第四节　价格总水平调控

价格总水平是指在一定时期内全社会所有商品和服务价格的加权平均水平。它是国民经济总量是否平衡、经济发展是否健康有序的一个重要标志。价格总水平调控是指国家通过经济、法律和行政手段，对价格总水平的变动进行直接或者间接的干预和约束，以保证价格总水平调控目标的实现。我国已把价格总水平调控目标纳入国民经济和社会发展计划，并建立价格总水平调控目标责任制，这是我国深化价格管理体制改革，抑制通货膨胀的成功经验。

价格总水平调控的目标是价格总水平的基本稳定，即价格总水平在一个较长时期内平均每年的变动幅度在一个较合理的范围之内。价格总水平调控目标的确定，要求既保证国民经济快速发展，又使价格涨幅控制在国民经济和人民生活能承受的范围内。通过综合运用货币、财政、投资、进出口和重要商品储备、设立价格调节基金等政策和措施实现。政府在粮食等重要农产品的市场购买价格过低时，可以在收购中实行保护价格。当重要商品和服务价格显著上涨或者有可能显著上涨时，国务院和省、自治区、直辖市人民政府可以对部分价格采取限定差价率或者利润率、规定限价、实行提价申报制度和调价备案制度等干预措施。当市场价格总水平出现剧烈波动等异常状态时，国务院可以在全国范围内或者部分区域内采取临时集中定价权限，部分或者全面冻结价格的紧急措施。为适应价格调控和管理体制的需要，政府价格主管部门应当建立价格监测制度，对重要的商品价格和服务价格的变动进行监测。

第五节　价格监督检查

价格监督检查是价格主管部门依法对价格管理相对人遵守价格法律、法规、规章、政策情况所进行的监督检查活动，是保证价格法律、法规、规章、政策得以正确贯彻实施的重要手段。

一、政府价格主管部门行使的职权

政府价格主管部门进行价格监督检查时，可以行使下列职权：

1. 询问当事人或者有关人员，并要求其提供证明材料和与价格违法行为有关的其他资料。

2. 查询、复制与价格违法行为有关的帐簿、单据、凭证、文件及其他资料，核对与价格违法行为有关的银行资料。

3. 检查与价格违法行为有关的财物，必要时可以责令当事人暂停相关营业。

4. 在证据可能灭失或者以后难以取得的情况下，可以依法先行登记保存，当事人或者有关人员不得转移、隐匿或者销毁。

经营者接受政府价格主管部门的监督检查时，应当如实提供价格监督检查所必需的帐簿、单据、凭证、文件以及其他资料。

政府部门价格工作人员不得将依法取得的资料或者了解的情况用于依法进行价格管理以外的任何其他目的，不得泄露当事人的商业秘密。

消费者组织、职工价格监督组织、居民委员会、村民委员会等组织以及消费者，有权对价格行为进行社会监督。政府价格主管部门应当充分发挥群众的价格监督作用。

政府价格主管部门应当建立对价格违法行为的举报制度。

任何单位和个人均有权对价格违法行为进行举报。政府价格主管部门应当对举报者给予鼓励，并负责为举报者保密。

二、对消费者合法权益的保护

《价格法》从以下几方面体现了对消费者权益的保护：

1. 消费者有参与定价的权利。政府价格主管部门和其他有关部门制定政府指导价、政府定价，应当听取消费者的意见；制定关系群众切身利益的公用事业价格、公益性服务价格、自然垄断经营的商品价格等政府指导价、政府定价，应当建立听证会制度，征求消费者的意见。

2. 消费者可以对政府指导价、政府定价提出调整建议。

3. 消费者有权对政府和经营者的价格行为进行社会监督。

4. 消费者有权举报价格违法行为。

5. 经营者有义务向消费者提供价格合理的商品和服务，经营者销售、收购商品和提供服务应当明码标价，不得在标价之外加价出售商品，不得收取任何未予标明的费用。

6. 经营者因价格违法行为致使消费者多付价款的，应当退还多付部分，造成损害的，应当依法承担赔偿责任。

第六节　法律责任

价格法规定的处罚主要包括罚款、没收违法所得、警告、停业整顿、吊销营业执照等。

经营者不执行政府指导价、政府定价以及法定的价格干预措施、紧急措施的，责令改正，没收违法所得，可以并处违法所得 5 倍以下的罚款；没有违法所得的，处以罚款；情节严重的，责令停业整顿。

经营者违反明码标价规定的，责令改正，没收违法所得，可以并处 5000 元以下罚款。

地方各级人民政府或者各级人民政府有关部门违反价格法规定，超越定价权限和范围擅自制定、调整价格或者不执行法定的价格干预措施、紧急措施的，责令改正，并可以通报批评；对直接负责的主管人员和其他直接责任人员，依法给予行政处分。

思考与练习

1. 经营者在价格活动中享有哪些权利？
2. 《价格法》禁止哪些不正当价格行为？
3. 我国政府对药品价格有哪些监督管理措施？

【案例一】

案情介绍：重庆市价格举报中心接到陈某举报，反映其父因大叶性肺炎于 2001 年 8 月 28 日住进重庆市某医院肺科（病历号 367453），9 月 10 日出院，共花了 23279.9 元，从医院收费明细表上可以看出，该院重复乱收费现象严重，例如，一天用去了 40 支注射器，医院使用中心供氧，另外还要收 4～7 筒氧气费，已经收了特殊护理费 24 元，另外还要收翻身费 5 元等等，希望物价部门对该院的重复乱收费行为进行查处。市价格举报中心领导、市物价检查所认真对该患者的住院费用明细帐进行了仔细反复的核实，查出该院重复收费和多收费共计 2331.70 元，按办案程序责令该院将多收费用全部清退给患者。

请对本案进行分析。

【案例二】

案情介绍：内蒙古计委物价检查所价格举报中心（举报电话 "12358"）接到群众举报，某地干部利用农村电网改造乱收费。事情发生在 2001 年，某村进行农村电网改造，一户一表就要安装到户，并将享受新的综合电价，全体村民打心眼感谢党和政府对农民的关怀。就在这美好愿望即将实现的时候，村干部却想方设法向农民 "伸手" 了，他们为了向农民集资收费，供他们大吃大喝，竟不顾国家关于 "原则上每户不能超过 200 元" 的规定，强行向 280 户居民收取每户 220 元、1220 元、1270 元、2200 元不等的农村电网改造费，如有不交者，就要拉闸停电。

举报中心派员走村串户，细致地调查取证，证明反映情况属实，有关部门对该村村干部依法进行查处，下达了责令退还多收价款通知书，责令村委会"于 2002 年 3 月 29 日前将多收居民的农网改造费 21808 元如数退还，要在村委会醒目位置公录退款情况"。

请对本案进行分析。

【案例三】

案情介绍：某房地产开发公司将拆迁户的拆迁安置补偿费按每平方米 300 元的标准扣留下来作为政府代征代收规费，而实际上缴政府代征收规费每平方米仅 155 元，每平方米截留 145 元。该公司仅此一项就截留拆迁户拆迁安置补偿费 7 万多元。

案情结果：物价部门按照违反《价格法》第十四条第七款，依据第四十条对该公司进行处罚。

【案例四】

案情介绍：在中成药品生产中，擅自改变原材料投料标准，以次充好，掺假使杂，冒打成本，变相提高药品价格，现将举报的四种情况介绍如下：

（1）冒打成本，提高药品价格。

某省药品管理局（1984）93 号文件规定，用于中成药生产的琥珀，投放标准为每公斤 35 元。某厂在中成药成本核算中，将三级品按二级的批发价每公斤 56 元计入成本，每公斤冒打成本 21 元，提高幅度 60%。此外，该厂生产中所用人参、珍珠、鹿茸等贵重药材也采取了类似做法。

（2）不按规定标准投料，以次充好。

①珍珠规定使用四级品。某厂 1985 年购进珍珠四级品种 94.1 公斤，平均单价 1010.56 元。五级品 49.95 公斤，平均进价 687.77 元。等外品 12.9 公斤，平均进价 226.28 元。混等级品 17.96 公斤，平均进价 633.18 元。总购进数量 374.911 公斤，平均购进单价为 750.29 元。1985 年全部用于生产。平均购进单价只有 663.08 元，比应投的四级品价格 1010.56 元每公斤低 347.48 元，非法收入 9.76 万元。

②鹿茸按照规定应用三岔二等。某厂 1985 年购进三岔二等 755.02 公斤，平均单价 893.26 元，高于规定的三岔一等以上的，购了 558.83 公斤，平均单价 953.47 元。低于规定等级的三岔三等以下的，购进了 560.03 公斤，平均单价 675.31 元。1985 年共进鹿茸 1903.89 公斤，全部投入生产使用。平均进价为 848.26 元，比应投标准 893.26 元低 45 元，质量差价为 86605.87 元。

（3）掺假使杂，降低药品质量。

按规定鹿茸应使用三岔二等，但某厂违反规定，将不准投入药品生产的鹿茸以每公斤 284 元的低价购进 6.68 公斤，投入药品生产。按规定人参应使用四等红参，批发价每公斤 123 元，而这个厂却以平均单价 73.75 元购进人参须 376.3 公斤，代替人参投入生产，严重影响了药品质量。

（4）不执行规定的药品出成率，质价不符。

某厂生产的 3 板×12 片规格牛黄宁宫片是省优质产品。板批价格成本单是按每批产量 3.4 万盒计算销售价格的，规定允许误差正负 5%。查 1985 年共生产了 54 批，成品数量为

206.6 万盒，平均每批产量 3.83 万盒，按每批 3.4 万盒加上允许正负 5% 的上限误差计算，每批可出 3.57 万盒，实际产量每批还多出了 2570 盒，占合理产量的 7.2%，54 批共多出成品 13.88 万盒。按出厂价每盒 1.36 元计算，超出成品金额 18.88 万元，扣除产品税 5% 金额 9440.16 元外，非法所得 17.9 万元。

以上举报的情况发生在 20 世纪 80 年代，请分析其是否存在违反《价格法》的行为，依据是什么？

第十章 计 量 法

第一节 概 述

一、计量法的概念

计量法是调整计量关系的法律规范的总称。计量，是用法定标准的已知量来测量同一类型事物未知量的活动。计量关系是指在建立计量基准器具、计量标准器具以及进行计量检定、制造、修理、销售、使用计量器具过程中所发生的社会关系。

二、计量法的立法目的和意义

计量法以加强计量监督管理，保障国家计量单位制的统一和量值准确可靠，有利于生产、贸易和科学技术的发展，维护国家、人民利益为根本目的。它的重要意义在于通过调整开展计量工作中发生的社会关系，保证计量单位的统一和测量结果的准确一致，维护社会的经济秩序，为国民经济、科学研究、国防建设和人民生活服务。计量工作作为国家的经济技术基础工作之一，是国家监督体系的重要组成部分，在社会生活中具有重要的作用。

由于计量工作的重要性，世界各国都重视加强计量立法，有的国家还把计量工作的有关规定写进宪法，强制执行。中华人民共和国成立后，一直重视计量工作立法。1955 年成立了国家计量局，1959 年国务院发布了《关于统一全国计量制度的命令》，确立了公制单位为我国的计量单位。1977 年以来，国务院和国务院有关部门先后颁布了《计量管理条例（试行）》、《关于在我国统一实行法定计量单位的命令》、《全面推行我国法定计量单位的意见》等，使我国计量法制有了很大加强。1985 年 9 月 6 日，第六届全国人大常委会第十二次会议通过了《中华人民共和国计量法》，进一步健全了我国计量的法制管理。

第二节 计 量 单 位

计量单位，是用以量度同类事物大小的一个标准量。有时也称测量单位。习惯上公认数值为 1 的一个量。比如用长度单位"米"来量布有多少，人有多高，这个标准米，就是长度的计量单位。

一、我国推行米制

米制源于法国，1791 年法国国民代表大会通过了"以长度单位米为基础来构成计量单位"的原则。当时，米是以地球子午线长度的 1/40000000 来定义。面积单位是平方米，体积单位是立方米，重量单位是 1 立方分米的纯水在 4℃时所具有的重量为 1 千克。这些单位都与米有关，而且都是十进制，它们的倍数和分数单位用词头构成，这种单位制称为米制，我国过去称为公制。

1959 年 6 月 25 日，国务院在其发布的《关于统一全国计量制度的命令》中，确定了"米制"为我国的基本计量制度，在全国范围内推广米制，改革市制（同米制一样采用十进位制），限制英制，废除旧杂制，有效地改变了我国计量单位制度长期不统一，市制、英制、公制（米制）和一些旧杂制同时并用，各单位之间换算困难，给生产、商业、人民生活带来诸多不便的混乱情况。1977 年 4 月 5 日，国务院批转了国家标准计量局等单位《关于改革中医处方用药计量单位的请示》，对中医处方用药计量单位进行改革，由沿用的旧制单位改为米制，对用 16 两为 1 斤的处方用药计量单位一律改为米制"克"、"毫克"、"升"、"毫升"等单位，1 钱为 3 克。

二、我国采用国际单位制

以米（长度，1983 年第十七届国际计量大会确定的米的新定义是"光在真空中 1/299792458 秒的时间内运行路程的长度"）、千克（质量）、秒（时间）、安培（电流）、开尔文（热力学温度）、坎德拉（发光强度）和摩尔（物质的量）这 7 个单位为基本单位的单位制，被命名为国际单位制，其国际符号为 SI。

国际单位制（SI），是在米制基础上发展、完善起来的一种更先进、更科学的单位制，被称为米制的现代化形式。因其比较先进、实用、简单、科学，且适用于经济建设、科学技术和文化教育的各个领域，所以，从 1960 年第十一届国际计量大会通过以来，已被世界各国和国际性组织广泛采用。

国际单位制（SI）是由 SI 单位、SI 词头、SI 单位的十进倍数和分数单位共三部分组成。SI 单位又包括 SI 基本单位、SI 辅助单位、SI 导出单位三部分。需要说明的是，国际单位制（SI）与 SI 单位是有区别的。国际单位制单位，是指国际单位制的全部单位，包括 SI 单位、SI 词头、SI 单位的十进倍数和分数单位；SI 单位仅仅指 SI 基本单位、SI 辅助单位、SI 导出单位，是国际单位制中的一个组成部分。

我国自 1959 年以来，计量单位制由米制逐步向国际单位制过渡。1977 年 5 月 27 日，国务院又发布了《计量管理条例（试行）》，规定在推行基本单位制"米制"的基础上，逐步采用国际单位制。这样，我国的计量制度与国际上通行的计量制度日趋统一。1984 年 2 月 27 日，国务院发布了《关于在我国统一实行法定计量单位的命令》，正式确定我国以国际单位制为基础的法定计量单位。

三、我国采用法定计量单位

法定计量单位，是由国家以法令的形式强行规定在全国使用的计量单位。

我国 1959 年确定了公制单位为计量单位，但由于市制和英制并未全部废除，只是进行了改革和限制，仍允许使用。这样一来，在我国推行米制向国际单位制过渡的过程中，形成了米制、市制、英制、国际单位制四种计量单位制并用的局面，与我国对外开放政策和国民经济、文化教育事业的发展不相适应，在人们中间造成许多混乱。在这种情况下，国家以法令方式规定统一的计量单位，结束几种单位制并用的局面，就成为必然的要求。

1984 年 2 月 27 日，国务院发布命令，在全国范围内推行法定计量单位，并规定至 1990 年底以前，全国完成向法定计量单位过渡。自此，法定计量单位成为我国唯一合法的计量单位。1985 年，国家又颁布了《计量法》。《计量法》第三条第二款规定："国际单位制计量单位和国家选定的其他计量单位为国家法定计量单位。国家法定计量单位的名称、符号由国务院公布。"

我国的法定计量单位，是以国际单位制为基础，同时选用了部分非国际单位制单位，其内容包括 6 类：国际单位制的 7 个基本单位（即 SI 单位）；国际单位制的 2 个辅助单位，即平面角单位（弧度）、立体角单位（球面度）；国际单位制中具有专门名称的 19 个导出单位（频率、重力、能量、功率等）；国家选定的非国际单位制的 15 个单位（时间、平面角、长度、速度、质量等）；由以上单位构成的组合形式的单位；由词头和以上单位所构成的十进倍数和分数单位（词头为艾、拍、太、吉等）。

凡属法定计量单位，在一个国家里，任何地区、任何部门、任何单位和个人都应按规定执行。而我们过去经常使用的市制的斤、两、钱，丈、尺、寸，英制的磅、英尺、英寸等单位，因已不是我国法定计量单位，均不能再用，而应使用法定计量单位千克、克、米、分米、厘米、毫米等。

第三节　计量器具建立和计量检定

计量器具，是指能用以直接或间接测出被测对象量值的装置、仪器仪表、量具和用于统一量值的标准物质，包括计量基准、计量标准、工作计量器具。

一、计量基准器具

计量基准器具，简称计量基准，是指复现和保存计量单位量值，经国务院计量行政部门批准，作为统一全国量值的最高依据的计量器具。中国计量科学研究院、中国测试技术研究院等单位保存了具有国家最高精度等级的 146 项计量基准。正是这些计量基准，通过量值传递的方式，一级一级往下传递，保证了我国工业生产和科学研究的正常进行，保证了人民生活的需要和社会秩序、经济秩序的稳定。

计量基准既然是统一全国量值的最高依据，所以对每项测量参数来说，全国只能有一个国家计量基准，而且要由国务院计量行政部门负责建立。基本的、通用的、为各个行业服务的计量基准，要集中建在国务院计量行政部门所属的计量技术机构。一些专业性强、仅为个别行业所需的或者工作条件要求特殊的项目，建在其他有关部门所属的技术机构。

我国是国际米制公约的参加国，与设在法国的国际计量局（BIPM）保持密切的业务联系。我国的一些国家基准按规定定期与保存在国际计量局的国际基准进行对比，以保持我国的国家基准与国际基准一致。

二、计量标准器具

计量标准器具，简称计量标准，是指按国家规定的准确度等级作为检定依据的计量器具或物质。它包括社会公用的计量标准器具，主管部门使用的计量标准器具，企业、事业单位使用的计量标准器具。

1. **社会公用计量标准**　社会公用计量标准对社会上实施计量监督具有公证作用，是统一本地区量值的依据。县级以上地方人民政府计量行政部门建立的本行政区域内最高等级的社会公用计量标准，须向上一级人民政府计量行政部门申请考核；其他等级的，由当地人民政府计量行政部门主持考核，经考核取得社会公用计量标准证书后方可使用。

2. **主管部门使用的计量标准**　国务院和省级人民政府有关主管部门，根据本部门的特殊需要，可以建立本部门使用的计量标准器具，其各项最高计量标准，经同级人民政府计量行政部门主持考核，符合条件并取得合格证者，由有关主管部门批准使用。

3. **企业、事业单位使用的计量标准**　企业、事业单位根据需要，可以建立本单位使用的计量标准器具。其建立的各项最高计量标准，须向与其主管部门同级的人民政府计量行政部门申请考核，乡镇企业向当地县级人民政府计量行政部门申请考核，经考核符合规定条件并取得考核合格证的，企业、事业单位方可使用，并向其主管部门备案。

三、计量检定

计量检定，是指为评定计量器具的计量性能，确定其是否合格所进行的全部工作。它是统一量值，确保计量器具准确一致的重要措施，是为生产、流通、科研等提供计量保证的重要条件。计量检定分为强制检定和非强制检定两种。

1. **强制检定**　检定范围包括社会公用计量标准器具部门和企业、事业单位使用的最高计量标准器具，以及用于贸易结算、安全防护、医疗卫生、环境监测等方面的列入强制检定目录的工作计量器具。强制检定由县级以上人民政府计量行政部门实行。未按规定申请检定或检定不合格的，不得使用。对检定合格的计量器具，发给国家统一规定的检定证书、检定合格证或者在计量器具上加盖检定合格印；对检定不合格的，发给检定结果通知书或者注销原检定合格印证。

2. **非强制检定**　指由使用单位自己依法进行的定期检定，或者本单位不能检定的，送有权对社会开展量值传递工作的其他计量检定机构进行检定。除了强制检定的计量器具以外的其他依法管理的计量标准器具和工作计量器具，都是非强制检定的范围。非强制检定由县级以上人民政府计量行政部门依法进行监督检查。企业、事业单位应当配备与生产、科研、经营管理相适应的计量检测设施，制定具体的检定管理办法和规章制度，规定本单位管理的计量器具明细目录及相应的检定周期，保证使用的非强制检定的计量器具定期检定。

第四节　计量器具管理和计量监督

一、计量器具的制造和修理

1. **许可证**　制造、修理计量器具的企业、事业单位，须具备与所制造、修理的计量器具相适应的设施、人员和检定仪器设备，按规定向县级以上人民政府计量行政部门申请考核，经考核合格，取得《制造计量器具许可证》或者《修理计量器具许可证》后，方可准予使用国家统一规定的标志，有关主管部门方可批准生产或营业。制造、修理计量器具的个体工商户，必须经考核合格，发给《制造计量器具许可证》或者《修理计量器具许可证》后，方可申请办理营业执照。

2. **新产品**　凡制造在全国范围内从未生产过的计量器具新产品，必须经过定型鉴定，合格后，应当履行形式批准手续，颁发证书。在全国范围内已经定型，而本单位未生产过的计量器具新产品，应当进行样机试验，样机试验合格后，发给合格证书。凡未经形式批准或者未取得样机试验合格证书的计量器具，不准生产。计量器具新产品定型鉴定，由国务院计量行政部门授权的技术机构进行；样机试验由所在地的省级人民政府计量行政部门授权的技术机构进行。

3. **检定**　制造、修理的计量器具必须进行检定，保证产品计量性能合格，并对合格产品出具产品合格证。县级以上人民政府计量行政部门有权对制造、修理的计量器具的质量进行监督检查，包括抽检和监督试验。凡无产品合格印证，或者经检定不合格的计量器具，不准出厂。

二、计量器具的销售和使用

县级以上人民政府计量行政部门对当地销售的计量器具实施监督检查。凡没有产品合格印证和《制造计量器具许可证》标志的计量器具，不得销售。

未经国务院计量行政部门批准，不得制造、销售和进口国务院规定废除的非法定计量单位的计量器具和国务院禁止使用的其他计量器具。

进口的计量器具，必须经省级以上人民政府计量行政部门检定合格后方可销售。

任何单位和个人不得经营销售残次计量器具零配件，不得使用残次零配件组装或修理计量器具。任何单位和个人不准在工作岗位上使用无检定合格印证或者超过检定周期以及经检定不合格的计量器具。使用计量器具不得破坏其准确度，损害国家和消费者利益。

三、计量监督

国务院计量行政部门对全国计量工作实施统一指导和监督。县级以上地方人民政府计量行政部门对本行政区域内的计量工作实施统一指导和监督（包括上级部门建在该地区企业、事业单位的计量工作）。各部门的计量机构统一领导、监督本部门及所属企业、事业单位的计量工作。企业、事业单位的计量机构负责管理本单位的计量工作。部门和企业、事业单位的计量机构，都要受到政府计量行政部门的指导和监督。

国务院计量行政部门和县级以上人民政府计量行政部门负有监督和贯彻实施计量法律、法规的职责，贯彻执行国家计量工作的方针、政策和规章制度，推行国家法定计量单位；制定和协调计量事业的发展规划，建立计量基准和社会公用计量标准，组织量值传递；对制造、修理、销售、使用计量器具实施监督；进行计量认证，组织仲裁检定，调解计量纠纷；监督检查计量法律、法规的实施情况，对违反计量法律、法规的行为进行处理。

国家设立计量检定、测试机构。国务院计量行政部门下属的中国计量科学院和成都计量测试研究院，是我国研制和保存国家基准、标准的主要科研机构，是我国的骨干测试基地。在上海、武汉、西安、沈阳、北京等城市建立了承担跨地区任务的计量测试中心。各省、自治区、直辖市及市、县均设有计量检定测试机构。

四、产品质量检验机构的计量认证

为社会提供公证数据的产品质量检验机构，必须经省级以上人民政府计量行政部门计量认证。

产品质量检验机构计量认证的内容有：①计量检定、测试设备的性能；②计量检定、测试设备的工作环境和人员的操作技能；③保证量值统一、准确的措施及检测数据公证可靠的管理制度。

产品质量检验机构提出的计量认证申请，省级以上人民政府计量行政部门应指定所属的计量检定机构或者被授权的技术机构按规定内容进行考核，考核合格后，发给计量认证合格证书。未取得合格证书的，不得开展产品质量检验工作。

第五节　法律责任

一、行政责任

违反《计量法》的规定，制造、修理、销售、进口、使用计量器具的，县级以上计量行政部门可以作出责令停止生产、停止营业、停止使用、没收违法所得、没收计量器具、并处以罚款的处罚，给国家、消费者造成损失的，责令其赔偿损失。

计量监督管理人员、计量检定人员违法失职、徇私舞弊，情节轻微的，给予行政处分。

二、刑事责任

制造、销售、使用计量器具，以欺骗消费者为目的，情节严重的，违法制造、修理、销售不合格的计量器具，造成人身伤亡或者重大财产损失的，伪造、盗用、倒卖强制检定印证构成犯罪的，负责计量器具新产品定型鉴定和样机试验的人员违反保密规定构成犯罪的，计量监督管理人员违法失职、徇私舞弊并构成犯罪的，计量检定人员有伪造检定数据等行为并构成犯罪的，均依法追究刑事责任。

思考与练习

1. 计量法立法的根本目的是什么？
2. 计量器具包括哪些类型，什么是计量检定？
3. 何谓产品质量检验机构的计量认证？

附录一

中华人民共和国药品管理法

(1984 年 9 月 20 日第六届全国人民代表大会常务委员会第七次会议通过 2001 年 2 月 28 日第九届全国人民代表大会常务委员会第二十次会议修订)

第一章 总 则

第一条 为加强药品监督管理，保证药品质量，保障人体用药安全，维护人民身体健康和用药的合法权益，特制定本法。

第二条 在中华人民共和国境内从事药品的研制、生产、经营、使用和监督管理的单位或者个人，必须遵守本法。

第三条 国家发展现代药和传统药，充分发挥其在预防、医疗和保健中的作用。

国家保护野生药材资源，鼓励培育中药材。

第四条 国家鼓励研究和创制新药，保护公民、法人和其他组织研究、开发新药的合法权益。

第五条 国务院药品监督管理部门主管全国药品监督工作。国务院有关部门在各自的职责范围内负责与药品有关的监督管理工作。

省、自治区、直辖市人民政府药品监督管理部门负责本行政区域内的药品监督管理工作。省、自治区、直辖市人民政府有关部门在各自的职责范围内负责与药品有关的监督管理工作。

国务院药品监督管理部门应当配合国务院经济综合主管部门，执行国家制定的药品行业发展规划和产业政策。

第六条 药品监督管理部门设置或者确定的药品检验机构，承担依法实施药品审批和药品质量监督检查所需的药品检验工作。

第二章 药品生产企业管理

第七条 开办药品生产企业，须经企业所在地省、自治区、直辖市人民政府药品监督管理部门批准并发给《药品生产许可证》，凭《药品生产许可证》到工商行政管理部门办理登记注册。无《药品生产许可证》的，不得生产药品。

《药品生产许可证》应当标明有效期和生产范围，到期重新审查发证。

药品监督管理部门批准开办药品生产企业，除依据本法第八条规定的条件外，还应当符合国家制定的药品行业发展规划和产业政策，防止重复建设。

第八条 开办药品生产企业，必须具备以下条件：

（一）具有依法经过资格认定的药学技术人员、工程技术人员及相应的技术工人；

（二）具有与其药品生产相适应的厂房、设施和卫生环境；

（三）具有能对所生产药品进行质量管理和质量检验的机构、人员以及必要的仪器设备；

（四）具有保证药品质量的规章制度。

第九条 药品生产企业必须按照国务院药品监督管理部门依据本法制定的《药品生产质量管理规范》组织生产。药品监督管理部门按照规定对药品生产企业是否符合《药品生产质量管理规范》的要求进行认证；对认证合格的，发给认证证书。

《药品生产质量管理规范》的具体实施办法、实施步骤由国务院药品监督管理部门规定。

第十条 除中药饮片的炮制外，药品必须按照国家药品标准和国务院药品监督管理部门批准的生产工艺进行生产，生产记录必须完整准确。药品生产企业改变影响药品质量的生产工艺的，必须报原批准部门审核批准。

中药饮片必须按照国家药品标准炮制；国家药品标准没有规定的，必须按照省、自治区、直辖市人民政府药品监督管理部门制定的炮制规范炮制。省、自治区、直辖市人民政府药品监督管理部门制定的炮制规范应当报国务院药品监督管理部门备案。

第十一条 生产药品所需的原料、辅料，必须符合药用要求。

第十二条 药品生产企业必须对其生产的药品进行质量检验；不符合国家药品标准或者不按照省、自治区、直辖市人民政府药品监督管理部门制定的中药饮片炮制规范炮制的，不得出厂。

第十三条 经国务院药品监督管理部门或者国务院药品监督管理部门授权的省、自治区、直辖市人民政府药品监督管理部门批准，药品生产企业可以接受委托生产药品。

第三章 药品经营企业管理

第十四条 开办药品批发企业，须经企业所在地省、自治区、直辖市人民政府药品监督管理部门批准并发给《药品经营许可证》；开办药品零售企业，须经企业所在地县级以上地方药品监督管理部门批准并发给《药品经营许可证》，凭《药品经营许可证》到工商行政管理部门办理登记注册。无《药品经营许可证》的，不得经营药品。

《药品经营许可证》应当标明有效期和经营范围，到期重新审查发证。

药品监督管理部门批准开办药品经营企业，除依据本法第十五条规定的条件外，还应当遵循合理布局和方便群众购药的原则。

第十五条 开办药品经营企业必须具备以下条件：

（一）具有依法经过资格认定的药学技术人员；

（二）具有与所经营药品相适应的营业场所、设备、仓储设施、卫生环境；

（三）具有与所经营药品相适应的质量管理机构或者人员；

（四）具有保证所经营药品质量的规章制度。

第十六条 药品经营企业必须按照国务院药品监督管理部门依据本法制定的《药品经营质量管理规范》经营药品。药品监督管理部门按照规定对药品经营企业是否符合《药品经营质量管理规范》的要求进行认证；对认证合格的，发给认证证书。

《药品经营质量管理规范》的具体实施办法、实施步骤由国务院药品监督管理部门规定。

第十七条 药品经营企业购进药品，必须建立并执行进货检查验收制度，验明药品合格证明和其他标识；不符合规定要求的，不得购进。

第十八条 药品经营企业购销药品，必须有真实完整的购销记录。购销记录必须注明药品的通用名称、剂型、规格、批号、有效期、生产厂商、购（销）货单位、购（销）货数量、购销价格、购（销）货日期及国务院药品监督管理部门规定的其他内容。

第十九条 药品经营企业销售药品必须准确无误，并正确说明用法、用量和注意事项；调配处方必须经过核对，对处方所列药品不得擅自更改或者代用。对有配伍禁忌或者超剂量的处方，应当拒绝调配；必要时，经处方医师更正或者重新签字，方可调配。

药品经营企业销售中药材，必须标明产地。

第二十条 药品经营企业必须制定和执行药品保管制度，采取必要的冷藏、防冻、防潮、防虫、防鼠等措施，保证药品质量。

药品入库和出库必须执行检查制度。

第二十一条 城乡集市贸易市场可以出售中药材、国务院另有规定的除外。

城乡集市贸易市场不得出售中药材以外的药品，但持有《药品经营许可证》的药品零售企业在规定的范围内可以在城乡集市贸易市场设点出售中药材以外的药品。具体办法由国务院规定。

第四章 医疗机构的药剂管理

第二十二条 医疗机构必须配备依法经过资格认定的药学技术人员。非药学技术人员不得直接从事药剂技术工作。

第二十三条 医疗机构配制制剂，须经所在地省、自治区、直辖市人民政府卫生行政部门审核同意，由省、自治区、直辖市人民政府药品监督管理部门批准，发给《医疗机构制剂许可证》。无《医疗机构制剂许可证》的，不得配制制剂。

《医疗机构制剂许可证》应当标明有效期，到期重新审查发证。

第二十四条 医疗机构配制制剂，必须具有能够保证制剂质量的设施、管理制度、检验仪器和卫生条件。

第二十五条 医疗机构配制的制剂，应当是本单位临床需要而市场上没有供应的品种，并须经所在地省、自治区、直辖市人民政府药品监督管理部门批准后方可配制。配制的制剂必须按照规定进行质量检验；合格的，凭医师处方在本医疗机构使用。特殊情况下，经国务院或者省、自治区、直辖市人民政府的药品监督管理部门批准，医疗机构配制的制剂可以在指定的医疗机构之间调剂使用。

医疗机构配制的制剂，不得在市场销售。

第二十六条 医疗机构购进药品，必须建立并执行进货检查验收制度，验明药品合格证明和其他标识；不符合规定要求的，不得购进和使用。

第二十七条 医疗机构的药剂人员调配处方，必须经过核对，对处方所列药品不得擅自更改或者代用。对配伍禁忌或者超剂量的处方，应当拒绝调配；必要时，经处方医师更正或者重新签字，方可调配。

第二十八条 医疗机构必须制定和执行药品保管制度，采取必要的冷藏、防冻、防潮、防虫、防鼠等措施，保证药品质量。

第五章 药品管理

第二十九条 研制新药，必须按照国务院药品监督管理部门的规定如实报送研制方法、质量指标、药理及毒理试验结果等有关资料和样品，经国务院药品监督管理部门批准后，方可进行临床试验，药物临床试验机构资格的认定办法，由国务院药品监督管理部门、国务院卫生行政部门共同制定。

完成临床试验并通过审批的新药，由国务院药品监督管理部门批准，发给新药证书。

第三十条 药物的非临床安全性评价研究机构和临床试验机构必须分别执行药物非临床研究质量管理规范、药物临床试验管理规范。

药物非临床研究质量管理规范、药物临床试验管理规范由国务院确定的部门制定。

第三十一条 生产新药或者已有国家标准的药品的，须经国务院药品监督管理部门批准，并发给药品批准文号；但是，生产没有实施批准文号管理的中药材和中药饮片除外。实施批准文号管理的中药材、中药饮片品种目录由国务院药品监督管理部门会同国务院中医药管理部门制定。

药品生产企业在取得药品批准文号后，方可生产该药品。

第三十二条 药品必须符合国家药品标准。中药饮片依照本法第十条第二款的规定执行。

国务院药品监督管理部门颁布的《中华人民共和国药典》和药品标准为国家药品标准。

国务院药品监督管理部门组织药典委员会，负责国家药品标准的制定和修订。

国务院药品监督管理部门的药品检验机构负责标定国家药品标准品、对照品。

第三十三条 国务院药品监督管理部门组织药学、医学和其他技术人员，对新药进行审评，对已经批准生产的药品进行再评价。

第三十四条 药品生产企业、药品经营企业、医疗机构必须从具有药品生产、经营资格的企业购进药品；但是，购进没有实施批准文号管理的中药材除外。

第三十五条 国家对麻醉药品、精神药品、医疗用毒性药品、放射性药品，实行特殊管理。管理办法由国务院制定。

第三十六条 国家实行中药品种保护制度。具体办法由国务院制定。

第三十七条 国家对药品实行处方药与非处方药分类管理制度。具体办法由国务院制定。

第三十八条 禁止进口疗效不确、不良反应大或者其他原因危害人体健康的药品。

第三十九条 药品进口，须经国务院药品监督管理部门组织审查，经审查确认符合质量标准、安全有效的，方可批准进口，并发给进口药品注册证书。

医疗单位临床急需或者个人自用进口的少量药品，按照国家有关规定办理进口手续。

第四十条 药品必须从允许药品进口的口岸进口，并由进口药品的企业向口岸所在地药品监督管理部门登记备案。海关凭药品监督管理部门出具的《进口药品通关单》放行。无

《进口药品通关单》的，海关不得放行。

口岸所在地药品监督管理部门应当通知药品检验机构按照国务院药品监督管理部门的规定对进口药品进行抽查检验，并依照本法第四十一条第二款的规定收取检验费。

允许药品进口的口岸由国务院药品监督管理部门会同海关总署提出，报国务院批准。

第四十一条　国务院药品监督管理部门对下列药品在销售前或者进口时，指定药品检验机构进行检验；检验不合格的，不得销售或者进口：

（一）国务院药品监督管理部门规定的生物制品；

（二）首次在中国销售的药品；

（三）国务院规定的其他药品。

前款所列药品的检验费项目和收费标准由国务院财政部门会同国务院价格主管部门核定并公告。检验费收缴办法由国务院财政部门会同国务院药品监督管理部门制定。

第四十二条　国务院药品监督管理部门对已经批准生产或者进口的药品，应当组织调查；对疗效不确、不良反应大或者其他原因危害人体健康的药品，应当撤销批准文号或者进口药品注册证书。

已被撤销批准文号或者进口药品注册证书的药品，不得生产或者进口、销售和使用；已经生产或者进口的，由当地药品监督管理部门监督销毁或者处理。

第四十三条　国家实行药品储备制度。

国内发生重大灾情、疫情及其他突发事件时，国务院规定的部门可以紧急调用企业药品。

第四十四条　对国内供应不足的药品，国务院有权限制或者禁止出口。

第四十五条　进口、出口麻醉药品和国家规定范围内的精神药品，必须持有国务院药品监督管理部门发的《进口准许证》、《出口准许证》。

第四十六条　新发现和从国外引种的药材，经国务院药品监督管理部门审核批准后，方可销售。

第四十七条　地区性民间习用药材的管理办法，由国务院药品监督管理部门会同国务院中医药管理部门制定。

第四十八条　禁止生产（包括配制，下同）、销售假药。

有下列情形之一的，为假药：

（一）药品所含成份与国家药品标准规定的成份不符合的；

（二）以非药品冒充药品或者以他种药品冒充此种药品的。

有下列情形之一的药品，按假药论处：

（一）国务院药品监督管理部门规定禁止使用的；

（二）依照本法必须批准而未经批准生产、进口，或者依照本法必须检验而未经检验即销售的；

（三）变质的；

（四）被污染的；

（五）使用依照本法必须取得批准文号而未取得批准文号的原料药生产的；

（六）所标明的适应症或者功能主治超出规定范围的。

第四十九条　禁止生产、销售劣药。

药品成份的含量不符合国家药品标准的,为劣药。

有下列情形之一的药品,按劣药论处:

(一) 未标明有效期或者更改有效期的;

(二) 不注明或者更改生产批号的;

(三) 超过有效期的;

(四) 直接接触药品的包装材料和容器未经批准的;

(五) 擅自添加着色剂、防腐剂、香料、矫味剂及辅料的;

(六) 其他不符合药品标准规定的。

第五十条 列入国家药品标准的药品名称为药品通用名称。已经作为药品通用名称的,该名称不得作为药品商标使用。

第五十一条 药品生产企业、药品经营企业和医疗机构直接接触药品的工作人员,必须每年进行健康检查。患有传染病或者其他可能污染药品的疾病的,不得从事直接接触药品的工作。

第六章 药品包装的管理

第五十二条 直接接触药品的包装材料和容器,必须符合药用要求,符合保障人体健康、安全的标准,并由药品监督管理部门在审批药品时一并审批。

药品生产企业不得使用未经批准的直接接触药品的包装材料和容器。

对不合格的直接接触药品的包装材料和容器,由药品监督管理部门责令停止使用。

第五十三条 药品包装必须适合药品质量的要求,方便储存、运输和医疗使用。

发运中药材必须有包装。在每件包装上,必须注明品名、产地、日期、调出单位,并附有质量合格的标志。

第五十四条 药品包装必须按照规定印有或者贴有标签并附有说明书。

标签或者说明书上必须注明药品的通用名称、成份、规格、生产企业、批准文号、产品批号、生产日期、有效期、适应症或者功能主治、用法、用量、禁忌、不良反应和注意事项。

麻醉药品、精神药品、医疗用毒性药品、放射性药品、外用药品和非处方药的标签,必须印有规定的标志。

第七章 药品价格和广告的管理

第五十五条 依法实行政府定价、政府指导价的药品,政府价格主管部门应当依照《中华人民共和国价格法》规定的定价原则,依据社会平均成本、市场供求状况和社会承受能力合理制定和调整价格,做到质价相符,消除虚高价格,保护用药者的正当利益。

药品的生产企业、经营企业和医疗机构必须执行政府定价、政府指导价,不得以任何形式擅自提高价格。

药品生产企业应当依法向政府价格主管部门如实提供药品的生产经营成本,不得拒报、虚报、瞒报。

第五十六条 依法实行市场调节价的药品,药品的生产企业、经营企业和医疗机构应当按照公平、合理和诚实信用、质价相符的原则制定价格,为用药者提供价格合理的药品。

药品的生产企业、经营企业和医疗机构应当遵守国务院价格主管部门关于药价管理的规定，制定和标明药品零售价格，禁止暴利和损害用药者利益的价格欺诈行为。

第五十七条 药品的生产企业、经营企业、医疗机构应当依法向政府价格主管部门提供其药品的实际购销价格和购销数量等资料。

第五十八条 医疗机构应当向患者提供所用药品的价格清单；医疗保险定点医疗机构还应当按照规定的办法如实公布其常用药品的价格，加强合理用药的管理。具体办法由国务院卫生行政部门规定。

第五十九条 禁止药品的生产企业、经营企业和医疗机构在药品购销中帐外暗中给予、收受回扣或者其他利益。

禁止药品的生产企业、经营企业或者其代理人以任何名义给予使用其药品的医疗机构的负责人、药品采购人员、医师等有关人员以财物或者其他利益。禁止医疗机构的负责人、药品采购人员、医师等有关人员以任何名义收受药品的生产企业、经营企业或者其代理人给予的财物或者其他利益。

第六十条 药品广告须经企业所在地省、自治区、直辖市人民政府药品监督管理部门批准，并发给药品广告批准文号；未取得药品广告批准文号的，不得发布。

处方药可以在国务院卫生行政部门和国务院药品监督管理部门共同指定的医学、药学专业刊物上介绍，但不得在大众媒介发布广告或者以其他方式进行以公众为对象的广告宣传。

第六十一条 药品广告的内容必须真实、合法，以国务院药品监督管理部门批准的说明书为准，不得含有虚假的内容。

药品广告不得含有不科学的表示功效的断言或者保证；不得利用国家机关、医药科研单位、学术机构或者专家、学者、医师、患者的名义和形象作证明。

非药品广告不得有涉及药品的宣传。

第六十二条 省、自治区、直辖市人民政府药品监督管理部门应当对其批准的药品广告进行检查，对于违反本法和《中华人民共和国广告法》的广告，应当向广告监督管理机关通报并提出处理建议，广告监督管理机关应当依法作出处理。

第六十三条 药品价格和广告，本法未规定的，适用《中华人民共和国价格法》、《中华人民共和国广告法》的规定。

第八章 药品监督

第六十四条 药品监督管理部门有权按照法律、行政法规的规定对报经其审批的药品研制和药品的生产、经营以及医疗机构使用药品的事项进行监督检查，有关单位和个人不得拒绝和隐瞒。

药品监督管理部门进行监督检查时，必须出示证明文件，对监督检查中知悉的被检查人的技术秘密和业务秘密应当保密。

第六十五条 药品监督管理部门根据监督检查的需要，可以对药品质量进行抽查检验。抽查检验应当按照规定抽样，并不得收取任何费用。所需费用按照国务院规定列支。

药品监督管理部门对有证据证明可能危害人体健康的药品及其有关材料可以采取查封、扣押和行政强制措施，并在七日内作出行政处理决定；药品需要检验的，必须自检验报告书发出之日起十五日内作出行政处理决定。

第六十六条　国务院和省、自治区、直辖市人民政府的药品监督管理部门应当定期公告药品质量抽查检验的结果；公告不当的，必须在原公告范围内予以更正。

第六十七条　当事人对药品检验机构的检验结果有异议的，可以自收到药品检验结果之日起七日内向原药品检验机构或者上一级药品监督管理部门设置或者确定的药品检验机构申请复验，也可以直接向国务院药品监督管理部门设置或者确定的药品检验机构申请复验。受理复验的药品检验机构必须在国务院药品监督管理部门规定的时间内作出复验结论。

第六十八条　药品监督管理部门应当按照规定，依据《药品生产质量管理规范》、《药品经营质量管理规范》，对经其认证合格的药品生产企业、药品经营企业进行认证后的跟踪检查。

第六十九条　地方人民政府和药品监督管理部门不得以要求实施药品检验、审批等手段限制或者排斥非本地区药品生产企业依照本法规定生产的药品进入本地区。

第七十条　药品监督管理部门及其设置的药品检验的机构和确定的专业从事药品检验的机构不得参与药品生产经营活动，不得以其名义推荐或者监制、监销药品。

药品监督管理部门及其设置的药品检验机构和确定的专业从事药品检验机构的工作人员不得参与药品生产经营活动。

第七十一条　国家实行药品不良反应报告制度。药品生产企业、药品经营企业和医疗机构必须经常考察本单位所生产、经营、使用的药品质量、疗效和反应。发现可能与用药有关的严重不良反应，必须及时向当地省、自治区、直辖市人民政府药品监督管理部门和卫生行政部门报告。具体办法由国务院药品监督管理部门会同国务院卫生行政部门制定。

对已确认发生严重不良反应的药品，国务院或者省、自治区、直辖市人民政府的药品监督管理部门可以采取停止生产、销售、使用的紧急控制措施，并应当在五日内组织鉴定，自鉴定结论作出之日起十五日内依法作出行政处理决定。

第七十二条　药品生产企业、药品经营企业和医疗机构的药品检验机构或者人员，应当接受当地药品监督管理部门设置的药品检验机构的业务指导。

第九章　法律责任

第七十三条　未取得《药品生产许可证》、《药品经营许可证》或者《医疗机构制剂许可证》生产药品、经营药品的，依法予以取缔，没收违法生产、销售的药品和违法所得，并处违法生产、销售的药品（包括已售出的和未售出的药品，下同）货值金额二倍以上五倍以下的罚款；构成犯罪的，依法追究刑事责任。

第七十四条　生产、销售假药的，没收违法生产、销售的药品和违法所得，并处违法生产、销售药品货值金额二倍以上五倍以下的罚款；有药品批准证明文件的予以撤销，并责令停产、停业整顿；情节严重的，吊销《药品生产许可证》、《药品经营许可证》或者《医疗机构制剂许可证》；构成犯罪的，依法追究刑事责任。

第七十五条　生产、销售劣药的，没收违法生产、销售的药品和违法所得，并处违法生产、销售药品货值金额一倍以上三倍以下的罚款；情节严重的，责令停产、停业整顿或者撤销药品批准证明文件，吊销《药品生产许可证》、《药品经营许可证》或者《医疗机构制剂许可证》；构成犯罪的，依法追究刑事责任。

第七十六条 从事生产、销售假药及生产、销售劣药情节严重的企业或者其他单位，其直接负责的主管人员和其他直接责任人员十年内不得从事药品生产、经营活动。

对生产者专门用于生产假药、劣药的原辅材料、包装材料、生产设备，予以没收。

第七十七条 知道或者应当知道属于假劣药品而为其提供运输、保管、仓储等便利条件的，没收全部运输、保管、仓储的收入，并处违法收入百分之五十以上三倍以下的罚款；构成犯罪的，依法追究刑事责任。

第七十八条 对假药、劣药的处罚通知，必须载明药品检验机构的质量检验结果；但是，本法第四十八条第三款第（一）、（二）、（五）、（六）项和第四十九条第三款规定的情形除外。

第七十九条 药品的生产企业、经营企业、药物非临床安全性评价研究机构、药物临床试验机构未按照规定实施《药品生产质量管理规范》、《药品经营质量管理规范》、药物非临床研究质量管理规范、药物临床试验管理规范的，给予警告，责令限期改正；逾期不改正的，责令停产、停业整顿，并处五千元以上二万元以下的罚款；情节严重的，吊销《药品生产许可证》、《药品经营许可证》和药物临床试验机构的资格。

第八十条 药品的生产企业、经营企业或者医疗机构违反本法第三十四条的规定，从无《药品生产许可证》、《药品经营许可证》的企业购进药品的，责令改正，没收违法购进的药品，并处违法购进药品货值金额二倍以上五倍以下的罚款；有违法所得的，没收违法所得；情节严重的，吊销《药品生产许可证》、《药品经营许可证》或者医疗机构执业许可证书。

第八十一条 进口已获得药品进口注册证书的药品，未按照本法规定向允许药品进口的口岸所在地的药品监督管理部门登记备案的，给予警告，责令限期改正；逾期不改正的，撤销进口药品注册证书。

第八十二条 伪造、变造、买卖、出租、出借许可证或者药品批准证明文件的，没收违法所得，并处违法所得一倍以上三倍以下的罚款；没有违法所得的，处二万元以上十万元以下的罚款；情节严重的，并吊销卖方、出租方、出借方的《药品生产许可证》、《药品经营许可证》、《医疗机构制剂许可证》或者撤销药品批准证明文件；构成犯罪的，依法追究刑事责任。

第八十三条 违反本法规定，提供虚假的证明、文件资料、样品或者采取其他欺骗手段取得《药品生产许可证》、《药品经营许可证》、《医疗机构制剂许可证》或者药品批准证明文件的，吊销《药品生产许可证》、《药品经营许可证》、《医疗机构制剂许可证》或者撤销药品批准证明文件，五年内不受理其申请，并处一万元以上三万元以下的罚款。

第八十四条 医疗机构将其配制的制剂在市场销售的，责令改正，没收违法销售的制剂，并处违法销售制剂货值金额一倍以上三倍以下的罚款；有违法所得的，没收违法所得。

第八十五条 药品经营企业违反本法第十八条、第十九条规定的，责令改正，给予警告；情节严重的，吊销《药品经营许可证》。

第八十六条 药品标识不符合本法第五十四条规定的，除依法应当按照假药、劣药论处的外，责令改正，给予警告；情节严重的，撤销该药品的批准证明文件。

第八十七条 药品检验机构出具虚假检验报告，构成犯罪的，依法追究刑事责任；不构成犯罪的，责令改正，给予警告，对单位并处三万元以上五万元以下的罚款；对直接负责的主管人员和其他直接责任人员依法给予降级、撤职、开除的处分，并处三万元以下的罚款；有违法所得的，没收违法所得；情节严重的，撤销其检验资格。药品检验机构出具的检验结果不实，造成损失的，应当承担相应的赔偿责任。

第八十八条 本法第七十三条至第八十七条规定的行政处罚，由县级以上药品监督管理部门按照国务院药品监督管理部门规定的职责分工决定；吊销《药品生产许可证》、《药品经营许可证》、《医疗机构制剂许可证》、医疗机构执业许可证书或者撤销药品批准证明文件的，由原发证、批准的部门决定。

第八十九条 违反本法第五十五条、第五十六条、第五十七条关于药品价格管理的规定的，依照《中华人民共和国价格法》的规定处罚。

第九十条 药品的生产企业、经营企业、医疗机构在药品购销中暗中给予、收受回扣或者其他利益的，药品的生产企业、经营企业或者其代理人给予使用其药品的医疗机构的负责人、药品采购人员、医师等有关人员以财物或者其他利益的，由工商行政管理部门处一万元以上二十万元以下的罚款，有违法所得的，予以没收；情节严重的，由工商行政管理部门吊销药品生产企业、药品经营企业的营业执照，并通知药品监督管理部门，由药品监督管理部门吊销其《药品生产许可证》、《药品经营许可证》；构成犯罪的，依法追究刑事责任。

第九十一条 药品的生产企业、经营企业的负责人、采购人员等有关人员在药品购销中收受其他生产企业、经营企业或者其代理人给予的财物或者其他利益的，依法给予处分，没收违法所得；构成犯罪的，依法追究刑事责任。

医疗机构的负责人、药品采购人员、医师等有关人员收受药品生产企业、药品经营企业或者其代理人给予的财物或者其他利益的，由卫生行政部门或者本单位给予处分，没收违法所得；对违法行为情节严重的执业医师，由卫生行政部门吊销其执业证书；构成犯罪的，依法追究刑事责任。

医疗机构的负责人、药品采购人员、医师等有关人员收受药品生产企业、药品经营企业或者其代理人给予的财物或者其他利益的，由卫生行政部门或者本单位给予处分，没收违法所得；对违法行为情节严重的执业医师，由卫生行政部门吊销其执业证书；构成犯罪的，依法追究刑事责任。

第九十二条 违反本法有关药品广告的管理规定的，依照《中华人民共和国广告法》的规定处罚，并由发给广告批准文号的药品监督管理部门撤销广告批准文号，一年内不受理该品种的广告审批申请；构成犯罪的，依法追究刑事责任。

药品监督管理部门对药品广告不依法履行审查职责，批准发布的广告有虚假或者其他违反法律、行政法规的内容的，对直接负责的主管人员和其他直接责任人员依法给予行政处分；构成犯罪的，依法追究刑事责任。

第九十三条 药品的生产企业、经营企业、医疗机构违反本法规定，给药品使用者造成损害的，依法承担赔偿责任。

第九十四条 药品监督管理部门违反本法规定，有下列行为之一的，由其上级主管机关或者监察机关责令收回违法发给的证书，撤销药品批准证明文件，对直接负责的主管人员和其他直接责任人员依法给予行政处分；构成犯罪的，依法追究刑事责任：

（一）对不符合《药品生产质量管理规范》、《药品经营质量管理规范》的企业发给符合有关规范的认证证书的，或者对取得认证证书的企业未按照规定履行跟踪检查的职责，对不符合认证条件的企业未依法责令其改正或者撤销其认证证书的；

（二）对不符合法定条件的单位发给《药品生产许可证》、《药品经营许可证》或者《医疗机构制剂许可证》的；

（三）对不符合进口条件的药品发给进口药品注册证书的；

（四）对不具备临床试验条件或者生产条件而批准进行临床试验、发给新药证书、发给药品批准文号的。

第九十五条　药品监督管理部门或者其设置的药品检验机构或者其确定的专业从事药品检验的机构参与药品生产经营活动的，由其上级机关或者监察机关责令改正，有违法收入的予以没收；情节严重的，对直接负责的主管人员和其他直接责任人员依法给予行政处分。

药品监督管理部门或者其设置的药品检验机构或者其确定的专业从事药品检验的机构的工作人员参与药品生产经营活动的，依法给予行政处分。

第九十六条　药品监督管理部门或者其设置、确定的药品检验机构在药品监督检验中违法收取检验费用的，由政府有关部门责令退还，对直接负责的主管人员和其他直接责任人员依法给予行政处分。对违法收取检验费用情节严重的药品检验机构，撤销其检验资格。

第九十七条　药品监督管理部门应当依法履行监督检查职责，监督已取得《药品生产许可证》、《药品经营许可证》的企业依照本法规定从事药品生产、经营活动。

已取得《药品生产许可证》、《药品经营许可证》的企业生产、销售假药、劣药的，除依法追究该企业的法律责任外，对有失职、渎职行为的药品监督管理部门直接负责的主管人员和其他直接责任人员依法给予行政处分；构成犯罪的，依法追究刑事责任。

第九十八条　药品监督管理部门对下级药品监督管理部门违反本法的行政行为，责令限期改正；逾期不改正的，有权予以改变或者撤销。

第九十九条　药品监督管理人员滥用职权、徇私舞弊、玩忽职守，构成犯罪的，依法追究刑事责任；尚不构成犯罪的，依法给予行政处分。

第一百条　依照本法被吊销《药品生产许可证》、《药品经营许可证》的，由药品监督管理部门通知工商行政管理部门办理变更或者注销登记。

第一百零一条　本章规定的货值金额以违法生产、销售药品的标价计算；没有标价的，按照同类药品的市场价格计算。

第十章　附　　则

第一百零二条　本法下列用语的含义是：

药品，是指用于预防、治疗、诊断人的疾病，有目的地调节人的生理机能并规定有适应症或者功能主治、用法和用量的物质，包括中药材、中药饮片、中成药、化学原料药及其制剂、抗生素、生化药品、放射性药品、血清、疫苗、血液制品和诊断药品等。

辅料，是指生产药品和调配处方时所用的赋形剂和附加剂。

药品生产企业，是指生产药品的专营企业或者兼营企业。

药品经营企业，是指经营药品的专营企业或者兼营企业。

第一百零三条 中药材的种植、采集和饲养的管理办法，由国务院另行制定。

第一百零四条 国家对预防性生物制品的流通实行特殊管理。具体办法由国务院制定。

第一百零五条 中国人民解放军执行本法的具体办法，由国务院、中央军事委员会依据本法制定。

第一百零六条 本法自 2001 年 12 月 1 日起施行。

附录二

中华人民共和国药品管理法实施条例

第一章 总 则

第一条 根据《中华人民共和国药品管理法》（以下简称《药品管理法》），制定本条例。

第二条 国务院药品监督管理部门设置国家药品检验机构。

省、自治区、直辖市人民政府药品监督管理部门可以在本行政区域内设置药品检验机构。地方药品检验机构的设置规划由省、自治区、直辖市人民政府药品监督管理部门提出，报省、自治区、直辖市人民政府批准。

国务院和省、自治区、直辖市人民政府的药品监督管理部门可以根据需要，确定符合药品检验条件的检验机构承担药品检验工作。

第二章 药品生产企业管理

第三条 开办药品生产企业，应当按照下列规定办理《药品生产许可证》：

（一）申办人应当向拟办企业所在地省、自治区、直辖市人民政府药品监督管理部门提出申请。省、自治区、直辖市人民政府药品监督管理部门应当自收到申请之日起30个工作日内，按照国家发布的药品行业发展规划和产业政策进行审查，并作出是否同意筹建的决定。

（二）申办人完成拟办企业筹建后，应当向原审批部门申请验收。原审批部门应当自收到申请之日起30个工作日内，依据《药品管理法》第八条规定的开办条件组织验收；验收合格的，发给《药品生产许可证》。申办人凭《药品生产许可证》到工商行政管理部门依法办理登记注册。

第四条 药品生产企业变更《药品生产许可证》许可事项的，应当在许可事项发生变更30日前，向原发证机关申请《药品生产许可证》变更登记；未经批准，不得变更许可事项。原发证机关应当自收到申请之日起15个工作日内作出决定。申请人凭变更后的《药品生产许可证》到工商行政管理部门依法办理变更登记手续。

第五条 省级以上人民政府药品监督管理部门应当按照《药品生产质量管理规范》和国务院药品监督管理部门规定的实施办法和实施步骤，组织对药品生产企业的认证工作；符合《药品生产质量管理规范》的，发给认证证书。其中，生产注射剂、放射性药品和国务院药品监督管理部门规定的生物制品的药品生产企业的认证工作，由国务院药品监督管理部门负责。

《药品生产质量管理规范》认证证书的格式由国务院药品监督管理部门统一规定。

第六条 新开办药品生产企业、药品生产企业新建药品生产车间或者新增生产剂型的，应当自取得药品生产证明文件或者经批准正式生产之日起 30 日内，按照规定向药品监督管理部门申请《药品生产质量管理规范》认证。受理申请的药品监督管理部门应当自收到企业申请之日起 6 个月内，组织对申请企业是否符合《药品生产质量管理规范》进行认证；认证合格的，发给认证证书。

第七条 国务院药品监督管理部门应当设立《药品生产质量管理规范》认证检查员库。《药品生产质量管理规范》认证检查员必须符合国务院药品监督管理部门规定的条件。进行《药品生产质量管理规范》认证，必须按照国务院药品监督管理部门的规定，从《药品生产质量管理规范》认证检查员库中随机抽取认证检查员组成认证检查组进行认证检查。

第八条 《药品生产许可证》有效期为 5 年。有效期届满，需要继续生产药品的，持证企业应当在许可证有效期届满前 6 个月，按照国务院药品监督管理部门的规定申请换发《药品生产许可证》。

药品生产企业终止生产药品或者关闭的，《药品生产许可证》由原发证部门缴销。

第九条 药品生产企业生产药品所使用的原料药，必须具有国务院药品监督管理部门核发的药品批准文号或者进口药品注册证书、医药产品注册证书；但是，未实施批准文号管理的中药材、中药饮片除外。

第十条 依据《药品管理法》第十三条规定，接受委托生产药品的，受托方必须是持有与其受托生产的药品相适应的《药品生产质量管理规范》认证证书的药品生产企业。

疫苗、血液制品和国务院药品监督管理部门规定的其他药品，不得委托生产。

第三章　药品经营企业管理

第十一条 开办药品批发企业，申办人应当向拟办企业所在地省、自治区、直辖市人民政府药品监督管理部门提出申请。省、自治区、直辖市人民政府药品监督管理部门应当自收到申请之日起 30 个工作日内，依据国务院药品监督管理部门规定的设置标准作出是否同意筹建的决定。申办人完成拟办企业筹建后，应当向原审批部门申请验收。原审批部门应当自收到申请之日起 30 个工作日内，依据《药品管理法》第十五条规定的开办条件组织验收；符合条件的，发给《药品经营许可证》。申办人凭《药品经营许可证》到工商行政管理部门依法办理登记注册。

第十二条 开办药品零售企业，申办人应当向拟办企业所在地设区的市级药品监督管理机构或者省、自治区、直辖市人民政府药品监督管理部门直接设置的县级药品监督管理机构提出申请。受理申请的药品监督管理机构应当自收到申请之日起 30 个工作日内，依据国务院药品监督管理部门的规定，结合当地常住人口数量、地域、交通状况和实际需要进行审查，作出是否同意筹建的决定。申办人完成拟办企业筹建后，应当向原审批机构申请验收。原审批机构应当自收到申请之日起 15 个工作日内，依据《药品管理法》第十五条规定的开办条件组织验收；符合条件的，发给《药品经营许可证》。申办人凭《药品经营许可证》到工商行政管理部门依法办理登记注册。

第十三条 省、自治区、直辖市人民政府药品监督管理部门负责组织药品经营企业的认证工作。药品经营企业应当按照国务院药品监督管理部门规定的实施办法和实施步骤，通过省、自治区、直辖市人民政府药品监督管理部门组织的《药品经营质量管理规范》的认证，取得认证证书。《药品经营质量管理规范》认证证书的格式由国务院药品监督管理部门统一规定。

新开办药品批发企业和药品零售企业，应当自取得《药品经营许可证》之日起30日内，向发给其《药品经营许可证》的药品监督管理部门或者药品监督管理机构申请《药品经营质量管理规范》认证。受理药品零售企业认证申请的药品监督管理机构应当自收到申请之日起7个工作日内，将申请移送负责组织药品经营企业认证工作的省、自治区、直辖市人民政府药品监督管理部门。省、自治区、直辖市人民政府药品监督管理部门应当自收到认证申请之日起3个月内，按照国务院药品监督管理部门的规定，组织对申请认证的药品批发企业或者药品零售企业是否符合《药品经营质量管理规范》进行认证；认证合格的，发给认证证书。

第十四条 省、自治区、直辖市人民政府药品监督管理部门应当设立《药品经营质量管理规定》认证检查员库。《药品经营质量管理规范》认证检查员必须符合国务院药品监督管理部门规定的条件。进行《药品经营质量管理规范》认证，必须按照国务院药品监督管理部门的规定，从《药品经营质量管理规范》认证检查员库中随机抽取认证检查员组成认证检查组进行认证检查。

第十五条 国家实行处方药和非处方药分类管理制度。国家根据非处方药品的安全性，将非处方药分为甲类非处方药和乙类非处方药。

经营处方药、甲类非处方药的药品零售企业，应当配备执业药师或者其他依法经资格认定的药学技术人员。经营乙类非处方药的药品零售企业，应当配备经设区的市级药品监督管理机构或者省、自治区、直辖市人民政府药品监督管理部门直接设置的县级药品监督管理机构组织考核合格的业务人员。

第十六条 药品经营企业变更《药品经营许可证》许可事项的，应当在许可事项发生变更30日前，向原发证机关申请《药品经营许可证》变更登记；未经批准，不得变更许可事项。原发证机关应当自收到企业申请之日起15个工作日内作出决定。申请人凭变更后的《药品经营许可证》到工商行政管理部门依法办理变更登记手续。

第十七条 《药品经营许可证》有效期为5年。有效期届满，需要继续经营药品的，持证企业应当在许可证有效期届满前6个月，按照国务院药品监督管理部门的规定申请换发《药品经营许可证》。

药品经营企业终止经营药品或者关闭的，《药品经营许可证》由原发证机关缴销。

第十八条 交通不便的边远地区城乡集市贸易市场没有药品零售企业的，当地药品零售企业经所在地县（市）药品监督管理机构批准并到工商行政管理部门办理登记注册后，可以在该城乡集市贸易市场内设点并在批准经营的药品范围内销售非处方药品。

第十九条 通过互联网进行药品交易的药品生产企业、药品经营企业、医疗机构及其交易的药品，必须符合《药品管理法》和本条例的规定。互联网药品交易服务的管理办法，由国务院药品监督管理部门会同国务院有关部门制定。

第四章　医疗机构的药剂管理

第二十条　医疗机构设立制剂室，应当向所在地省、自治区、直辖市人民政府卫生行政部门提出申请，经审核同意后，报同级人民政府药品监督管理部门审批；省、自治区、直辖市人民政府药品监督管理部门验收合格的，予以批准，发给《医疗机构制剂许可证》。

省、自治区、直辖市人民政府卫生行政部门和药品监督管理部门应当在各自收到申请之日起 30 个工作日内，作出是否同意或者批准的决定。

第二十一条　医疗机构变更《医疗机构制剂许可证》许可事项的，应当在许可事项发生变更 30 日前，依照本条例第二十条的规定向原审核、批准机关申请《医疗机构制剂许可证》变更登记；未经批准，不得变更许可事项。原审核、批准机关应当在各自收到申请之日起 15 个工作日内作出决定。

医疗机构新增配制剂型或者改变配制场所的，应当经所在地省、自治区、直辖市人民政府药品监督管理部门验收合格后，依照前款规定办理《医疗机构制剂许可证》变更登记。

第二十二条　《医疗机构制剂许可证》有效期为 5 年。有效期届满，需要继续配制制剂的，医疗机构应当在许可证有效期届满前 6 个月，按照国务院药品监督管理部门的规定申请换发《医疗机构制剂许可证》。

医疗机构终止配制制剂或者关闭的，《医疗机构制剂许可证》由原发证机关缴销。

第二十三条　医疗机构配制制剂，必须按照国务院药品监督管理部门的规定报送有关资料和样品，经所在地省、自治区、直辖市人民政府药品监督管理部门批准，并发给制剂批准文号后，方可配制。

第二十四条　医疗机构配制的制剂不得在市场上销售或者变相销售，不得发布医疗机构制剂广告。

发生灾情、疫情、突发事件或者临床急需而市场没有供应时，经国务院或者省、自治区、直辖市人民政府的药品监督管理部门批准，在规定期限内，医疗机构配制的制剂可以在指定的医疗机构之间调剂使用。

国务院药品监督管理部门规定的特殊制剂的调剂使用以及省、自治区、直辖市之间医疗机构制剂的调剂使用，必须经国务院药品监督管理部门批准。

第二十五条　医疗机构审核和调配处方的药剂人员必须是依法经资格认定的药学技术人员。

第二十六条　医疗机构购进药品，必须有真实、完整的药品购进记录。药品购进记录必须注明药品的通用名称、剂型、规格、批号、有效期、生产厂商、供货单位、购货数量、购进价格、购货日期以及国务院药品监督管理部门规定的其他内容。

第二十七条　医疗机构向患者提供的药品应当与诊疗范围相适应，并凭执业医师或者执业助理医师的处方调配。

计划生育技术服务机构采购和向患者提供药品，其范围应当与经批准的服务范围相一致，并凭执业医师或者执业助理医师的处方调配。

个人设置的门诊部、诊所等医疗机构不得配备常用药品和急救药品以外的其他药品。常用药品和急救药品的范围和品种，由所在地的省、自治区、直辖市人民政府卫生行政部门会同同级人民政府药品监督管理部门规定。

第五章 药品管理

第二十八条 药物非临床安全性评价研究机构必须执行《药物非临床研究质量管理规范》，药物临床试验机构必须执行《药物临床试验质量管理规范》。《药物非临床研究质量管理规范》、《药物临床试验质量管理规范》由国务院药品监督管理部门分别商国务院科学技术行政部门和国务院卫生行政部门制定。

第二十九条 药物临床试验、生产药品和进口药品，应当符合《药品管理法》及本条例的规定，经国务院药品监督管理部门审查批准；国务院药品监督管理部门可以委托省、自治区、直辖市人民政府药品监督管理部门对申报药物的研制情况及条件进行审查，对申报资料进行形式审查，并对试制的样品进行检验。具体办法由国务院药品监督管理部门制定。

第三十条 研制新药，需要进行临床试验的，应当依照《药品管理法》第二十九条的规定，经国务院药品监督管理部门批准。

药物临床试验申请经国务院药品监督管理部门批准后，申报人应当在经依法认定的具有药物临床试验资格的机构中选择承担药物临床试验的机构，并将该临床试验机构报国务院药品监督管理部门和国务院卫生行政部门备案。

药物临床试验机构进行药物临床试验，应当事先告知受试者或者其监护人真实情况，并取得其书面同意。

第三十一条 生产已有国家标准的药品，应当按照国务院药品监督管理部门的规定，向省、自治区、直辖市人民政府药品监督管理部门或者国务院药品监督管理部门提出申请，报送有关技术资料并提供相关证明文件。省、自治区、直辖市人民政府药品监督管理部门应当自受理申请之日起 30 个工作日内进行审查，提出意见后报送国务院药品监督管理部门审核，并同时将审查意见通知申报方。国务院药品监督管理部门经审核符合规定的，发给药品批准文号。

第三十二条 生产有试行期标准的药品，应当按照国务院药品监督管理部门的规定，在试行期满前 3 个月，提出转正申请；国务院药品监督管理部门应当自试行期满之日起 12 个月内对该试行期标准进行审查，对符合国务院药品监督管理部门规定的转正要求的，转为正式标准；对试行标准期满未按照规定提出转正申请或者原试行标准不符合转正要求的，国务院药品监督管理部门应当撤销该试行标准和依据该试行标准生产药品的批准文号。

第三十三条 变更研制新药、生产药品和进口药品已获批准证明文件及其附件中载明事项的，应当向国务院药品监督管理部门提出补充申请；国务院药品监督管理部门经审核符合规定的，应当予以批准。

第三十四条 国务院药品监督管理部门根据保护公众健康的要求，可以对药品生产企业生产的新药品种设立不超过 5 年的监测期；在监测期内，不得批准其他企业生产和进口。

第三十五条 国家对获得生产或者销售含有新型化学成份药品许可的生产者或者销售者提交的自行取得且未披露的试验数据和其他数据实施保护，任何人不得对该未披露的试验数据和其他数据进行不正当的商业利用。

自药品生产者或者销售者获得生产、销售新型化学成份药品的许可证明文件之日起 6 年内，对其他申请人未经已获得许可的申请人同意，使用前款数据申请生产、销售新型化学成份药品许可的，药品监督管理部门不予许可；但是，其他申请人提交自行取得数据的除外。

除下列情形外，药品监督管理部门不得披露本条第一款规定的数据：

（一）公共利益需要；

（二）已采取措施确保该类数据不会被不正当地进行商业利用。

第三十六条 申请进口的药品，应当是在生产国家或者地区获得上市许可的药品；未在生产国家或者地区获得上市许可的，经国务院药品监督管理部门确认该药品品种安全、有效而且临床需要的，可以依照《药品管理法》及本条例的规定批准进口。

进口药品，应当按照国务院药品监督管理部门的规定申请注册。国外企业生产的药品取得《进口药品注册证》，中国香港、澳门和台湾地区企业生产的药品取得《医药产品注册证》后，方可进口。

第三十七条 医疗机构因临床急需进口少量药品的，应当持《医疗机构执业许可证》向国务院药品监督管理部门提出申请；经批准后，方可进口。进口的药品应当在指定医疗机构内用于特定医疗目的。

第三十八条 进口药品到岸后，进口单位应当持《进口药品注册证》或者《医药产品注册证》以及产地证明原件、购货合同副本、装箱单、运单、货运发票、出厂检验报告书、说明书等材料，向口岸所在地药品监督管理部门备案。口岸所在地药品监督管理部门经审查，提交的材料符合要求的，发给《进口药品通关单》。进口单位凭《进口药品通关单》向海关办理报关验放手续。

口岸所在地药品监督管理部门应当通知药品检验机构对进口药品逐批进行抽查检验；但是，有《药品管理法》第四十一条规定情形的除外。

第三十九条 疫苗类制品、血液制品、用于血源筛查的体外诊断试剂以及国务院药品监督管理部门规定的其他生物制品在销售前或者进口时，应当按照国务院药品监督管理部门的规定进行检验或者审核批准；检验不合格或者未获批准的，不得销售或者进口。

第四十条 国家鼓励培育中药材。对集中规模化栽培养殖、质量可以控制并符合国务院药品监督管理部门规定条件的中药材品种，实行批准文号管理。

第四十一条 国务院药品监督管理部门对已批准生产、销售的药品进行再评价，根据药品再评价结果，可以采取责令修改药品说明书，暂停生产、销售和使用的措施；对不良反应大或者其他原因危害人体健康的药品，应当撤销该药品批准证明文件。

第四十二条 国务院药品监督管理部门核发的药品批准文号、《进口药品注册证》、《医药产品注册证》的有效期为5年。有效期届满，需要继续生产或者进口的，应当在有效期届满前6个月申请再注册。药品再注册时，应当按照国务院药品监督管理部门的规定报送相关资料。有效期届满，未申请再注册或者经审查不符合国务院药品监督管理部门关于再注册的规定的，注销其药品批准文号、《进口药品注册证》或者《医药产品注册证》。

第四十三条 非药品不得在其包装、标签、说明书及有关宣传资料上进行含有预防、治疗、诊断人体疾病等有关内容的宣传；但是，法律、行政法规另有规定的除外。

第六章 药品包装的管理

第四十四条 药品生产企业使用的直接接触药品的包装材料和容器，必须符合药用要求和保障人体健康、安全的标准，并经国务院药品监督管理部门批准注册。

直接接触药品的包装材料和容器的管理办法、产品目录和药用要求与标准，由国务院药品监督管理部门组织制定并公布。

第四十五条　生产中药饮片，应当选用与药品性质相适应的包装材料和容器；包装不符合规定的中药饮片，不得销售。中药饮片包装必须印有或者贴有标签。

中药饮片的标签必须注明品名、规格、产地、生产企业、产品批号、生产日期，实施批准文号管理的中药饮片还必须注明药品批准文号。

第四十六条　药品包装、标签、说明书必须依照《药品管理法》第五十四条和国务院药品监督管理部门的规定印制。

药品商品名称应当符合国务院药品监督管理部门的规定。

第四十七条　医疗机构配制制剂所使用的直接接触药品的包装材料和容器、制剂的标签和说明书应当符合《药品管理法》第六章和本条例的有关规定，并经省、自治区、直辖市人民政府药品监督管理部门批准。

第七章　药品价格和广告的管理

第四十八条　国家对药品价格实行政府定价、政府指导价或者市场调节价。

列入国家基本医疗保险药品目录的药品以及国家基本医疗保险药品目录以外具有垄断性生产、经营的药品，实行政府定价或者政府指导价；对其他药品，实行市场调节价。

第四十九条　依法实行政府定价、政府指导价的药品，由政府价格主管部门依照《药品管理法》第五十五条规定的原则，制定和调整价格；其中，制定和调整药品销售价格时，应当体现对药品社会平均销售费用率、销售利润率和流通差率的控制。具体定价办法由国务院价格主管部门依照《中华人民共和国价格法》（以下简称《价格法》）的有关规定制定。

第五十条　依法实行政府定价和政府指导价的药品价格制定后，由政府价格主管部门依照《价格法》第二十四条的规定，在指定的刊物上公布并明确该价格施行的日期。

第五十一条　实行政府定价和政府指导价的药品价格，政府价格主管部门制定和调整药品价格时，应当组织药学、医学、经济学等方面专家进行评审和论证；必要时，应当听取药品生产企业、药品经营企业、医疗机构、公民以及其他有关单位及人员的意见。

第五十二条　政府价格主管部门依照《价格法》第二十八条的规定实行药品价格监测时，为掌握、分析药品价格变动和趋势，可以指定部分药品生产企业、药品经营企业和医疗机构作为价格监测定点单位；定点单位应当给予配合、支持，如实提供有关信息资料。

第五十三条　发布药品广告，应当向药品生产企业所在地省、自治区、直辖市人民政府药品监督管理部门报送有关材料。省、自治区、直辖市人民政府药品监督管理部门应当自收到有关材料之日起 10 个工作日内作出是否核发药品广告批准文号的决定；核发药品广告批准文号的，应当同时报国务院药品监督管理部门备案，具体办法由国务院药品监督管理部门制定。

发布进口药品广告，应当依照前款规定向进口药品代理机构所在地省、自治区、直辖市人民政府药品监督管理部门申请药品广告批准文号。

在药品生产企业所在地和进口药品代理机构所在地以外的省、自治区、直辖市发布药品广告的，发布广告的企业应当在发布前向发布地省、自治区、直辖市人民政府药品监督管理部门备案。接受备案的省、自治区、直辖市人民政府药品监督管理部门发现药品广告批准内容不符合药品广告管理规定的，应当交由原核发部门处理。

第五十四条　经国务院或者省、自治区、直辖市人民政府的药品监督管理部门决定，责令暂停生产、销售和使用的药品，在暂停期间不得发布该品种药品广告；已经发布广告的，必须立即停止。

第五十五条　未经省、自治区、直辖市人民政府药品监督管理部门批准的药品广告，使用伪造、冒用、失效的药品广告批准文号的广告，或者因其他广告违法活动被撤销药品广告批准文号的广告，发布广告的企业、广告经营者、广告发布者必须立即停止该药品广告的发布。

对违法发布药品广告，情节严重的，省、自治区、直辖市人民政府药品监督管理部门可以予以公告。

第八章　药品监督

第五十六条　药品监督管理部门（含省级人民政府药品监督管理部门依法设立的药品监督管理机构，下同）依法对药品的研制、生产、经营、使用实施监督检查。

第五十七条　药品抽样必须由两名以上药品监督检查人员实施，并按照国务院药品监督管理部门的规定进行抽样；被抽检方应当提供抽检样品，不得拒绝。

药品被抽检单位没有正当理由，拒绝抽查检验的，国务院药品监督管理部门和被抽检单位所在地省、自治区、直辖市人民政府药品监督管理部门可以宣布停止该单位拒绝抽检的药品上市销售和使用。

第五十八条　对有掺杂、掺假嫌疑的药品，在国家药品标准规定的检验方法和检验项目不能检验时，药品检验机构可以补充检查方法和检验项目进行药品检验；经国务院药品监督管理部门批准后，使用补充检查方法和检验项目所得出的检验结果，可以作为药品监督管理部门认定药品质量的依据。

第五十九条　国务院和省、自治区、直辖市人民政府的药品监督管理部门应当根据药品质量抽查检验结果，定期发布药品质量公告。药品质量公告应当包括抽验药品的品名、检品来源、生产企业、生产批号、药品规格、检验机构、检验依据、检验结果、不合格项目等内容。药品质量公告不当的，发布部门应当自确认公告不当之日起5日内，在原公告范围内予以更正。

当事人对药品检验机构的检验结果有异议，申请复验的，应当向负责复验的药品检验机构提交书面申请、原药品检验报告书。复验的样品从原药品检验机构留样中抽取。

第六十条　药品监督管理部门依法对有证据证明可能危害人体健康的药品及其有关证据材料采取查封、扣押的行政强制措施的，应当自采取行政强制措施之日起7日内作出是否立案的决定；需要检验的，应当自检验报告书发出之日起15日内作出是否立案的决定；不符合立案条件的，应当解除行政强制措施；需要暂停销售和使用的，应当由国务院或者省、自治区、直辖市人民政府的药品监督管理部门作出决定。

第六十一条　药品抽查检验，不得收取任何费用。

当事人对药品检验结果有异议，申请复验的，应当按照国务院有关部门或者省、自治区、直辖市人民政府有关部门的规定，向复验机构预先支付药品检验费用。复验结论与原检验结论不一致的，复验检验费用由原药品检验机构承担。

第六十二条　依据《药品管理法》和本条例的规定核发证书进行药品注册，药品认证和实施药品审批检验及其强制性检验，可以收取费用。具体收费标准由国务院财政部门、国务院价格主管部门制定。

第九章　法　律　责　任

第六十三条　药品生产企业、药品经营企业有下列情形之一的，由药品监督管理部门依照《药品管理法》第七十九条的规定给予处罚：

（一）开办药品生产企业、药品生产企业新建药品生产车间、新增生产剂型，在国务院药品监督管理部门规定的时间内未通过《药品生产质量管理规范》认证，仍进行药品生产的；

（二）开办药品经营企业，在国务院药品监督管理部门规定的时间内未通过《药品经营质量管理规范》认证，仍进行药品经营的。

第六十四条　违反《药品管理法》第十三条的规定，擅自委托或者接受委托生产药品的，对委托方和受托方均依照《药品管理法》第七十四条的规定给予处罚。

第六十五条　未经批准，擅自在城乡集市贸易市场设点销售药品或者在城乡集市贸易市场设点销售的药品超出批准经营的药品范围的，依照《药品管理法》第七十三条的规定给予处罚。

第六十六条　未经批准，医疗机构擅自使用其他医疗机构配制的制剂的，依照《药品管理法》第八十条的规定给予处罚。

第六十七条　个人设置的门诊部、诊所等医疗机构向患者提供的药品超出规定的范围和品种的，依照《药品管理法》第七十三条的规定给予处罚。

第六十八条　医疗机构使用假药、劣药的，依照《药品管理法》第七十四条、第七十五条的规定给予处罚。

第六十九条　违反《药品管理法》第二十九条的规定，擅自进行临床试验的，对承担药物临床试验的机构，依照《药品管理法》第七十九条的规定给予处罚。

第七十条　药品申报者在申报临床试验时，报送虚假研制方法、质量标准、药理及毒理试验结果等有关资料和样品的，国务院药品监督管理部门对该申报药品的临床试验不予批准，对药品申报者给予警告；情节严重的，3年内不受理该药品申报者申报该品种的临床试验申请。

第七十一条　生产没有国家药品标准的中药饮片，不符合省、自治区、直辖市人民政府药品监督管理部门制定的炮制规范的；医疗机构不按照省、自治区、直辖市人民政府药品监督管理部门批准的标准配制制剂的，依照《药品管理法》第七十五条的规定给予处罚。

第七十二条　药品监督管理部门及其工作人员违反规定，泄露生产者、销售者为获得生产、销售含有新型化学成份药品许可而提交的未披露试验数据或者其他数据，造成申请人损失的，由药品监督管理部门依法承担赔偿责任；药品监督管理部门赔偿损失后，应当责令故意或者有重大过失的工作人员承担部分或者全部赔偿费用，并对直接责任人员依法给予行政处分。

第七十三条 药品生产企业、药品经营企业生产、经营的药品及医疗机构配制的制剂，其包装、标签、说明书违反《药品管理法》及本条例规定的，依照《药品管理法》第八十六条的规定给予处罚。

第七十四条 药品生产企业、药品经营企业和医疗机构变更药品生产经营许可事项，应当办理变更登记手续而未办理的，由原发证部门给予警告，责令限期补办变更登记手续；逾期不补办的，宣布其《药品生产许可证》、《药品经营许可证》和《医疗机构制剂许可证》无效；仍从事药品生产经营活动的，依照《药品管理法》第七十三条的规定给予处罚。

第七十五条 违反本条例第四十八条、第四十九条、第五十条、第五十一条、第五十二条关于药品价格管理的规定的，依照《价格法》的有关规定给予处罚。

第七十六条 篡改经批准的药品广告内容的，由药品监督管理部门责令广告主立即停止该药品广告的发布，并由原审批的药品监督管理部门依照《药品管理法》第九十二条的规定给予处罚。

药品监督管理部门撤销药品广告批准文号后，应当自作出行政处理决定之日起5个工作日内通知广告监督管理机关。广告监督管理机关应当自收到药品监督管理部门通知之日起15个工作日内，依照《中华人民共和国广告法》的有关规定作出行政处理决定。

第七十七条 发布药品广告的企业在药品生产企业所在地或者进口药品代理机构所在地以外的省、自治区、直辖市发布药品广告，未按照规定向发布地省、自治区、直辖市人民政府药品监督管理部门备案的，由发布地的药品监督管理部门责令限期改正；逾期不改正的，停止该药品品种在发布地的广告发布活动。

第七十八条 未经省、自治区、直辖市人民政府药品监督管理部门批准，擅自发布药品广告的，药品监督管理部门发现后，应当通知广告监督管理部门依法查处。

第七十九条 违反《药品管理法》和本条例的规定，有下列行为之一的，由药品监督管理部门在《药品管理法》和本条例规定的处罚幅度内从重处罚：

（一）以麻醉药品、精神药品、医疗用毒性药品、放射性药品冒充其他药品，或者以其他药品冒充上述药品的；

（二）生产、销售以孕产妇、婴幼儿及儿童为主要使用对象的假药、劣药的；

（三）生产、销售的生物制品、血液制品属于假药、劣药的；

（四）生产、销售、使用假药、劣药，造成人员伤害后果的；

（五）生产、销售、使用假药、劣药，经处理后重犯的；

（六）拒绝、逃避监督检查，或者伪造、销毁、隐匿有关证据材料的，或者擅自动用查封、扣押物品的。

第八十条 药品监督管理部门设置的派出机构，有权作出《药品管理法》和本条例规定的警告、罚款、没法违法生产、销售的药品和违法所得的行政处罚。

第八十一条 药品经营企业、医疗机构未违反《药品管理法》和本条例的有关规定，并有充分证据证明其不知道所销售或者使用的药品是假药、劣药的，应当没收其销售或者使用的假药、劣药和违法所得；但是，可以免除其他行政处罚。

第八十二条　依照《药品管理法》和本条例的规定没收的物品，由药品监督管理部门按照规定监督处理。

第十章　附　　则

第八十三条　本条例下列用语的含义：

药品合格证明和其他标识，是指药品生产批准证明文件、药品检验报告书、药品的包装、标签和说明书。

新药，是指未曾在中国境内上市销售的药品。

处方药，是指凭执业医师和执业助理医师处方方可购买，调配和使用的药品。

非处方药，是指由国务院药品监督管理部门公布的，不需要凭执业医师和执业助理医师处方，消费者可以自行判断、购买和使用的药品。

医疗机构制剂，是指医疗机构根据本单位临床需要经批准而配制、自用的固定处方制剂。

药品认证，是指药品监督管理部门对药品研制、生产、经营、使用单位实施相应质量管理规范进行检查、评价并决定是否发给相应认证证书的过程。

药品经营方式，是指药品批发和药品零售。

药品经营范围，是指经药品监督管理部门核准经营药品的品种类别。

药品批发企业，是指将购进的药品销售给药品生产企业、药品经营企业、医疗机构的药品经营企业。

药品零售企业，是指将购进的药品直接销售给消费者的药品经营企业。

第八十四条　《药品管理法》第四十一条中"首次在中国销售的药品"，是指国内或者国外药品生产企业第一次在中国销售的药品，包括不同药品生产企业生产的相同品种。

第八十五条　《药品管理法》第五十九条第二款"禁止药品的生产企业、经营企业或者其代理人以任何名义给予使用其药品的医疗机构的负责人、药品采购人员、医师等有关人员以财物或者其他利益"中的"财物或者其他利益"，是指药品的生产企业、经营企业或者其代理人向医疗机构的负责人、药品采购人员、医师等有关人员提供的目的在于影响其药品采购或者药品处方行为的不正当利益。

第八十六条　本条例自 2002 年 9 月 15 日起施行。

附录三

中华人民共和国产品质量法

(1993 年 2 月 22 日第七届全国人民代表大会常务委员会第三十次会议通过 根据 2000 年 7 月 8 日第九届全国人民代表大会常务委员会第十六次会议《关于修改〈中华人民共和国产品质量法〉的决定》修正)

第一章 总 则

第一条 为了加强对产品质量的监督管理，提高产品质量水平，明确产品质量责任，保护消费者的合法权益，维护社会经济秩序，制定本法。

第二条 在中华人民共和国境内从事产品生产、销售活动，必须遵守本法。

本法所称产品是指经过加工、制作，用于销售的产品。

建设工程不适用本法规定；但是，建设工程使用的建筑材料、建筑构配件和设备，属于前款规定的产品范围的，适用本法规定。

第三条 生产者、销售者应当建立健全内部产品质量管理制度，严格实施岗位质量规范、质量责任以及相应的考核办法。

第四条 生产者、销售者依照本法规定承担产品质量责任。

第五条 禁止伪造或者冒用认证标志等质量标志；禁止伪造产品的产地，伪造或者冒用他人的厂名、厂址；禁止在生产、销售的产品中掺杂、掺假，以假充真，以次充好。

第六条 国家鼓励推行科学的质量管理方法，采用先进的科学技术，鼓励企业产品质量达到并且超过行业标准、国家标准和国际标准。

对产品质量管理先进和产品质量达到国际先进水平、成绩显著的单位和个人，给予奖励。

第七条 各级人民政府应当把提高产品质量纳入国民经济和社会发展规划，加强对产品质量工作的统筹规划和组织领导，引导、督促生产者、销售者加强产品质量管理，提高产品质量，组织各有关部门依法采取措施，制止产品生产、销售中违反本法规定的行为，保障本法的施行。

第八条 国务院产品质量监督部门主管全国产品质量监督工作。国务院有关部门在各自的职责范围内负责产品质量监督工作。

县级以上地方产品质量监督部门主管本行政区域内的产品质量监督工作。县级以上地方人民政府有关部门在各自的职责范围内负责产品质量监督工作。

法律对产品质量的监督部门另有规定的，依照有关法律的规定执行。

第九条 各级人民政府工作人员和其他国家机关工作人员不得滥用职权、玩忽职守或者徇私舞弊，包庇、放纵本地区、本系统发生的产品生产、销售中违反本法规定的行为，或者阻挠、干预依法对产品生产、销售中违反本法规定的行为进行查处。

各级地方人民政府和其他国家机关有包庇、放纵产品生产、销售中违反本法规定的行为的，依法追究其主要负责人的法律责任。

第十条 任何单位和个人有权对违反本法规定的行为，向产品质量监督部门或者其他有关部门检举。

产品质量监督部门和有关部门应当为检举人保密，并按照省、自治区、直辖市人民政府的规定给予奖励。

第十一条 任何单位和个人不得排斥非本地区或者非本系统企业生产的质量合格产品进入本地区、本系统。

第二章　产品质量的监督

第十二条 产品质量应当检验合格，不得以不合格产品冒充合格产品。

第十三条 可能危及人体健康和人身、财产安全的工业产品，必须符合保障人体健康和人身、财产安全的国家标准、行业标准；未制定国家标准、行业标准的，必须符合保障人体健康和人身、财产安全的要求。

禁止生产、销售不符合保障人体健康和人身、财产安全的标准和要求的工业产品。具体管理办法由国务院规定。

第十四条 国家根据国际通用的质量管理标准，推行企业质量体系认证制度。企业根据自愿原则可以向国务院产品质量监督部门认可的或者国务院产品质量监督部门授权的部门认可的认证机构申请企业质量体系认证。经认证合格的，由认证机构颁发企业质量体系认证证书。

国家参照国际先进的产品标准和技术要求，推行产品质量认证制度。企业根据自愿原则可以向国务院产品质量监督部门认可的或者国务院产品质量监督部门授权的部门认可的认证机构申请产品质量认证。经认证合格的，由认证机构颁发产品质量认证证书，准许企业在产品或者其包装上使用产品质量认证标志。

第十五条 国家对产品质量实行以抽查为主要方式的监督检查制度，对可能危及人体健康和人身、财产安全的产品，影响国计民生的重要工业产品以及消费者、有关组织反映有质量问题的产品进行抽查。抽查的样品应当在市场上或者企业成品仓库内的待销产品中随机抽取。监督抽查工作由国务院产品质量监督部门规划和组织。县级以上地方产品质量监督部门在本行政区域内也可以组织监督抽查。法律对产品质量的监督检查另有规定的，依照有关法律的规定执行。

国家监督抽查的产品，地方不得另行重复抽查；上级监督抽查的产品，下级不得另行重复抽查。

根据监督抽查的需要，可以对产品进行检验。检验抽取样品的数量不得超过检验的合理需要，并不得向被检查人收取检验费用。监督抽查所需检验费用按照国务院规定列支。

生产者、销售者对抽查检验的结果有异议的，可以自收到检验结果之日起十五日内向实施监督抽查的产品质量监督部门或者其上级产品质量监督部门申请复检，由受理复检的产品质量监督部门作出复检结论。

第十六条 对依法进行的产品质量监督检查，生产者、销售者不得拒绝。

第十七条 依照本法规定进行监督抽查的产品质量不合格的，由实施监督抽查的产品质量监督部门责令其生产者、销售者限期改正。逾期不改正的，由省级以上人民政府产品质量监督部门予以公告；公告后经复查仍不合格的，责令停业，限期整顿；整顿期满后经复查产品质量仍不合格的，吊销营业执照。

监督抽查的产品有严重质量问题的，依照本法第五章的有关规定处罚。

第十八条 县级以上产品质量监督部门根据已经取得的违法嫌疑证据或者举报，对涉嫌违反本法规定的行为进行查处时，可以行使下列职权：

（一）对当事人涉嫌从事违反本法的生产、销售活动的场所实施现场检查；

（二）向当事人的法定代表人、主要负责人和其他有关人员调查、了解与涉嫌从事违反本法的生产、销售活动有关的情况；

（三）查阅、复制当事人有关的合同、发票、帐簿以及其他有关资料；

（四）对有根据认为不符合保障人体健康和人身、财产安全的国家标准、行业标准的产品或者有其他严重质量问题的产品，以及直接用于生产、销售该项产品的原辅材料、包装物、生产工具，予以查封或者扣押。

县级以上工商行政管理部门按照国务院规定的职责范围，对涉嫌违反本法规定的行为进行查处时，可以行使前款规定的职权。

第十九条 产品质量检验机构必须具备相应的检测条件和能力，经省级以上人民政府产品质量监督部门或者其授权的部门考核合格后，方可承担产品质量检验工作。法律、行政法规对产品质量检验机构另有规定的，依照有关法律、行政法规的规定执行。

第二十条 从事产品质量检验、认证的社会中介机构必须依法设立，不得与行政机关和其他国家机关存在隶属关系或者其他利益关系。

第二十一条 产品质量检验机构、认证机构必须依法按照有关标准，客观、公正地出具检验结果或者认证证明。

产品质量认证机构应当依照国家规定对准许使用认证标志的产品进行认证后的跟踪检查；对不符合认证标准而使用认证标志的，要求其改正；情节严重的，取消其使用认证标志的资格。

第二十二条 消费者有权就产品质量问题，向产品的生产者、销售者查询；向产品质量监督部门、工商行政管理部门及有关部门申诉，接受申诉的部门应当负责处理。

第二十三条 保护消费者权益的社会组织可以就消费者反映的产品质量问题建议有关部门负责处理，支持消费者对因产品质量造成的损害向人民法院起诉。

第二十四条 国务院和省、自治区、直辖市人民政府的产品质量监督部门应当定期发布其监督抽查的产品的质量状况公告。

第二十五条 产品质量监督部门或者其他国家机关以及产品质量检验机构不得向社会推荐生产者的产品；不得以对产品进行监制、监销等方式参与产品经营活动。

第三章 生产者、销售者的产品质量责任和义务

第一节 生产者的产品质量责任和义务

第二十六条 生产者应当对其生产的产品质量负责。

产品质量应当符合下列要求：

（一）不存在危及人身、财产安全的不合理的危险，有保障人体健康和人身、财产安全的国家标准、行业标准的，应当符合该标准；

（二）具备产品应当具备的使用性能，但是，对产品存在使用性能的瑕疵作出说明的除外；

（三）符合在产品或者其包装上注明采用的产品标准，符合以产品说明、实物样品等方式表明的质量状况。

第二十七条 产品或者其包装上标识必须真实，并符合下列要求：

（一）有产品质量检验合格证明；

（二）有中文标明的产品名称、生产厂厂名和厂址；

（三）根据产品的特点和使用要求，需要标明产品规格、等级、所含主要成份的名称和含量的，用中文相应予以标明；需要事先让消费者知晓的，应当在外包装上标明，或者预先向消费者提供有关资料；

（四）限期使用的产品，应当在显著位置清晰地标明生产日期和安全使用期或者失效日期；

（五）使用不当，容易造成产品本身损坏或者可能危及人身、财产安全的产品，应当有警示标志或者中文警示说明。

裸装的食品和其他根据产品的特点难以附加标识的裸装产品，可以不附加产品标识。

第二十八条 易碎、易燃、易爆、有毒、有腐蚀性、有放射性等危险物品以及储运中不能倒置和其他有特殊要求的产品，其包装质量必须符合相应要求，依照国家有关规定作出警示标志或者中文警示说明，标明储运注意事项。

第二十九条 生产者不得生产国家明令淘汰的产品。

第三十条 生产者不得伪造产地，不得伪造或者冒用他人的厂名、厂址。

第三十一条 生产者不得伪造或者冒用认证标志等质量标志。

第三十二条 生产者生产产品，不得掺杂、掺假，不得以假充真、以次充好，不得以不合格产品冒充合格产品。

第二节 销售者的产品质量责任和义务

第三十三条 销售者应当建立并执行进货检查验收制度，验明产品合格证明和其他标识。

第三十四条 销售者应当采取措施，保持销售产品的质量。

第三十五条 销售者不得销售国家明令淘汰并停止销售的产品和失效、变质的产品。

第三十六条 销售者销售的产品的标识应当符合本法第二十七条的规定。

第三十七条 销售者不得伪造产地，不得伪造或者冒用他人的厂名、厂址。

第三十八条 销售者不得伪造或者冒用认证标志等质量标志。

第三十九条 销售者销售产品，不得掺杂、掺假，不得以假充真，以次充好，不得以不合格产品冒充合格产品。

第四章 损害赔偿

第四十条 售出的产品有下列情形之一的，销售者应当负责修理、更换、退货；给购买产品的消费者造成损失的，销售者应当赔偿损失：

（一）不具备产品应当具备的使用性能而事先未作说明的；

（二）不符合在产品或者其包装上注明采用的产品标准的；

（三）不符合以产品说明、实物样品等方式表明的质量状况的。

销售者依照前款规定负责修理、更换、退货、赔偿损失后，属于生产者的责任或者属于向销售者提供产品的其他销售者（以下简称供货者）的责任的，销售者有权向生产者、供货者追偿。

销售者未按照第一款规定给予修理、更换、退货或者赔偿损失的，由产品质量监督部门或者工商行政管理部门责令改正。

生产者之间，销售者之间，生产者与销售者之间订立的买卖合同，承揽合同有不同约定的，合同当事人按照合同约定执行。

第四十一条 因产品存在缺陷造成人身、缺陷产品以外的其他财产（以下简称他人财产）损害的，生产者应当承担赔偿责任。

生产者能够证明有下列情形之一的，不承担赔偿责任：

（一）未将产品投入流通的；

（二）产品投入流通时，引起损害的缺陷尚不存在的；

（三）将产品投入流通时的科学技术水平尚不能发现缺陷的存在的。

第四十二条 由于销售者的过错使产品存在缺陷，造成人身、他人财产损害的，销售者应当承担赔偿责任。

销售者不能指明缺陷产品的生产者也不能指明缺陷产品的供货者的，销售者应当承担赔偿责任。

第四十三条 因产品存在缺陷造成人身、他人财产损害的，受害人可以向产品的生产者要求赔偿，也可以向产品的销售者要求赔偿。属于产品的生产者的责任，产品的销售者赔偿的，产品的销售者有权向产品的生产者追偿。属于产品的销售者的责任，产品的生产者赔偿的，产品的生产者有权向产品的销售者追偿。

第四十四条 因产品存在缺陷造成受害人人身伤害的，侵害人应当赔偿医疗费、治疗期间的护理费、因误工减少的收入等费用；造成残疾的，还应当支付残疾者生活自助具费、生活补助费、残疾赔偿金以及由其扶养的人所必需的生活费等费用；造成受害人死亡的，并应当支付丧葬费、死亡赔偿金以及由死者生产扶养的人所必需的生活费等费用。

因产品存在缺陷造成受害人财产损失的，侵害人应当恢复原状或者折价赔偿。受害人因此遭受其他重大损失的，侵害人应当赔偿损失。

第四十五条 因产品存在缺陷造成损害要求赔偿的诉讼时效期间为二年，自当事人知道或者应当知道其权益受到损害时起计算。

因产品存在缺陷造成损害要求赔偿的请求权，在造成损害的缺陷产品交付最初消费者满十年丧失；但是，尚未超过明示的安全使用期的除外。

第四十六条 本法所称缺陷，是指产品存在危及人身、他人财产安全的不合理的危险；产品有保障人体健康和人身、财产安全的国家标准、行业标准的，是指不符合该标准。

第四十七条 因产品质量发生民事纠纷时，当事人可以通过协商或者调解解决。当事人不愿通过协商、调解解决或者协商、调解不成的，可以根据当事人各方的协议向仲裁机构申请仲裁；当事人各方没有达成仲裁协议或者仲裁协议无效的，可以直接向人民法院起诉。

第四十八条 仲裁机构或者人民法院可以委托本法第十九条规定的产品质量检验机构，对有关产品质量进行检验。

第五章 罚 则

第四十九条 生产、销售不符合保障人体健康和人身、财产安全的国家标准、行业标准的产品的，责令停止生产、销售，没收违法生产、销售的产品，并处违法生产、销售产品（包括已售出和未售出的产品，下同）货值金额等值以上三倍以下的罚款；有违法所得的，并处没收违法所得；情节严重的，吊销营业执照；构成犯罪的，依法追究刑事责任。

第五十条 在产品掺杂、掺假，以假充真，以次充好，或者以不合格产品冒充合格产品的，责令停止生产、销售，没收违法生产、销售的产品，并处违法生产、销售产品货值金额百分之五十以上三倍以下的罚款；有违法所得的，并处没收违法所得；情节严重的，吊销营业执照；构成犯罪的，依法追究刑事责任。

第五十一条 生产国家明令淘汰的产品的，销售国家明令淘汰并停止销售的产品的，责令停止生产、销售，没收违法生产、销售的产品，并处违法生产、销售产品货值金额等值以下的罚款；有违法所得的，并处没收违法所得；情节严重的，吊销营业执照。

第五十二条 销售失效、变质的产品的，责令停止销售，没收违法销售的产品，并处违法销售产品货值金额二倍以下的罚款；有违法所得的并处没收违法所得；情节严重的，吊销营业执照；构成犯罪的，依法追究刑事责任。

第五十三条 伪造产品产地的，伪造或者冒用他人厂名、厂址的，伪造或者冒用认证标志等质量标志的，责令改正，没收违法生产、销售的产品，并处违法生产、销售产品货值金额等值以下的罚款；有违法所得的，并处没收违法所得；情节严重的，吊销营业执照。

第五十四条 产品标识不符合本法第二十七条规定的，责令改正；有包装的产品标识不符合本法第二十七条第（四）项、第（五）项规定，情节严重的，责令停止生产、销售，并处违法生产、销售产品货值金额百分之三十以下的罚款；有违法所得的，并处没收违法所得。

第五十五条 销售者销售本法第四十九条至第五十三条规定禁止销售的产品，有充分证据证明其不知道该产品为禁止销售的产品并如实说明其进货来源的，可以从轻或者减轻处罚。

第五十六条 拒绝接受依法进行的产品质量监督检查的，给予警告，责令改正；拒不改正的，责令停业整顿；情节特别严重的，吊销营业执照。

第五十七条 产品质量检验机构、认证机构伪造检验结果或者出具虚假证明的，责令改正，对单位处五万元以上十万元以下的罚款，对直接负责的主管人员和其他直接责任人员处一万元以上五万元以下的罚款；有违法所得的，并处没收违法所得；情节严重的，取消其检验资格、认证资格；构成犯罪的，依法追究刑事责任。

产品质量检验机构、认证机构出具的检验结果或者证明不实，造成损失的，应当承担相应的赔偿责任；造成重大损失的，撤销其检验资格、认证资格。

产品质量认证机构违反本法第二十一条第二款的规定，对不符合认证标准而使用认证标志的产品，未依法要求其改正或者取消其使用认证标志资格的，对因产品不符合认证标准给消费者造成的损失，与产品的生产者、销售者承担连带责任；情节严重的，撤销其认证资格。

第五十八条 社会团体、社会中介机构对产品质量作出承诺、保证，而该产品又不符合其承诺、保证的质量要求，给消费者造成损失的，与产品的生产者、销售者承担连带责任。

第五十九条 在广告中对产品质量作虚假宣传，欺骗和误导消费者的，依照《中华人民共和国广告法》的规定追究法律责任。

第六十条 对生产者专门用于生产本法第四十九条、第五十一条所列的产品或者以假充真的产品的原辅材料、包装物、生产工具，应当予以没收。

第六十一条 知道或者应当知道属于本法规定禁止生产、销售的产品而为其提供运输、保管、仓储等便利条件的，或者为以假充真的产品提供制假生产技术的，没收全部运输、保管、仓储或者提供制假生产技术的收入，并处违法收入百分之五十以上三倍以下的罚款；构成犯罪的，依法追究刑事责任。

第六十二条 服务业的经营者将本法第四十九条至第五十二条规定禁止销售的产品用于经营性服务的，责令停止使用；对知道或者应当知道所使用的产品属于本法规定禁止销售的产品的，按照违法使用的产品（包括已使用和尚未使用的产品）的货值金额，依照本法对销售者的处罚规定处罚。

第六十三条 隐匿、转移、变卖、损毁被产品质量监督部门或者工商行政管理部门查封、扣押的物品的，处被隐匿、转移、变卖、损毁物品货值金额等值以上三倍以下的罚款；有违法所得的，并处没收违法所得。

第六十四条 违反本法规定，应当承担民事赔偿责任和缴纳罚款、罚金，其财产不足以同时支付时，先承担民事赔偿责任。

第六十五条 各级人民政府工作人员和其他国家机关工作人员有下列情形之一的，依法给予行政处分；构成犯罪的，依法追究刑事责任：

（一）包庇、放纵产品生产、销售中违反本法规定行为的；

（二）向从事违反本法规定的生产、销售活动的当事人通风报信，帮助其逃避查处的；

（三）阻挠、干预产品质量监督部门或者工商行政管理部门依法对产品生产、销售中违反本法规定的行为进行查处，造成严重后果的。

第六十六条 产品质量监督部门在产品质量监督抽查中超过规定的数量索取样品或者向被检查人收取检验费用的，由上级产品质量监督部门或者监察机关责令退还；情节严重的，对直接负责的主管人员和其他直接责任人员依法给予行政处分。

第六十七条 产品质量监督部门或者其他国家机关违反本法第二十五条的规定，向社会推荐生产者的产品或者以监制、监销等方式参与产品经营活动的，由其上级机关或者监察机关责令改正，消除影响，有违法收入的予以没收；情节严重的，对直接负责的主管人员和其他直接责任人员依法给予行政处分。

产品质量检验机构有前款所列违法行为的，由产品质量监督部门责令改正，消除影响，有违法收入的予以没收，可以并处违法收入一倍以下的罚款；情节严重的，撤销其质量检验资格。

第六十八条　产品质量监督部门或者工商行政管理部门的工作人员滥用职权、玩忽职守、徇私舞弊，构成犯罪的，依法追究刑事责任；尚不构成犯罪的，依法给予行政处分。

第六十九条　以暴力、威胁方法阻碍产品质量监督部门或者工商行政管理部门的工作人员依法执行职务的，依法追究刑事责任；拒绝、阻碍未使用暴力、威胁方法的，由公安机关依照治安管理处罚条例的规定处罚。

第七十条　本法规定的吊销营业执照的行政处罚由工商行政管理部门决定，本法第四十九条至第五十七条、第六十条至第六十三条规定的行政处罚由产品质量监督部门或者工商行政管理部门按照国务院规定的职权范围决定。法律、行政法规对行使行政处罚权的机关另有规定的，依照有关法律、行政法规的规定执行。

第七十一条　对依照本法规定没收的产品，依照国家有关规定进行销毁或者采取其他方式处理。

第七十二条　本法第四十九条至第五十四条、第六十二条、第六十三条所规定的货值金额以违法生产、销售产品的标价计算；没有标价的，按照同类产品的市场价格计算。

第六章　附　　则

第七十三条　军工产品质量监督管理办法，由国务院、中央军事委员会另行制定。

因核设施、核产品造成损害的赔偿责任，法律、行政法规另有规定的，依照其规定。

第七十四条　本法自 1993 年 9 月 1 日起施行。

附录四

中华人民共和国广告法

(1994 年 10 月 27 日第八届全国人民代表大会常务委员会第十次会议通过)

第一章 总 则

第一条 为了规范广告活动，促进广告业的健康发展，保护消费者的合法权益，维护社会经济秩序，发挥广告在社会主义市场经济中的积极作用，制定本法。

第二条 广告主、广告经营者、广告发布者在中华人民共和国境内从事广告活动，应当遵守本法。

本法所称广告，是指商品经营者或者服务提供者承担费用，通过一定媒介和形式直接或者间接地介绍自己所推销的商品或者所提供的服务的商业广告。

本法所称广告主，是指为推销商品或者提供服务，自行或者委托他人设计、制作、发布广告的法人、其他经济组织或者个人。

本法所称广告经营者，是指受委托提供广告设计、制作、代理服务的法人，其他经济组织或者个人。

本法所称广告发布者，是指为广告主或者广告主委托的广告经营者发布广告的法人或者其他经济组织。

第三条 广告应当真实、合法，符合社会主义精神文明建设的要求。

第四条 广告不得含有虚假的内容，不得欺骗和误导消费者。

第五条 广告主、广告经营者、广告发布者从事广告活动，应当遵守法律、行政法规，遵循公平、诚实信用的原则。

第六条 县级以上人民政府工商行政管理部门是广告监督管理机关。

第二章 广 告 准 则

第七条 广告内容应当有利于人民的身心健康，促进商品和服务质量的提高，保护消费者的合法权益，遵守社会公德和职业道德，维护国家的尊严和利益。

广告不得有下列情形：

（一）使用中华人民共和国国旗、国徽、国歌；

（二）使用国家机关和国家机关工作人员的名义；

（三）使用国家级、最高级、最佳等用语；

（四）妨碍社会安定和危害人身、财产安全，损害社会公共利益；

（五）妨碍社会公共秩序和违背社会良好风尚；

（六）含有淫秽、迷信、恐怖、暴力、丑恶的内容；

（七）含有民族、种族、宗教、性别歧视的内容；

（八）妨碍环境和自然资源保护；

（九）法律、行政法规规定禁止的其他情形。

第八条　广告不得损害未成年人和残疾人的身心健康。

第九条　广告中对商品的性能、产地、用途、质量、价格、生产者、有效期限、允诺或者对服务的内容、形式、质量、价格、允诺有表示的，应当清楚、明白。

广告中表明推销商品、提供服务附带赠送礼品的，应当标明赠送的品种和数量。

第十条　广告使用数据、统计资料、调查结果、文摘、引用语，应当真实、准确，并表明出处。

第十一条　广告中涉及专利产品或者专利方法的，应当标明专利号和专利种类。

未取得专利权的，不得在广告中谎称取得专利权。

禁止使用未授予专利权的专利申请和已经终止、撤销、无效的专利做广告。

第十二条　广告不得贬低其他生产经营者的商品或者服务。

第十三条　广告应当具有可识别性。能够使消费者辨明其为广告。

大众传播媒介不得以新闻报道形式发布广告。通过大众传播媒介发布的广告应当有广告标记，与其他非广告信息相区别，不得使消费者产生误解。

第十四条　药品、医疗器械广告不得有下列内容：

（一）含有不科学的表示功效的断言或者保证的；

（二）说明治愈率或者有效率的；

（三）与其他药品、医疗器械的功效和安全性比较的；

（四）利用医药科研单位、学术机构、医疗机构或者专家、医生、患者的名义和形象作证明的；

（五）法律、行政法规规定禁止的其他内容。

第十五条　药品广告的内容必须以国务院卫生行政部门或者省、自治区、直辖市卫生行政部门批准的说明书为准。

国家规定的应当在医生指导下使用的治疗性药品广告中，必须注明"按医生处方购买和使用"。

第十六条　麻醉药品、精神药品、毒性药品、放射性药品等特殊药品，不得做广告。

第十七条　农药广告不得有下列内容：

（一）使用无毒、无害等表明安全性的绝对化断言的；

（二）含有不科学的表示功效的断言或者保证的；

（三）含有违反农药安全使用规程的文字、语言或者画面的；

（四）法律、行政法规规定禁止的其他内容。

第十八条 禁止利用广播、电影、电视、报纸、期刊发布烟草广告。

烟草广告中必须标明"吸烟有害健康"。

第十九条 食品、酒类、化妆品广告的内容必须符合卫生许可的事项，并不得使用医疗用语或者易与药品混淆的用语。

第三章 广 告 活 动

第二十条 广告主、广告经济者、广告发布者之间在广告活动中应当依法订立书面合同，明确各方的权利和义务。

第二十一条 广告主、广告经营者、广告发布者不得在广告活动中进行任何形式的不正当竞争。

第二十二条 广告主自行或者委托他人设计、制作、发布广告，所推销的商品或者所提供的服务应当符合广告主的经营范围。

第二十三条 广告主委托设计、制作、发布广告，应当委托具有合法经营资格的广告经营者、广告发布者。

第二十四条 广告主自行或者委托他人设计、制作、发布广告，应当具有或者提供真实、合法、有效的下列证明文件：

（一）营业执照以及其他生产、经营资格的证明文件；

（二）质量检验机构对广告中有关商品质量内容出具的证明文件；

（三）确认广告内容真实性的其他证明文件。

依照本法第三十四条的规定，发布广告需要经有关行政主管部门审查的，还应当提供有关批准文件。

第二十五条 广告主或者广告经营者在广告中使用他人名义、形象的，应当事先取得他人的书面同意；使用无民事行为能力人、限制民事行为能力人的名义、形象的，应当事先取得其监护人的书面同意。

第二十六条 从事广告经营的，应当具有必要的专业技术人员、制作设备，并依法办理公司或者广告经营登记，方可从事广告活动。

广播电台、电视台、报刊出版单位的广告业务，应当由其专门从事广告业务的机构办理，并依法办理兼营广告的登记。

第二十七条 广告经营者、广告发布者依据法律、行政法规查验有关证明文件，核实广告内容。对内容不实或者证明文件不全的广告，广告经营者不得提供设计、制作、代理服务，广告发布者不得发布。

第二十八条 广告经营者、广告发布者按照国家有关规定，建立、健全广告业务的承接登记、审核、档案管理制度。

第二十九条 广告收费应当合理、公开，收费标准和收费办法应当向物价和工商行政管理部门备案。

广告经营者、广告发布者应当公布其收费标准和收费办法。

第三十条 广告发布者向广告主、广告经营者提供的媒介覆盖率、收视率、发行量等资料应当真实。

第三十一条 法律、行政法规规定禁止生产、销售的商品或者提供的服务，以及禁止发布广告的商品或者服务，不得设计、制作、发布广告。

第三十二条 有下列情形之一的，不得设置户外广告：

（一）利用交通安全设施、交通标志的；

（二）影响市政公共设施、交通安全设施、交通标志使用的；

（三）妨碍生产或者人民生活，损害市容市貌的；

（四）国家机关、文物保护单位和名胜风景点的建筑控制地带；

（五）当地县级以上地方人民政府禁止设置户外广告的区域。

第三十三条 户外广告的设置规划和管理办法，由当地县级以上地方人民政府组织广告监督管理、城市建设、环境保护、公安等有关部门制定。

第四章 广告的审查

第三十四条 利用广播、电影、电视、报纸、期刊以及其他媒介发布药品、医疗器械、农药、兽药等商品的广告和法律、行政法规规定应当进行审查的其他广告，必须在发布前依照有关法律、行政法规由有关行政主管部门（以下简称广告审查机关）对广告内容进行审查；未经审查，不得发布。

第三十五条 广告主申请广告审查，应当依照法律、行政法规向广告审查机关提交有关证明文件，广告审查机关应当依照法律、行政法规作出审查决定。

第三十六条 任何单位和个人不得伪造、变造或者转让广告审查决定文件。

第五章 法律责任

第三十七条 违反本法规定，利用广告对商品或者服务作虚假宣传的，由广告监督管理机关责令广告主停止发布，并以等额广告费用在相应范围内公开更正消除影响，并处广告费用一倍以上五倍以下的罚款；对负有责任的广告经营者、广告发布者没收广告费用，并处广告费用一倍以上五倍以下的罚款；情节严重的，依法停止其广告业务。构成犯罪的，依法追究刑事责任。

第三十八条 违反本法规定，发布虚假广告，欺骗和误导消费者，使购买商品或者接受服务的消费者的合法权益受到损害的，由广告主依法承担民事责任；广告经营者、广告发布者明知或者应知广告虚假仍设计、制作、发布的，应当依法承担连带责任。

广告经营者、广告发布者不能提供广告主的真实名称、地址的，应当承担全部民事责任。

社会团体或者其他组织，在虚假广告中向消费者推荐商品或者服务，使消费者的合法权益受到损害的，应当依法承担连带责任。

第三十九条 发布广告违反本法第七条第二款规定的，由广告监督管理机关责令负有责任的广告主、广告经营者、广告发布者停止发布、公开更正，没收广告费用，并处广告费用一倍以上五倍以下的罚款；情节严重的，依法停止其广告业务。构成犯罪的，依法追究刑事责任。

第四十条　发布广告违反本法第九条至第十二条规定的，由广告监督管理机关责令负有责任的广告主、广告经营者广告费用一倍以上五倍以下的罚款。

发布广告违反本法第十三条规定的，由广告监督管理机关责令广告发布者改正，处以一千元以上一万元以下的罚款。

第四十一条　违反本法第十四条至第十七条、第十九条规定，发布药品、医疗器械、农药、食品、酒类、化妆品广告的，或者违反本法第三十一条规定发布广告的，由广告监督管理机关责令负有责任的广告主、广告经营者、广告发布者改正或者停止发布，没收广告费用，可以并处广告费用一倍以上五倍以下的罚款；情节严重的，依法停止其广告业务。

第四十二条　违反本法第十八条的规定，利用广播、电影、电视、报纸、期刊发布烟草广告或者在公共场所设置烟草广告的，由广告监督管理机关责令负有责任的广告主、广告经营者、广告发布者停止发布，没收广告费用，可以并处广告费用一倍以上五倍以下的罚款。

第四十三条　违反本法第三十四条的规定，未经广告审查机关审查批准，发布广告的，由广告监督管理机关责令负有责任的广告主、广告经营者、广告发布者停止发布，没收广告费用，并处广告费用一倍以上五倍以下的罚款。

第四十四条　广告主提供虚假证明文件的，由广告监督管理机关没收违法所得，并处一万元以上十万元以下的罚款。

伪造、变造或者转让广告审查决定文件的，由广告监督管理机关没收违法所得，并处一万元以上十万元以下的罚款。构成犯罪的，依法追究刑事责任。

第四十五条　广告审查机关对违法的广告内容作出审查批准决定的，对直接负责的主管人员和其他直接责任人员，由其所在单位、上级机关、行政监察部门依法给予行政处分。

第四十六条　广告监督管理机关和广告审查机关的工作人员玩忽职守、滥用职权、徇私舞弊的，给予行政处分。构成犯罪的，依法追究刑事责任。

第四十七条　广告主、广告经营者、广告发布者违反本法规定，有下列侵权行为之一的，依法承担民事责任：

（一）在广告中损害未成年人或者残疾人的身心健康的；

（二）假冒他人专利的；

（三）贬低其他生产经营者的商品或者服务的；

（四）广告中未经同意使用他人名义、形象的；

（五）其他侵犯他人合法民事权益的。

第四十八条　当事人对行政处罚决定不服的，可以在接到处罚通知之日起十五日内向作出处罚决定的机关的上一级机关申请复议；当事人也可以在接到处罚通知之日起十五日内直接向人民法院起诉。

复议机关应当在接到复议申请之日起六十日内作出复议决定。当事人对复议决定不服的，可以在接到复议决定之日起十五日内向人民法院起诉。复议机关逾期不作出复议决定的，当事人可以在复议期满之日起十五日内向人民法院起诉。

当事人逾期不申请复议也不向人民法院起诉，又不履行处罚决定的，作出处罚决定的机关可以申请人民法院强制执行。

第六章 附 则

第四十九条 本法自 1995 年 2 月 1 日起施行。本法施行前制定的其他有关广告的法律、法规的内容与本法不符的，以本法为准。

附录五

中华人民共和国刑法（节录）

（1979 年 7 月 1 日第五届全国人民代表大会第二次会议通过
1997 年 3 月 14 日第八届全国人民代表大会第五次会议修订）

关于生产、销售伪劣商品罪

第一百四十条 生产者、销售者在产品中掺杂、掺假，以假充真，以次充好，或者以不合格产品冒充合格产品，销售金额五万元以上不满二十万元的，处二年以下有期徒刑或者拘役，并处或者单处销售金额百分之五十以上二倍以下罚金；销售金额二十万元以上不满五十万元的，处二年以上七年以下有期徒刑，并处销售金额百分之五十以上二倍以下罚金；销售金额五十万元以上不满二百万元的，处七年以上有期徒刑，并处销售金额百分之五十以上二倍以下罚金；销售金额二百万元以上的，处十五年有期徒刑或者无期徒刑，并处销售金额百分之五十以上二倍以下罚金或者没收财产。

第一百四十一条 生产、销售假药，足以严重危害人体健康的，处三年以下有期徒刑或者拘役，并处或者单处销售金额百分之五十以上二倍以下罚金；对人体健康造成严重危害的，处三年以上十年以下有期徒刑，并处销售金额百分之五十以上二倍以下罚金；致人死亡或者对人体健康造成特别严重危害的，处十年以上有期徒刑、无期徒刑或者死刑，并处销售金额百分之五十以上二倍以下罚金或者没收财产。

本条所称假药，是指依照《中华人民共和国药品管理法》的规定属于假药和按假药处理的药品、非药品。

第一百四十二条 生产、销售劣药，对人体健康造成严重危害的，处三年以上十年以下有期徒刑，并处销售金额百分之五十以上二倍以下罚金；后果特别严重的，处十年以上有期徒刑或者无期徒刑，并处销售金额百分之五十以上二倍以下罚金或者没收财产。

本条所称劣药，是指依照《中华人民共和国药品管理法》的规定属于劣药的药品。

第一百四十三条 生产、销售不符合卫生标准的食品，足以造成严重食物中毒事故或者其他严重食源性疾患的，处三年以下有期徒刑或者拘役，并处或者单处销售金额百分之五十以上二倍以下罚金；对人体健康造成严重危害的，处三年以上七年以下有期徒刑，并处销售金额百分之五十以上二倍以下罚金；后果特别严重的，处七年以上有期徒刑或者无期徒刑，并处销售金额百分之五十以上二倍以下罚金或者没收财产。

第一百四十四条 在生产、销售的食品中掺入有毒、有害的非食品原料的，或者销售明知掺有有毒、有害的非食品原料的食品的，处五年以下有期徒刑或者拘役，并处或者单处销售金额百分之五十以上二倍以下罚金；造成严重食物中毒事故或者其他严重食源性疾患，对人体健康造成严重危害的，处五年以上十年以下有期徒刑，并处销售金额百分之五十以上二倍以下罚金；致人死亡或者对人体健康造成特别严重危害的，依照本法第一百四十一条的规定处罚。

第一百四十五条 生产不符合保障人体健康的国家标准、行业标准的医疗器械、医用卫生材料，或者销售明知是不符合保障人体健康的国家标准、行业标准的医疗器械、医用卫生材料，对人体健康造成严重危害的，处五年以下有期徒刑，并处销售金额百分之五十以上二倍以下罚金；后果特别严重的，处五年以上十年以下有期徒刑，并处销售金额百分之五十以上二倍以下罚金，其中情节特别恶劣的，处十年以上有期徒刑或者无期徒刑，并处销售金额百分之五十以上二倍以下罚金或者没收财产。

第一百四十六条 生产不符合保障人身、财产安全的国家标准、行业标准的电器、压力容器、易燃易爆产品或者其他不符合保障人身、财产安全的国家标准、行业标准的产品，或者销售明知是以上不符合保障人身、财产安全的国家标准、行业标准的产品，造成严重后果的，处五年以下有期徒刑，并处销售金额百分之五十以上二倍以下罚金；后果特别严重的，处五年以上有期徒刑，并处销售金额百分之五十以上二倍以下罚金。

第一百四十七条 生产假农药、假兽药、假化肥，销售明知是假的或者失去使用效能的农药、兽药、化肥、种子，或者生产者、销售者以不合格的农药、兽药、化肥、种子冒充合格的农药、兽药、化肥、种子，使生产遭受较大损失的，处三年以下有期徒刑或者拘役，并处或者单处销售金额百分之五十以上二倍以下罚金；使生产遭受重大损失的，处三年以上七年以下有期徒刑，并处销售金额百分之五十以上二倍以下罚金；使生产遭受特别重大损失的，处七年以上有期徒刑或者无期徒刑，并处销售金额百分之五十以上二倍以下罚金或者没收财产。

第一百四十八条 生产不符合卫生标准的化妆品，或者销售明知是不符合卫生标准的化妆品，造成严重后果的，处三年以下有期徒刑或者拘役，并处或者单处销售金额百分之五十以上二倍以下罚金。

第一百四十九条 生产、销售本节第一百四十一条至第一百四十八条所列产品，不构成各该条规定的犯罪，但是销售金额在五万元以上的，依照本节第一百四十条的规定定罪处罚。

生产销售本节第一百四十一条至第一百四十八条所列产品，构成各该条规定的犯罪，同时又构成本节第一百四十条规定之罪的，依照处罚较重的规定定罪处罚。

第一百五十条 单位犯本节第一百四十条至第一百四十八条规定之罪的，对单位判处罚金，并对其直接负责的主管人员和其他直接责任人员，依照各该条的规定处罚。

第一百六十三条 公司、企业的工作人员利用职务上的便利，索取他人财物或者非法收受他人财物，为他人谋取利益，数额较大的，处五年以下有期徒刑或者拘役；数额巨大的，处五年以上有期徒刑，可以并处没收财产。

公司、企业的工作人员在经济往来中，违反国家规定，收受各种名义的回扣、手续费，归个人所有的，依照前款的规定处罚。

国有公司、企业中从事公务的人员和国有公司、企业委派到非国有公司、企业从事公务的人员有前两款行为的，依照本法第三百八十五条、第三百八十六条的规定定罪处罚。

第一百六十四条 为谋取不正当利益，给予公司、企业的工作人员以财物，数额较大的，处三年以下有期徒刑或者拘役；数额巨大的，处三年以上十年以下有期徒刑，并处罚金。

单位犯前款罪的，对单位判处罚金，并对其直接负责的主管人员和其他直接责任人员，依照前款的规定处罚。

第二百二十二条 广告主、广告经营者、广告发布者违反国家规定，利用广告对商品或者服务作虚假宣传，情节严重的，处二年以下有期徒刑或者拘役，并处或者单处罚金。

第二百二十五条 违反国家规定，有下列非法经营行为之一，扰乱市场秩序，情节严重的，处五年以下有期徒刑或者拘役，并处或者单处违法所得一倍以上五倍以下罚金；情节特别严重的，处五年以上有期徒刑，并处违法所得一倍以上五倍以下罚金或者没收财产：

（一）未经许可经营法律、行政法规规定的专营、专卖物品或者其他限制买卖的物品的；

（二）买卖进出口许可证、进出口原产地证明以及其他法律、行政法规规定的经营许可证或者批准文件的；

（三）其他严重扰乱市场秩序的非法经营行为。

第二百八十条 伪造、变造、买卖或者盗窃、抢夺、毁灭国家机关的公文、证件、印章的，处三年以下有期徒刑、拘役、管制或者剥夺政治权利；情节严重的，处三年以上十年以下有期徒刑。

伪造公司、企业、事业单位、人民团体的印章的，处三年以下有期徒刑、拘役、管制或者剥夺政治权利。

伪造、变造居民身份证的，处三年以下有期徒刑、拘役、管制或者剥夺政治权利；情节严重的，处三年以上七年以下有期徒刑。

第三百四十七条 走私、贩卖、运输、制造毒品，无论数量多少，都应当追究刑事责任，予以刑事处罚。

走私、贩卖、运输、制造毒品，有下列情形之一的，处十五年有期徒刑、无期徒刑或者死刑，并处没收财产：

（一）走私、贩卖、运输、制造鸦片一千克以上、海洛因或者甲基苯丙胺五十克以上或者其他毒品数量大的；

（二）走私、贩卖、运输、制造毒品集团的首要分子；

（三）武装掩护走私、贩卖、运输、制造毒品的；

（四）以暴力抗拒检查、拘留、逮捕，情节严重的；

（五）参与有组织的国际贩毒活动的。

走私、贩卖、运输、制造鸦片二百克以上不满一千克、海洛因或者甲基苯丙胺十克以上不满五十克或者其他毒品数量较大的，处七年以上有期徒刑，并处罚金。

走私、贩卖、运输、制造鸦片不满二百克、海洛因或者甲基苯丙胺不满十克或者其他少量毒品的，处三年以下有期徒刑、拘役或者管制，并处罚金；情节严重的，处三年以上七年以下有期徒刑，并处罚金。

单位犯第二款、第三款、第四款罪的，对单位判处罚金，并对其直接负责的主管人员和其他直接责任人员，依照各该款的规定处罚。

利用、教唆未成年人走私、贩卖、运输、制造毒品，或者向未成年人出售毒品的，从重处罚。

对多次走私、贩卖、运输、制造毒品，未经处理的，毒品数量累计计算。

第三百四十八条　非法持有鸦片一千克以上、海洛因或者甲基苯丙胺五十克以上或者其他毒品数量大的，处七年以上有期徒刑或者无期徒刑，并处罚金；非法持有鸦片二百克以上不满一千克、海洛因或者甲基苯丙胺十克以上不满五十克或者其他毒品数量较大的，处三年以下有期徒刑、拘役或者管制，并处罚金；情节严重的，处三年以上七年以下有期徒刑，并处罚金。

第三百四十九条　包庇走私、贩卖、运输、制造毒品的犯罪分子的，为犯罪分子窝藏、转移、隐瞒毒品或者犯罪所得的财物的，处三年以下有期徒刑、拘役或者管制；情节严重的，处三年以上十年以下有期徒刑。

缉毒人员或者其他国家机关工作人员掩护、包庇走私、贩卖、运输、制造毒品的犯罪分子的，依照前款的规定从重处罚。

犯前两款罪，事先通谋的，以走私、贩卖、运输、制造毒品罪的共犯论处。

第三百五十条　违反国家规定，非法运输、携带醋酸酐、乙醚、三氯甲烷或者其他用于制造毒品的原料或者配剂进出境的，或者违反国家规定，在境内非法买卖上述物品的，处三年以下有期徒刑、拘役或者管制，并处罚金；数量大的，处三年以上十年以下有期徒刑，并处罚金。

明知他人制造毒品而为其提供前款规定的物品的，以制造毒品罪的共犯论处。

单位犯前两款罪的，对单位判处罚金，并对其直接负责的主管人员和其他直接责任人员，依照前两款的规定处罚。

第三百五十一条　非法种植罂粟、大麻等毒品原植物的，一律强制铲除。有下列情形之一的，处五年以下有期徒刑、拘役或者管制，并处罚金：

（一）种植罂粟五百株以上不满三千株或者其他毒品原植物数量较大的；

（二）经公安机关处理后又种植的；

（三）抗拒铲除的。

非法种植罂粟三千株以上或者其他毒品原植物数量大的，处五年以上有期徒刑，并处罚金或者没收财产。

非法种植罂粟或者其他毒品原植物，在收获前自动铲除的，可以免除处罚。

第三百五十二条　非法买卖、运输、携带、持有未经灭活的罂粟等毒品原植物种子或者幼苗，数量较大的，处三年以下有期徒刑、拘役或者管制，并处或者单处罚金。

第三百五十三条　引诱、教唆、欺骗他人吸食、注射毒品的，处三年以下有期徒刑、拘役或者管制，并处罚金；情节严重的，处三年以上七年以下有期徒刑，并处罚金。

强迫他人吸食、注射毒品的，处三年以上十年以下有期徒刑，并处罚金。

引诱、教唆、欺骗或者强迫未成年人吸食、注射毒品的，从重处罚。

第三百五十四条　容留他人吸食、注射毒品的，处三年以下有期徒刑、拘役或者管制，并处罚金。

第三百五十五条　依法从事生产、运输、管理、使用国家管制的麻醉药品、精神药品的人员，违反国家规定，向吸食、注射毒品的人提供国家规定管制的能够使人形成瘾癖的麻醉药品、精神药品的，处三年以下有期徒刑或者拘役，并处罚金；情节严重的，处三年以上七年以下有期徒刑，并处罚金；向走私、贩卖毒品的犯罪分子或者以牟利为目的，向吸食、注射毒品的人提供国家规定管制的能够使人形成瘾癖的麻醉药品、精神药品的，依照本法第三百四十七条的规定定罪处罚。

第三百八十七条　国家机关、国有公司、企业、事业单位、人民团体，索取、非法收受他人财物，为他人谋取利益，情节严重的，对单位判处罚金，并对其直接负责的主管人员和其他直接责任人员，处五年以下有期徒刑或者拘役。

前款所列单位，在经济往来中，在帐外暗中收受各种名义的回扣、手续费的，以受贿论，依照前款的规定处罚。

第三百九十一条　为谋取不正当利益，给予国家机关、国有公司、企业、事业单位、人民团体以财物的，或者在经济往来中，违反国家规定，给予各种名义的回扣、手续费的，处三年以下有期徒刑或者拘役。

单位犯前款罪的，对单位判处罚金，并对其直接负责的主管人员和其他直接责任人员，依照前款的规定处罚。

第三百九十七条　国家机关工作人员滥用职权或者玩忽职守，致使公共财产、国家和人民利益遭受重大损失的，处三年以下有期徒刑或者拘役；情节特别严重的，处三年以上七年以下有期徒刑。本法另有规定的，依照规定。

国家机关工作人员徇私舞弊，犯前款罪的，处五年以下有期徒刑或者拘役；情节特别严重的，处五年以上十年以下有期徒刑。本法另有规定的，依照规定。

第四百一十四条　对生产、销售伪劣商品犯罪行为负有追究责任的国家机关工作人员，徇私舞弊，不履行法律规定的追究职责，情节严重的，处五年以下有期徒刑或者拘役。